Je dédie ce livre à l'équipe du Centre Hospitalier Universitaire de Grenoble Nord qui travaille auprès des personnes en surpoids et leur apporte le soutien, l'écoute, l'aide, l'accompagnement dont elles ont tant besoin.

Et tout particulièrement, à Marie.

« Les plages devraient être interdites aux moches,
aux vieux et aux gros ! »

Auteur : un jeune crétin sur une plage de la Méditerranée

La nuit n'est jamais complète.
Il y a toujours, puisque je le dis,
Puisque je l'affirme,
Au bout du chagrin, une fenêtre ouverte,
Une fenêtre éclairée.
Il y a toujours un rêve qui veille,
Désir à combler, faim à satisfaire,
Un cœur généreux,
Une main tendue, une main ouverte,
Des yeux attentifs,
Une vie à partager.

Paul Eluard
« Et un sourire », *Le Phénix*
1951

Le voyage

Comment en suis-je arrivée là ? Quel incompréhensible parcours a emprunté ma destinée pour que j'en vienne à faire ce voyage ?

Nous sommes trois dans le camion bâché, dont chaque côté dispose d'un banc, ballotés au gré des humeurs du chauffeur et de l'état de la route. Chacun des passagers s'est installé dans l'un des coins libres. Face à moi, un homme de ma génération, une quarantaine d'années, et dont l'apparence est plutôt soignée. Un cadre, probablement. La mine triste et honteuse, il ne quitte pas ses chaussures des yeux, semblant y chercher les souvenirs et le réconfort d'une existence qui n'est plus la sienne.

Dans l'angle opposé, une jeune femme ne cesse de pleurer depuis notre départ. Je tente de lui donner un âge, mais je ne suis guère douée à ce jeu. Elle a certainement moins de trente ans. Les cheveux mi-longs et décolorés, elle porte un tee-shirt, un jean moulant et une quantité incroyable d'accessoires : ceinture, bijoux, barrettes… Quoique plutôt bien assorti, le tout demeure assez clinquant. À l'évidence, attirer l'attention s'inscrit dans son mode de vie. Une façon de défier les autres, de dire à ceux qui la regardent qu'elle s'apprécie comme elle est. Ce qu'elle supporte moins, en revanche, c'est d'être ici, avec nous. Gémissant et marmonnant sans cesse, elle s'accroche à une ultime vision de la ville, laquelle disparaîtra définitivement dès le prochain virage.

Notre pitoyable convoi s'éloigne de la route principale aux environs du Bourg-d'Oisans, et s'élance à l'assaut des montagnes où se cache, maudite et exécrée, notre destination.

J'ai tant aimé ces massifs où, dès l'enfance, je gambadais le long des sentiers, marchant des heures à la recherche des trésors dont nos Alpes sont les écrins : les émeraudes chatoyantes des pâturages, les saphirs sombres des lacs d'altitude, les diamants opaques des glaciers... Du Queyras au massif des Bauges, des Écrins à la Maurienne, j'ai arpenté les chemins de randonnée, flâneurs ou exigeants, me lançant à la conquête des cols et des cimes. Cet univers de roche et d'eau à la végétation batailleuse est empli du cri strident des marmottes, du grondement des torrents, de l'appel de l'aigle. Le bleu céruléen céleste répond à l'arc-en-ciel des cascades et au tourbillon de couleurs des fleurs et des baies. Ce monde est mon paradis, le refuge où j'ai toujours trouvé la paix. Me prendront-ils cela aussi ? Ce havre de beauté et de majesté va-t-il devenir mon enfer ?

Le temps est ensoleillé. La nature savoure cette journée printanière, dispensant ses merveilles au regard des promeneurs. Tout un écosystème formé des règnes animal, végétal et minéral, où, d'une guerre permanente et sans merci, s'élève un hymne à la vie et à l'harmonie, chaque élément vaquant à ses occupations poétiques ou belliqueuses, indifférent au désarroi des trois condamnés.

Depuis que je sais devoir partir, je n'ai jamais, autant qu'à cet instant, ressenti ma condition d'exclue, rejetée par ce chef-d'œuvre palpitant et vivant, à l'image d'un cœur dont j'aurais perdu l'amour... C'est sans doute ce qu'expriment également la honte de l'homme et les sanglots de la femme.

Peu importe ! Je ne veux pas connaître leur histoire. Nos points communs s'arrêtent à ce trajet. Contrairement à eux, j'écope d'une peine injuste et j'ai bien l'intention d'être réhabilitée afin de retourner vers la vie, celle des gens bien et normaux, celle des gens heureux et fiers, celle qui mérite d'être vécue, à l'inverse de cet ersatz imposé, à consommer jour après jour au milieu d'êtres immondes.

Pourtant, il n'est pas si loin le temps où mon charme agissait sur tous. Il y a seulement quelques années, je jouissais d'une belle carrière professionnelle, d'amis qui m'appréciaient, de petits copains à volonté — non que je fusse une croqueuse d'hommes, mais j'aimais séduire et le faisais avec talent, juste ce qu'il fallait pour attirer l'attention sans paraître une femme trop accessible.

Puis, il y eut David et nos six ans de vie commune... Le conte de fées naissant devint rapidement un vulgaire fait divers camouflé par des murs épais ne laissant filtrer aucun son. Six interminables années où le ver s'introduisit à l'intérieur du fruit, comme un minuscule reptile, progressant à un rythme lent, mais régulier, implacable, dévorant amour et aspirations à l'abri des regards indiscrets. Mon univers avait basculé. Tout ce qui constituait mon existence fut perdu : ma confiance, ma beauté, mon assurance, mes relations... Il était alors uniquement question de survivre avant de trouver l'énergie de fuir le cycle infernal imposé par mon conjoint. J'y parvins au terme d'une éternité, dominant la terreur que cet homme m'inspirait.

C'était il y a deux ans. De cette union ont subsisté de nombreuses séquelles. Les médecins ont parlé de conjugopathie, un mot bien savant pour décrire les effets dévastateurs, sur ma santé physique et psychique, d'une vie de couple désastreuse. Fort heureusement, aucun enfant n'est né de ce mariage. Mais mon corps et mon visage portent les stigmates bien visibles de cette époque douloureuse.

La sentence est tombée alors que je tentais de me reconstruire.

Je me souviens du jour où la loi avait été promulguée, donnant lieu à de grandes manifestations d'allégresse à travers tout le pays. Telle une épidémie, l'idée avait ensuite contaminé les États voisins. Certaines personnes avaient bien essayé de s'y opposer, notamment celles qui étaient directement concernées, mais leurs voix étaient trop faibles et si peu crédibles. Ces gens sans volonté aucune, donnant un bien piètre exemple à la jeunesse, ne méritaient pas d'être entendus.

Chaque département avait obtenu les subventions nécessaires à l'établissement d'une zone surveillée où serait assignée cette population indésirable. Une sorte de « parc naturel » où l'on cantonnerait une part de l'espèce humaine que l'on souhaitait voir s'éteindre, loin des regards et des consciences. Ce périmètre serait lui-même divisé en deux quartiers : l'urbain, destiné à ceux qui se soumettraient à leur sentence et le carcéral, pour les réfractaires et les criminels.

Il fallait toutefois que le surpoids soit au-delà d'un certain pourcentage. En effet, pas question de priver nos classes dirigeantes de leurs bénéfiques repas d'affaires et de l'embonpoint qui les accompagne. On tolérait davantage les kilos chez les hommes, rappelant à chacun la discrimination sexiste sévissant dans notre société. Les personnes repérées disposaient d'un an pour revenir à des mensurations acceptables, après quoi le jugement tombait.

Qu'avais-je pensé de tout cela à l'époque ? Pas grand-chose. À l'instar d'une bonne partie de la population, je ne me sentais pas concernée par ce débat. J'avais alors mieux à faire. Je profitais de l'insouciance de mon jeune âge, sûre des promesses portées par l'avenir, belle comme le sont toutes les femmes à l'aube de leurs vingt ans, tandis qu'à trois heures de route de là, les bulldozers avaient commencé leur travail.

Dix-neuf ans se sont écoulés depuis et, après une suite d'événements douloureux, je me trouve moi-même à bord de l'un de ces camions dont j'ai vu tant de fois le départ. Qui suis-je à présent ? J'ai perdu mes repères. Après dix années sous le feu des rampes télévisuelles, ils m'ont mise au placard et dépouillée de mes privilèges. Tout ce pour quoi j'ai lutté est anéanti. Pourtant cette décennie, David en moins, constitue mon passé, ma raison d'être, occultant tout ce qui a pu exister d'autre. À présent que j'en suis dépossédée, je n'ai plus rien, je ne suis plus rien. Je me retrouve seule avec cette image insupportable que mon miroir me renvoie.

Pourquoi n'ont-ils pas compris que mon cas est différent ?

Aucune de mes nombreuses et mondaines connaissances n'est venue me dire au revoir, effrayées d'être contaminées par l'opprobre dont je suis la victime. Qu'est donc l'amitié ? Ces relations prétendument fortes qui se délitent parce qu'un des adjectifs qui vous décrivent a changé. Ces serments échangés, ces souvenirs accumulés, ces moments partagés : plus rien n'a de valeur quand l'épreuve advient ? Qu'appréciaient-ils, ma notoriété ou ma personnalité ? Moi, la star de la météo, j'ai été mise au ban de la société dans une indifférence générale.

Et mon frère... Sa terrible sentence : « Je ne reconnais plus ma sœur », prononcée peu de temps avant mon départ, lors de notre dernière rencontre. Notre lien était pourtant puissant. Mais plutôt qu'un reproche, j'y ai vu une réelle détresse... À ses yeux, la jolie brune à la chevelure épaisse et longue, au regard perçant et expressif, couleur noisette tirant sur le vert, avec un petit nez légèrement retroussé, avait disparu. Il m'avait perdue dans les bourrelets d'un individu difforme.

Deux fourgons nous suivent contenant, en partie, mon mobilier et mes affaires personnelles. Une existence entière de souvenirs arrachés, empilés dans quelques mètres cubes. C'est tout ce qu'il me reste.

Nous ne sommes plus qu'à quelques kilomètres de notre destination quand le camion accélère. Il ne me faut guère de temps pour comprendre. Le conducteur du véhicule a décidé de s'amuser un peu à nos dépens. Attaquant chaque virage à vive allure et se régalant de notre humiliation grâce au rétroviseur, il nous oblige à nous cramponner pour ne pas tomber sur le plancher, ce qui se produit une ou deux fois malgré tout. L'homme n'a pas hésité à révéler son vrai visage, celui d'un tortionnaire minable qui, fort de sa position, s'en prend à autrui pour le plaisir. La pathétique farce prend fin lorsque les lumières des projecteurs apparaissent au bout de la route. La nuit tombe. Nous sommes arrivés.

Alors que, meurtrie par les derniers kilomètres parcourus, effrayée par ce qui m'attend demain, je fixe le portail d'entrée du quartier urbain, j'entends s'élever la voix tonitruante du chauffeur, à laquelle répondent les éclats de rire de ses acolytes.

— Allez, les gros, il est l'heure de descendre de ma bétaillère ! Bienvenue dans votre nouveau chez vous : la vallée de cristal ! Mais entre nous on l'appelle la vallée des cochons ! Quand je vous regarde, je suis sûr que vous vous sentirez comme des coqs en pâte ! Enfin, comme du lard en pâte plutôt ! Il vous reste qu'à rentrer les mains et vous pourrez rouler jusqu'à la grille !

L'homme d'affaires éprouve quelques difficultés à s'extraire du véhicule.

— Eh gras-double, dépêche-toi ! T'es en train d'abîmer mes suspensions !

Combien de fois l'individu a-t-il déjà servi ce discours malveillant et ces plaisanteries sulfureuses ?! Choquée par cette acerbe logorrhée, je tente de me défendre.

— Je ne suis pas comme eux moi ! Si je suis comme ça, c'est parce que j'ai vécu des choses difficiles. Et…

— À d'autres, grosse vache ! rétorque-t-il violemment.

— Mais je…

— Si tu veux maigrir c'est pas compliqué, t'as qu'à te mettre au régime !

— Heu… je… j'ai essayé.

— Ben t'as pas dû essayer assez fort !

Il ponctue sa phrase d'un nouvel accès de rire et me tourne le dos, dédaigneux, sans plus s'intéresser à moi. Même le droit de répondre m'est enlevé.

Pourquoi les autres ne se révoltent-ils pas ? Et qu'ai-je donc fait qui mérite qu'on me traite si mal ? David poursuit librement sa vie quand moi je me retrouve dans cet enfer, car mon corps a réagi à la souffrance ? C'est si invraisemblablement injuste !

En proie à une rage intérieure brûlante, envahie par quantité d'émotions indéchiffrables, la panique me gagne au moment de franchir le seuil. L'entrée ressemble à la gueule d'un monstre qui se nourrirait de notre déchéance. Je sens mes forces m'abandonner à son passage. Elle aspire mes rêves, mes illusions, mon vécu, le grincement des gonds devenant l'écho lointain de la jubilation diabolique de la bête qui referme sur nous ses mâchoires acérées. Parviendrai-je à m'en libérer un jour ? Je dois le croire pour alimenter l'infime étincelle d'espoir qui me maintient debout, celle qui fait que l'on continue de marcher sans bien savoir pourquoi. Dans un dernier sursaut de volonté, je me fais le serment de tout mettre en œuvre pour quitter cet endroit au plus vite et revenir mince et triomphante à Grenoble, ma cité natale.

— Madame Léa Terraz, veuillez vous lever, je vous prie. Madame, vous êtes reconnue coupable de manquement à la loi sur l'esthétique citoyenne. Par conséquent, vous êtes condamnée au bannissement dans la vallée de cristal. Par ailleurs, ne vous étant pas livrée de vous-même à la justice, mais ayant fait l'objet d'une dénonciation…

« Pourquoi aurais-je dû me rendre ? Qu'ai-je fait de mal ? Cette loi n'a rien à voir avec moi ! »

—… vous vous voyez appliquer des circonstances aggravantes qui, conformément aux textes en vigueur, vous condamnent à la confiscation de vos biens, à l'exception de vos affaires mobilières personnelles qui ne pourront excéder un volume de vingt-cinq mètres cubes et vous suivront dans votre exil.

« Vous devrez vous présenter devant ce tribunal dans trois semaines à compter d'aujourd'hui, pour votre départ. Vos biens seront récupérés la veille. Vous recevrez ce jugement et les détails de l'organisation de votre voyage d'ici quelques jours. La séance est levée. »

Aucune défense n'avait été utile. Devant cette cour, seuls les chiffres implacables, exposés à tous, avaient voix au chapitre : mensurations, taille, poids… l'audience avait duré quelques minutes à peine…

Des applaudissements s'élevaient dans la salle. Les débats étant publics, nombreux étaient les jouisseurs venus se repaître de ma destitution du statut de citoyenne.

Mais ne s'agissait-il que de cela ? Depuis le jour où j'avais reçu la convocation, mon existence, dont je n'étais plus l'actrice, juste une marionnette manipulée par un destin cruel, semblait s'être suspendue.

Comme un chiffon délaissé, accroché à une patère dans un couloir sans lumière, j'étais derrière la porte qui s'ouvre sur la vie. Des enfants jouaient, des personnes riaient, des hommes se pressaient, des véhicules circulaient dans ce monde qui n'était désormais plus le mien.

Je venais d'être effacée…

Le torrent

Elle est radieuse. De hauts talons lui donnent une démarche légèrement chaloupée. Sa chevelure blonde et bouclée jusqu'aux épaules entoure un visage aux yeux gris et aux traits probablement fins, s'ils ne s'étaient égarés dans cette masse flasque et ronde. De sa personne émane une aura bienfaisante et chaleureuse qui me semble totalement déplacée en un tel moment. Sa tenue, mélange d'élégance et de décontraction, met presque en valeur sa difformité et s'apparente pour moi à une provocation.

— Bonjour, je me nomme Béatrice. Mais tout le monde m'appelle Béa. Je suis ravie de te rencontrer, Léa. Ici on se tutoie, mais si cela te dérange, je peux revenir à des pratiques plus conventionnelles.

Un magnifique sourire conforte ses paroles accueillantes et achève de me déstabiliser. Tout ce protocole est si loin de la terrible réalité. Je ne parviens pas à lui trouver un sens.

— Heu… êtes-vous ? Tu travailles pour le gouvernement ? Ou le maire ? Il y a un maire ici ? Et comment connais-tu mon nom ?

— Eh bien ! On va tenter de prendre les questions une par une. Qu'en dis-tu ?

Son sourire fait place à une expression plus douce et compatissante.

— Je suis là, car je me souviens du jour de mon arrivée, l'un des plus sombres de mon existence. Avec quelques amis nous essayons d'éviter cela aux nouveaux venus, en commençant par nous informer de leur identité pour un accueil plus personnel.

Et voilà, il a fallu que je tombe sur la commère du quartier dès le premier soir ! Ne t'avise surtout pas de te comparer à moi !

— Aucun doute, tu portes bien ton nom : B.A. ! Écoute, je te remercie, mais je suis fatiguée et je n'aspire qu'à une bonne douche et un lit. Et puis je dois m'occuper de mes affaires, je ne sais même pas où les entreposer.

— Si nous sommes là, c'est pour t'expliquer tout ça. Mais je comprends. Je dois parler aux autres arrivants. Je te laisse en compagnie de Sandrine qui va t'accompagner jusqu'à ton domicile. À bientôt, Léa.

Une seconde femme s'avance, autre extravagante vision aux proportions hideuses. Son visage s'efface, je n'ai rien envie d'en retenir, pas même le fait qu'elle m'impose sa bonne humeur.

Encore une miss sourire. Ce n'est pas possible, elles ont dû faire un concours !

— Si tu regardes vers les camions, tu verras qu'une équipe est déjà à l'œuvre pour transporter leurs contenus dans vos appartements respectifs. Je vais te conduire au tien et on en restera là pour aujourd'hui si tu le souhaites. Demain je serai à ta disposition pour t'expliquer comment fonctionne notre petit paradis.

— Paradis ?! Que ce soit bien clair dès à présent ! Une seule chose compte pour moi : redevenir mince et foutre le camp d'ici ! Tant mieux si ça t'éclate d'être… — des yeux, je balaie le corps de mon vis-à-vis — d'être là ! Pas question pour moi de partager cet enthousiasme délirant !

J'ai l'impression d'halluciner. Partout où je regarde, ce n'est qu'obèses de tous âges, couleurs, proportions ! Un cauchemar éveillé. Un hymne à l'adiposité dans lequel la plupart des personnes présentes se complaisent. Et puis ils sont si nombreux ! Nul doute, ma place n'est pas parmi eux ! Je sens toute la tension accumulée ces derniers jours prête à sauter à la gorge de cette « chose » qui prétend m'apprendre la vie !

— Je comprends ta réaction, réplique Sandrine dont le sourire est à présent plus réservé, j'ai éprouvé les mêmes sentiments. Mais tout sera pire encore si tu te renfermes, ignores tout de notre organisation et tâtonnes pour appréhender l'existence ici. Les camions nous déposent, traumatisés et sans mode d'emploi. Et si le chagrin pouvait tuer, tu serais arrivée dans un cimetière, car une fois le portail fermé, personne ne se soucie de nous.

— Ça, par contre, je veux bien le croire…

— Notre capacité à nous entraider est la seule et la meilleure chose dont nous disposons. Avec le temps, tu comprendras.

— Comme je te l'ai dit, mon temps ici est compté !

— Si c'est réellement ton désir, alors je te souhaite d'y parvenir.

Est-ce vraiment de la bienveillance dans ses yeux ? Ces lourdauds ne devraient avoir que du mépris pour eux-mêmes. Décidément, si tous les habitants de la vallée raisonnent comme ces deux-là, ils ont des points communs en dehors de l'obésité. Il s'agit bel et bien d'un asile de fous !

— Tu le constateras par toi-même. La population de notre village est très diversifiée, tant par ses origines que par son approche de cet enfermement qui nous est imposé et…

— Il n'appartient qu'à vous d'en changer !

— Hum ! Cela passe forcément par ces deux verbes : pouvoir et vouloir. Je te laisse le soin de découvrir le sens qu'ils possèdent ici, mais surtout celui qu'ils ont pour toi.

Après la commère, voilà la philosophe ! Quelle chance !

— Je ne resterai pas assez longtemps pour ça. Mais je me répète et une chose semble évidente à présent : nous ne sommes pas destinées à nous comprendre. Aussi, je te remercie de bien vouloir m'indiquer mon logement. Comme ça, tu pourras t'en retourner vers « tes amis » !

Mon interlocutrice accuse le coup. Son lumineux sourire s'est éteint. Malgré tout, son visage garde une expression indulgente et maternelle qui m'irrite encore davantage.

Quittant enfin la place, j'aperçois fugacement Béa plus loin. Elle semble ne pas m'avoir lâchée des yeux...

Après quelques minutes de marche et un pénible escalier, je découvre, atterrée, un petit deux-pièces, au second étage d'un immeuble de quatre niveaux. L'architecture morose n'offre aucune originalité. La nuit étant tombée, je n'ai eu qu'une très brève vision de l'environnement. Visiblement, l'ensemble du quartier semble constitué par des bâtiments construits sur le même modèle triste et ordinaire, rien de réjouissant pour les jours à venir... Quant à l'appartement lui-même, qu'en dire ? Il est loin le temps où je vivais dans un magnifique pavillon avec terrasse et piscine dans la banlieue chic de Grenoble. Depuis, il y a eu le divorce et tout le reste pour finalement achever ma course dans cette vallée. Ce logement est à l'image des résidents : laid et sans envergure. Une cage aux papiers peints défraîchis ressemblant à ce qu'est devenue mon existence.

Une vague de désespoir me saisit, une lame de fond prête à m'entraîner au large et me noyer dans une mer d'amertume et de dégoût. Quelle humiliation, après avoir connu l'éclat des projecteurs ! Aucune des personnes croisées depuis mon départ ne m'a même reconnue. J'ai envie de hurler.

C'est moi ! Regardez-moi, je suis toujours là ! Pourquoi personne ne me voit ?!

— Où je mets ça ma p'tite dame ?

Sortant de ma torpeur, l'image d'un homme sans âge se tient devant moi. Il porte mon lourd semainier en acajou.

— Aucune importance, je verrai ça demain.

Ma réponse est glaciale. Tout en l'inspectant de la tête au pied, je m'interroge. Comment quelqu'un d'aussi gros peut-il avoir la force de soulever une telle charge ?

— Veux-tu que l'on convienne d'une heure à laquelle nous retrouver ?

Emmurée dans ma mélancolie, j'ai oublié la présence de mon « hôtesse d'accueil ».

— Ce ne sera pas nécessaire

— Tu es sûre ? Tu ne souhaites pas notre aide pour t'installer au moins provisoirement ?

— Tout à fait sûre. Merci.

Comment pourrais-je lui dire que les voir me dégoûte et me rappelle sans cesse l'endroit où je me trouve, donnant forme au cauchemar où je m'englue ? La solitude, l'oubli, fermer les yeux et m'imaginer à des lieues d'ici, voilà mes uniques aspirations.

Sandrine me tend un panier apparu comme par magie.

— Tiens, c'est pour toi. Ce sont tes voisins qui l'ont préparé, une tradition. Quelques petites choses à manger et à boire pour ce soir et demain, le temps pour toi de faire connaissance avec le quartier. J'y ai joint un plan de la ville, un annuaire et ton allocation mensuelle : quatre cents euros. La totalité des frais de ton appartement est prise en charge par la collectivité. Quant au reste, le gouvernement subviendra à tes besoins durant trois mois en attendant que tu obtiennes un travail.

— Un travail ?!

Je n'ai pas encore réalisé où je me trouve que déjà on me casse la tête avec dix mille problèmes et autant de questions ! Sortez ! Fichez le camp ! Retournez à vos vies si merveilleuses et foutez-moi la paix ! Comme j'aimerais avoir le courage de leur dire ça !

— Nous sommes des parias. Dans un tel contexte, tu ne t'imaginais tout de même pas qu'ils allaient nous entretenir pour nos beaux yeux ?

— Excuse-moi. J'ai besoin… d'être seule…

J'ouvre la porte, les invitant explicitement à l'emprunter, ce que, quelque peu hésitants, ils font après m'avoir saluée.

Allongée à même le matelas, avec une simple couverture et un oreiller, sous l'aile protectrice de la nuit, je peux enfin m'abandonner à mon chagrin. Je prie le ciel que le jour ne vienne jamais, le temps peut-il s'arrêter ? Je ne veux plus me confronter au monde : ni à ce lieu de lumière qui m'a condamnée et rejetée, ni à la communauté de ces créatures justement bannies avec qui je ne partage rien. Mon seul désir : m'endormir et mourir de tristesse dans mon sommeil. Contrairement à ce qu'a dit Sandrine l'hôtesse d'accueil, ce doit être possible tant je me sens ravagée.

Mais les heures passent. Ni la Faucheuse ni Morphée ne me rendent visite. Par la fenêtre ouverte, je fixe les innombrables étoiles accrochées au firmament. Existe-t-il quelque part dans cet infini, une planète où je pourrais trouver la paix et le bonheur qui me sont devenus inaccessibles sur la Terre ? Je suis comme ces éclats de lumière, un point perdu dans une immensité glacée d'indifférence et de silence.

Comme j'ai lutté pour obtenir ce poste à la télévision ! Lutté en tant que journaliste scientifique, pour faire valoir mes compétences et mon expérience en matière de météo. Lutté en tant que femme, pour combattre l'insidieuse et sexiste concurrence de mes adversaires. J'étais même allée jusqu'à...

Le souvenir m'écorche.

J'ai trouvé ça légitime à l'époque. Le seul moyen de parvenir à mes fins. Toute fille jolie et ambitieuse l'aurait fait non ? Mon apparence m'a permis d'aboutir au bulletin du soir, le plus regardé de tous, puis à la publicité pour une marque prestigieuse de voiture, et ma victoire a cautérisé les blessures acquises en chemin.

Et tout cela est perdu ! Je ne suis plus l'héroïne du film de ma vie, juste une figurante destinée à mourir à l'arrière-plan dans les dix premières minutes, offrant aux vedettes la possibilité de recueillir une gloire plus grande encore. Je n'ai plus rien à vendre ou à donner. J'erre parmi les proscrits qui me rappelleront à chaque instant ma chute.

Je me souviens de l'arrivée des premiers kilos, inexorable, imparable. Le directeur de la chaîne m'a convoquée et informée de mon retrait de l'antenne « au profit » d'un poste administratif moins exigeant. Chaque fois que je le croisais, il me dévisageait de la tête au pied et terminait son inspection en levant les yeux au ciel. J'aurais voulu disparaître dans les murs... Il en vint à m'éviter autant que possible et me déresponsabilisa chaque semaine un peu plus... Les conditions requises pour invoquer la loi sur l'esthétique citoyenne enfin atteintes, il me licencia pour obésité.

L'aube me trouve ainsi, dardant sur moi ses rayons acides, annonciateurs d'une journée à survivre.

À la lumière du soleil, mon logement me semble encore plus sinistre que la veille. Peinture verdâtre écaillée, papier à motif décollé, l'ensemble dégage une atmosphère vieillotte, soutenue par des effluves rances. Une ampoule nue pendouille dans chaque pièce. La cuisine est poisseuse et laisse des substances grasses sur mes doigts.

Dépitée, ankylosée par cette nuit inconfortable et sans sommeil, je me décide à sortir, imaginant qu'un peu d'air me fera du bien. L'heure est matinale, je croiserai un minimum de monde. Je désire trouver un endroit isolé où je pourrai me cacher à l'insu de tous, évitant ainsi les visites importunes. Habillée des vêtements de la veille, je quitte l'immeuble aussi furtivement qu'un chat et gagne la rue déserte. Je veux atteindre rapidement le périmètre extérieur du village afin de rejoindre un coin de nature à l'abri des regards, un lieu où, à défaut de la réalité, j'aurai l'illusion d'échapper à cette vallée. Plus je marche et plus ce désir s'impose à moi. Il devient impérieux, vital. Je dois sortir d'ici ! Quelques signes d'éveil — un store qui se lève, une fenêtre qui s'ouvre — m'incitent à accélérer le pas. Malheureusement, mon excédent de poids me conduit vite à l'essoufflement. Je n'attache mon regard sur rien, n'ayant aucune envie de découvrir mon nouvel environnement pour lequel je n'éprouve que répulsion. Une vague vision de boutiques et d'immeubles répétitifs m'accompagne, refusant de s'inscrire dans ma mémoire. Rapidement, j'atteins l'une des pentes de la vallée. Je la suis durant un certain temps, jusqu'à trouver une sente qui monte dans une prairie pour finir par se perdre dans une forêt de châtaigniers qui bataillent avec quelques épicéas pour conserver leur territoire. Après une demi-heure de marche et d'effort, je débouche sur un petit torrent qui dévale la montagne. Malgré la présence d'une planche permettant de le traverser, il n'est guère possible d'aller plus loin. Une falaise se dresse devant moi, marquant les limites du domaine qui est désormais le mien, un mur naturel, cruel rappel de ma condition de résidente forcée.

Fatiguée et en sueur, j'apprécie l'onde claire et rafraîchissante. J'aime par-dessus tout le bruit du torrent. Regarder l'eau se jeter à l'assaut des vallées m'a toujours apaisée. De nouveaux souvenirs de randonnées familiales me reviennent. Pourrai-je en fabriquer d'autres un jour ? Durant mes dernières tentatives après David, je m'essoufflais trop vite. Mes muscles et mes articulations me torturaient et j'avais honte d'offrir la vision d'une femme disproportionnée, écarlate et transpirante. Certains regards moqueurs ou dégoûtés ne m'avaient pas échappé. Alors j'ai renoncé, me contentant d'observer les pentes depuis ma fenêtre et de pleurer, en mon for intérieur, sur ces instants de bonheur perdus à jamais. J'ai dû faire de même avec la pratique du ski. À quoi bon ressasser tout cela ? Ma vie est finie. Je me retrouve seule, sans argent, confinée dans une vallée prison dont les occupants ne cessent d'affirmer qu'ils me comprennent. Comme c'est faux !

Installée au bord du cours d'eau, bercée par son chant fougueux et réchauffée par le soleil, je m'endors sans même l'avoir voulu, épuisée par ces dernières vingt-quatre heures.

C'est une douleur lancinante dans le dos qui me réveille. M'assoupir, allongée dans l'herbe humide, n'est plus vraiment à ma portée… Mon corps est raide. Je dois me relever et marcher quelques instants, mes os devant reprendre leur place après ce qui semble avoir été une migration générale. Il en est toujours ainsi quand je reste trop longtemps dans la même position. Respirer difficilement, souffrir en permanence, quelques-uns des « cadeaux » qui ont accompagné ma prise de poids et avec lesquels je dois vivre à chaque instant. Personne ne l'a compris…

Quelle heure peut-il être ? J'étais dans un tel état de stress en quittant l'appartement, je n'ai songé à emporter ni montre ni nourriture. Est-ce le début de l'après-midi ?

J'en suis là de mes réflexions quand les bruits d'une conversation me parviennent. De toute évidence, quelqu'un approche sur le sentier. Je me déplace pour me mettre à l'abri des regards. Mon cœur bat la chamade à se rompre. Les importuns sont encore trop loin. Je ne peux distinguer leur nombre et leurs propos. Qu'importe, je veux juste passer inaperçue ! Tapie derrière un rocher, il me reste à espérer que leur intention n'est pas de s'installer.

— Ça y est… on y est… pff… lance une voix d'homme à court de souffle.

— Oui… et elle n'a pas l'air d'être là, lui répond une femme.

— C'est drôle, la plupart des nouveaux arrivants viennent ici ou au lac, sur l'autre versant.

— En même temps, il n'y a pas l'embarras du choix dans la vallée. Si je me souviens bien, tu n'as pas échappé à cette règle ? interroge-t-elle, narquoise.

— Toi non plus.

— C'est pourquoi je ne me pose pas la question, moi ! On se sent mal, on ne connaît personne, on se croit différent des gens d'ici, on a besoin d'être seul, c'est aussi simple que ça !

— Eh ! T'énerve pas. Je disais ça pour causer. Fais-moi un bisou plutôt.

Joignant le geste à la parole, il tente de saisir sa compagne, mais, vive comme une anguille, elle s'est déjà éloignée des bras tentaculaires. Je les observe du coin de l'œil.

— Tu n'arrives pas à être sérieux deux minutes, hein ? Il faut qu'on la retrouve ! Imagine comme elle doit paniquer ! On ne peut pas la laisser comme ça !

— Bah, elle fera comme tout le monde quand elle aura faim et froid, elle finira bien par réapparaître.

— Souviens-toi de Sarah ! De Pedro ! De Frédéric ! On est arrivé trop tard.

— OK, tu as raison. On va fouiller un peu les environs. Léa ! appelle-t-il.

— Léa ! fait en écho la voix de la femme.

Ainsi crient-ils mon nom plusieurs minutes durant. Je ne me manifeste pas. Déçus, ils finissent par renoncer.

— Allez, viens. Inutile de s'acharner, elle n'est pas ici… On a d'autres endroits à fouiller, dit-elle.

— Entendu, mais je n'irai nulle part si je ne suis pas encouragé, exige-t-il d'un air faussement piteux.

— D'accord ! répond-elle visiblement conquise par la mine de l'homme qui partage peut-être sa vie.

— Un petit câlin vite fait alors, mon gros nounours !

Tapie derrière mon rocher, la vision mentale de ces deux silhouettes obèses s'étreignant me donne la nausée et je désespère de les voir s'en aller. Heureusement, ils se limitent à un long baiser et repartent d'où ils sont venus, se félicitant que le chemin du retour soit en descente.

Ainsi donc, ils me surveillent ! Je suis déjà privée de tout, ils veulent en plus me voler le peu d'intimité qu'il me reste ! Des gens sont-ils désignés pour m'espionner ? Comment osent-ils ? Qui se cache derrière ça et pourquoi ?

« Béa la souriante » ! J'en suis sûre ! Je sens une onde de colère me parcourir. Je dois la trouver maintenant ! Et lui faire part de ma façon de penser. Elle n'a aucun droit de s'immiscer dans ma vie privée ou le peu qu'il en reste ! Je m'engage résolument sur le chemin de la vallée.

Je n'ose m'avouer alors qu'affamée, je suis contente d'avoir un prétexte pour redescendre de mon perchoir.

Arrivée aux abords de la ville, l'inquiétude me saisit. Je n'ai pris aucun repère en partant et n'ai pas d'idée quant à la rue à suivre pour retrouver mon logement… Je choisis de rejoindre l'entrée de la vallée où l'on m'a déversée la veille. L'immeuble où je survis n'est pas loin.

Je me dirige donc vers le sud en restant sur le périmètre extérieur de la cité afin de limiter les rencontres. Malgré tout, je ne peux éviter de croiser quelques personnes qui me saluent avec curiosité. Certaines d'entre elles chuchotent sur mon passage. Je me sens épiée. J'accélère le pas et débouche sur une esplanade. Je reconnais la place située derrière le portail, ce seuil infranchissable.

En me retournant pour tenter de me repérer, je vois Béa venir à moi. Toujours aussi éblouissante malgré ses rondeurs, je suis bien obligée de l'admettre. Au moins, je n'aurai pas à la chercher.

— Nous étions inquiets pour toi. Tout va bien ? dit-elle doucement avec cet éternel sourire collé sur le visage.

— Non ! Tout ne va pas bien du tout ! J'ai atterri en enfer et en plus tu me fais surveiller ?!

Ma colère s'est muée en rage.

— C'est comme ça que tu comprends notre démarche ? répond Béa avec un voile de tristesse.

— Qu'y aurait-il d'autre à comprendre ?! Je n'ai pas été assez claire hier ? Je ne suis pas comme vous ! Et je veux qu'on me laisse tranquille !

Un petit attroupement s'est formé derrière nous.

— Léa, crois-moi, je sais exactement comment tu vis ça.

— Arrête de me répéter ça ! Tu ne sais rien de mon ancienne existence et de ce que je traverse ! Ni toi ni les autres ! J'avais une carrière ! Une image publique ! Une vie sociale et culturelle riche ! Je côtoyais des gens connus ! Et aujourd'hui, je suis ici ! Au bout de nulle part avec un ramassis de déchets sans volonté et rejetés par « Mon Monde » ! Tu crois pouvoir comprendre tout ça ?!

— Oh oui, vraiment.

Une houle agite la foule à l'écoute de mon véhément discours. Là où la compassion régnait, je commence à percevoir une certaine indignation dont je n'ai cure. Béa se tourne alors vers les personnes qui nous entourent.

— S'il vous plaît, je pense qu'il serait préférable de nous laisser seules.

Son charisme paraît suffisant pour qu'ils lui obéissent, même de mauvaise grâce. Ayant obtenu satisfaction, elle se retourne vers moi.

— Écoute Léa. Je te demande de me croire. Notre recherche était motivée uniquement par l'inquiétude. Personne ne t'espionne. Une voisine t'ayant vue sortir de l'immeuble a jugé bon de nous alerter, te sachant nouvelle venue.

— Tiens donc ! Et qui est ce *nous* !

— Souhaites-tu les rencontrer ?

J'étais bêtement tombée dans son piège…

— Non merci ! Je *vous* ai déjà fait part de ma position sur le sujet !

— Comme il te plaira.

Après une pause, elle reprend.

— Ne te crois pas surveillée. Le village est petit et tout le monde se connaît. Il est difficile de passer inaperçu.

— Je ferai donc avec puisque je n'ai pas le choix…

— Je te raccompagne chez toi maintenant ?

— Tu peux te contenter de m'indiquer le chemin.

— C'est juste là et je vais dans cette direction.

— D'accord… À condition que tu m'évites une leçon de vie. Je me débrouillerai, ça ne se reproduira pas.

— De quoi parles-tu ?

— Avoir besoin de vous, lâché-je dans un murmure pour être entendue de mon seul vis-à-vis.

En quittant la place, j'aperçois une affiche. Un grand encart publicitaire concernant une clinique qui, dans le village même, propose des solutions d'amaigrissement. Je prends mentalement note de l'adresse. Un projet vient de naître, de ceux qui peuvent porter l'annonce d'un billet de retour. Je m'y rendrai dès demain !

La soirée touchait à sa fin. L'homme à qui Léa avait été présentée quelques heures plus tôt s'approchait. C'était sa chance !

— Il y a longtemps que vous souhaitez devenir journaliste à la télévision ?

— J'en ai toujours rêvé !

Affichant un sourire conquérant, elle laissa sa passion s'exprimer.

— Je trouve ce média extraordinaire. Il nous permet d'atteindre de nombreuses personnes et les progrès technologiques permanents nous offrent de multiples opportunités de faire évoluer notre métier. C'est très enthousiasmant.

— Effectivement, ça a l'air. Si nous allions à mon bureau pour en discuter ? Cela vous donnera l'occasion de me présenter vos idées.

— Maintenant ?

— Autant battre le fer quand il est chaud vous ne croyez pas ?

Son cœur avait raté une mesure... Qu'allait-il se passer si elle acceptait ?... Elle le savait pertinemment. Mais avait-elle vraiment les moyens de se poser la question ou de refuser ? Cet homme était incontournable pour atteindre l'objectif qu'elle s'était fixé.

— Avec plaisir !

Elle avait le sentiment d'avoir vu cette scène tant de fois dans les films et séries : le même dialogue éculé, l'inéluctable déroulement et le prévisible épilogue. Mais le vivre était une autre affaire... Un dernier verre, un peu de musique, quelques compliments, elle avait encore l'optimisme nécessaire pour croire qu'un semblant de romantisme l'aiderait à accepter l'instant. Ses intentions sont peut-être honnêtes ? Se prit-elle à espérer.

Mais l'implacable réalité tomba de la bouche de l'homme qui jusque-là ne l'avait pas touchée. L'ordre était sans appel...

— Déshabille-toi.

Elle se leva lentement pour dissimuler les tremblements qui la secouaient et laissa glisser sa robe à ses pieds, s'efforçant d'afficher un air coquin. Mais en elle, tout était chaos. Refusant d'entendre la voix qui l'exhortait à quitter les lieux avant de s'abaisser davantage, elle extermina les pensées rebelles subsistantes.

— Enlève tout.

Le regard carnassier, il ne ratait rien du spectacle qu'elle lui offrait.

— Tu es très belle. Viens t'asseoir sur le bureau.

Elle devait supporter pour ne pas risquer de tout perdre, au point où elle en était...

Ajoutant encore au sordide de la situation, il sortit une boîte de préservatifs d'un tiroir et la lui jeta. L'homme était coutumier du fait à l'évidence. Combien de femmes avait-il contraintes à ployer devant ses exigences ?

Pas vraiment brutal, il ne la ménagea pas. Seul son désir comptait et il ne lui fallut guère qu'une dizaine de minutes pour le satisfaire... Des secondes sans fin où elle s'efforça de participer et de se montrer comblée, continuant d'afficher un sourire qui ne résonnait guère avec les sentiments qui l'envahissaient. Elle sentait confusément qu'un mal qu'elle ne savait nommer s'insinuait en elle au rythme de cet homme, une souillure qui ne la quitterait plus jamais.

— Va-t'en maintenant et reviens demain à la même heure. Je te donnerai ma réponse.

— Entendu et merci pour cette excellente soirée.

Sa propre hypocrisie la dégoûtait. Mais en fin de compte, ce n'était que de mauvais moments à passer qui pourraient lui ouvrir les portes royales devant lesquelles elle piétinait depuis si longtemps.

La douche qu'elle prit en rentrant ne lui offrit aucun réconfort. Léa se sentait sale et ne parvenait pas à faire disparaître l'odeur nauséabonde et dérangeante de cette fin de journée. De ses yeux coulait, sans cesse, une eau au parfum de regrets qu'emportait au loin celle qui jaillissait au-dessus d'elle.

Elle y retourna malgré tout le lendemain, poussée par une force qui la niait et le même rituel se déroula à l'exception du verre et de la musique. Le prédateur savait qu'il n'avait plus besoin de jouer avec sa proie. Ayant de nouveau obtenu ce qu'il voulait, il lui indiqua clairement la sortie.

— Je te rappelle dans quelques jours.

Bien qu'elle refusât de l'admettre, ces deux soirées avaient brisé quelque chose en elle. Le verrou d'une porte fermée depuis longtemps. Derrière le battant se trouvait une faille créée alors qu'elle était enfant, ce jour où un néant avait commencé à l'envahir, quelque part entre le cœur et l'âme. Alimentée de longue date par de sombres sentiments et d'obscures pensées, cette blessure n'avait cessé de croître, à l'abri, dans un recoin de son esprit que Léa croyait condamné à jamais. Mais ce qu'elle venait de vivre avait mis fin à cette étanchéité.

Qu'importait ! Elle savait confusément qu'il lui faudrait, tôt ou tard, affronter ce souvenir lointain, mais le temps n'était pas encore arrivé.

Elle renvoya cette furtive remembrance dans les profondeurs de l'oubli. Seule la réalisation de ses rêves comptait...

Le miroir et la balance

Après m'être, la veille, débarrassée de Béa la souriante, j'avais passé la fin de l'après-midi à mettre un minimum d'ordre dans mes affaires, sortant des cartons le strict nécessaire. Cette agitation fut suivie d'un repas alimenté par le panier des voisins et d'une nuit de sommeil plus réparatrice, tant je croyais aux promesses du lendemain.

Malgré mon enthousiasme, il me faut affronter le lever. Comme chaque matin, je répète les mêmes étapes : prendre contact avec le sol, me positionner à quatre pattes, me hisser sur mes deux jambes, dans un mouvement rapide pour ne pas tomber, en sachant que je ne peux éviter la douleur des genoux récalcitrants. Puis, durant les premiers pas, supporter les hanches qui se manifestent à leur tour. Incapable de marcher correctement, je me dandine jusqu'à ce que chaque articulation accepte l'effort et rentre dans le rang. Quel soulagement de ne pas avoir de témoins ! Le spectacle offert serait jugé affligeant par certains, comique par d'autres. Moi, il me projette dans la honte…

De nouveau dehors, je presse le pas pour arriver à la clinique. J'ai beau disposer d'un plan, toutes les rues se ressemblent. Les immeubles sont tous construits sur le même modèle impersonnel et sans imagination, à l'exception des fleurs et plantes vertes qui garnissent certaines fenêtres. Je ne croise aucune voiture. Visiblement, seuls les véhicules utilitaires et les vélos sont autorisés à circuler dans le village. Les rez-de-chaussée sont destinés à des bureaux, des locaux publics ou commerciaux : une supérette, un service administratif, un cordonnier, une mercerie… C'est étrange de voir des métiers, quasiment oubliés dans le monde moderne, refaire surface à l'abri de cette vallée.

Abri ? Ai-je vraiment songé au mot : abri ? Alors que tous ces signes sont l'expression manifeste d'une régression ? Les habitants des lieux n'ont pas choisi. Ils n'accèdent plus au meilleur de la société : la mode, la technologie, les endroits incontournables, l'argent… Et la vallée est un pénitencier, pas un refuge !

Quel choc, en regardant les vitrines, de voir des mannequins obèses, hommes et femmes. Je ne comprends même pas qu'on ait songé à en fabriquer ! Malgré moi, poussée par une curiosité malsaine, je finis par entrer dans l'une de ces boutiques. Si tout paraît identique à mon univers, tout est différent. Les sièges sont tous prévus pour accueillir des gros. Les cabines d'essayage, équipées d'un fauteuil, sont si spacieuses qu'on pourrait en faire des places de parking ! Quant aux vêtements... XXL, XXXL, cinquante, cinquante-quatre... ! Les chiffres n'en finissent pas de grimper. Et les vendeuses... bâties sur le même modèle que leur clientèle ! J'en ressors précipitamment, écœurée.

Je refuse alors de faire un lien avec l'image renvoyée par la vitre indiscrète. Ma vision de moi-même n'est pas réelle à mes yeux. Un mur s'est dressé dans mon esprit m'interdisant d'accéder à l'inexorable. L'obésité reste une théorie. J'exclus de l'accepter. Avant même cette condamnation à l'exil, je n'achetais plus d'habits pour éviter de lire les étiquettes. Je rejetais toute photo qui m'aurait obligée à me regarder. Je ne me maquillais plus, car il aurait fallu affronter le miroir. Cet objet maléfique qui s'insinue partout : chez une amie, dans les toilettes publiques, un restaurant, une boutique... Afin de me rappeler que je n'ai ma place nulle part.

Toutefois, jouant une nouvelle fois de l'effet de surprise, l'odieuse surface dissimulée dans la porte en verre me contraint, l'espace d'un instant, à apercevoir ce personnage abject qui me poursuit d'un reflet à l'autre.

Mais au diable la vallée et son déclin affiché. Je ne me laisserai pas piéger par ses illusions de normalité où le dépérissement est l'unique avenir. Je me dirige vers la clinique. Là-bas, les médecins sauront me donner les moyens de me réveiller hors de cet enfer. Bientôt, je partirai. J'abandonnerai ces... gens à leurs certitudes et m'en retournerai vers mon univers.

« VOULEZ, NOUS POUVONS ! »

Tel est le slogan qu'affiche la clinique au-dessus de l'entrée. Je me demande quel en est le sens quand je repense aux paroles de Sandrine le jour de mon arrivée : vouloir et pouvoir. Eh bien, le moment est peut-être venu de donner une définition à ces deux verbes. L'établissement le fait en tout cas et je suis toute disposée à écouter ses occupants. Le bâtiment détonne dans cet environnement répétitif, dépourvu de la moindre originalité. Il a, à l'évidence, été financé par des capitaux privés. Lumineux, élégant, moderne, il semble conçu comme une invitation. Résolue, je franchis le seuil.

À peine entrée, je suis submergée par une vague de jalousie en découvrant la silhouette élancée de la femme qui s'avance vers moi. Mais cela me fait du bien d'échapper à la foire aux monstres que représente l'extérieur. Brune aux yeux marron, joliment maquillée, les cheveux coiffés en queue de cheval, elle dégage une finesse et une grâce dans sa tenue d'infirmière, qui me transportent loin d'ici l'espace d'un instant.

— Puis-je vous renseigner ? demande la divine apparition.

— Hé bien... J'ai vu votre publicité. Je suis arrivée depuis deux jours et je donnerais n'importe quoi pour repartir au plus vite. Je voudrais tant...

Je sens un afflux d'émotions remonter en moi qui me submergera si je prononce un mot de plus.

— Je comprends. Venez, je vais demander si l'un de nos conseillers peut vous recevoir.

La charmante créature me conduit jusqu'à une salle d'attente. Je me retrouve cernée d'affiches publicitaires, qui vantent les mérites de gammes de produits dont l'efficacité est indiscutable. Les deux fameuses photos « avant, après » étant systématiquement là pour en faire la démonstration.

Une bouffée d'espoir m'envahit. À l'évidence, les solutions ne manquent pas. Je me laisse submerger par le doux réconfort qu'offre ce lieu à mes yeux, déjà si lassés par la réalité imposée hors de ces locaux. Tel un rêve, tout ici m'incite à me sentir de retour au sein de la société que j'aime.

Une dizaine de minutes se sont écoulées quand la jeune beauté revient. Elle me conduit dans le cabinet d'une femme plus âgée — ma génération — également mince et séduisante, tout droit sortie d'un magazine de mode avec ses longs cheveux roux et son élégante tenue de ville. Elle m'accueille chaleureusement.

— Je suis ravie de vous recevoir dans notre centre d'amaigrissement sans effort. Comment vous appelez-vous ?

— Léa. Serait-il possible de se limiter à mon prénom pour l'instant ? Je souhaite rester discrète.

Mais en vérité, j'ai honte. Et si mon interlocutrice m'identifie et constate ce qu'est devenue l'icône du journal météo ?

— Bien entendu, Léa. Je comprends. De nombreuses clientes expriment le même désir. Soyez tout à fait à l'aise. Appelez-moi Marie-Ange.

C'est étrange de voir comme chacun ici porte un nom prédestiné : après la B.A., voici l'ange !

— Asseyez-vous et dites-moi : qu'attendez-vous de nous ? Tout restera strictement confidentiel, fiez-vous à moi.

Elle parle doucement. Son regard, plongé dans le mien, est si compatissant.

— Eh bien, je pense que l'objet de ma visite est plutôt évident... Je... j'ai... pris du poids suite à un violent stress... et je me retrouve ici... et...

Pour la première fois, je tente de mettre des mots sur tout ce qui s'est passé, devant une personne prête à m'écouter et me comprendre. J'ai tant retenu jusque-là : la frustration, la colère, l'impuissance... Tous ces ruisseaux d'émotions s'unissent pour former un torrent libérateur qui s'écoule des profondeurs de mon âme. D'irrépressibles sanglots me font hoqueter et des larmes au goût âcre de réalité dégoulinent le long de mes joues.

— Je comprends, ça va aller, Léa, je suis là...

Comme je voudrais que cette femme me prenne dans ses bras, me réconforte. Je me sens brutalement si petite et si vulnérable. Ouvrir mon cœur conduit mon univers entier à se consumer, réduisant en cendres tout ce en quoi je crois. Prenant conscience de mon sinistre présent, je regarde ces poussières s'éparpiller puis se fondre dans une pluie grise et froide qui s'insinue en moi, saccageant des paysages inconnus, s'attaquant aux illusions qui s'efforcent de survivre.

Petit à petit, dans un mélange chaotique de mots et de pleurs, je parviens à m'exprimer.

— Vous savez, je ne suis pas comme les autres... quelqu'un de faible et sans volonté... J'ai mené de durs combats dans mon existence...

Je saisis le mouchoir tendu par la conseillère.

— C'est l'évidence même, Léa. Vous êtes différente. Je l'ai compris à l'instant où je vous ai vue. Continuez, je vous en prie.

— Je veux à tout prix retrouver ma vie d'avant... revoir mes amis... reprendre ma carrière...

— Et nous allons vous y aider ! me répond la femme d'un ton plein d'assurance. Vous savez, la marque pour laquelle je travaille comprend votre dramatique situation. Elle se sent solidaire de vos difficultés. C'est pourquoi nous avons mis au point des produits très efficaces pour vous permettre de réaliser vos projets. Ensemble, vous et moi, nous allons réfléchir au programme le plus opérant dans votre cas.

D'une voix suppliante, je lui demande :

— Quand pouvons-nous commencer ?

— Dès à présent si cela vous convient. Toutefois, j'ai besoin de certaines informations pour vous faire des propositions pertinentes. Vous allez remplir un questionnaire sur votre histoire, concernant le poids, et vos habitudes de vie. C'est une étape très importante. Ce sera difficile à faire, mais voyez-le comme la première marche d'un escalier que nous allons gravir ensemble, vous et moi.

— Je comprends.

— Tenez, prenez cet exemplaire et rapportez-le à la clinique quand vous l'aurez complété, avec vos coordonnées. Je vous appellerai pour vous fixer un rendez-vous.

— Merci de m'avoir écoutée... J'ai un peu honte de perdre le contrôle de mes émotions si facilement.

— Ne vous inquiétez pas. Vous n'êtes plus seule à présent. Vous savez, je suis passée par là moi aussi...

— Comment ?! C'est impossible, vous êtes si... belle aujourd'hui !

— Parce qu'en mon temps, j'ai fait confiance à ma conseillère tout comme les personnes qui travaillent ici, dit-elle en accompagnant ses paroles, prononcées à voix basse, d'un sourire complice.

Les mots de Marie-Ange me touchent profondément. Elle me comprend si bien !

— ... Je... j'en reste sans voix !

— C'est à votre tour à présent ! ajoute Marie-Ange sur un ton de conspirateur comme si une guerre se préparait.

Et c'est bien de cela qu'il s'agit. Je prends les armes. À l'issue de ce combat, j'ouvrirai les portes qui me retiennent captive de cette enveloppe charnelle, et je quitterai cette vallée des tourments où aucun cristal n'étincelle pour moi !

Je sors de la clinique et me précipite chez moi pour prendre connaissance du questionnaire et le remplir. Le téléphone sonne. Béa la souriante ou Sandrine l'accüeillante probablement ! Je ne me laisserai pas distraire. De toute façon, je n'ai rien à leur dire, maintenant que je tiens en main mon billet de retour.

Je consacre plus d'une heure à cette tâche et, quoi qu'il m'en coûte, m'efforce de répondre avec honnêteté. Car... il y avait eu le stress bien sûr, violent et insidieux, la peur omniprésente, l'incertitude quotidienne concernant la fin du jour, mais n'y avait-il pas eu aussi un besoin de... se réconforter ? De retrouver dans la nourriture un peu de la douceur et du plaisir qui avaient déserté mon existence ? Un gâteau, un morceau de chocolat, un bon plat, quelques verres de vin... Cela devient si facile de s'en priver quand tout va bien. Mais comment les autres pourraient-ils comprendre que parfois, la solitude et la peine étant nos geôliers de chaque instant, il ne reste que ça pour éprouver un bref moment, une illusion de bien-être et combler ce vide immense qui nous habite ?...

Non, je ne peux pas avouer cela. Et puis ça n'avait été qu'accidentel. Cela n'explique en rien ce qui m'arrive à présent ! David est le seul responsable !

Décidée à me satisfaire des réponses données, j'estime mon travail achevé et m'empresse de le rapporter à la clinique. Quelques mois de traitement, et tout sera terminé !

Dès le lendemain, je reçois un appel me fixant rendez-vous pour le jour suivant, dans l'après-midi. Je profite de cet intermède pour continuer à mettre un peu d'ordre dans mes affaires. Je sors uniquement ce qui m'est nécessaire pour quelques semaines. Il n'est pas question de m'installer durablement. La chambre me sert à entreposer les meubles et cartons dont je n'ai pas besoin, en plus du lit. Toutefois, je garde quelques caisses pleines dans la pièce principale, afin d'avoir en permanence sous les yeux l'aspect temporaire de cet hébergement. Je fixe au mur plusieurs photos me représentant dans mes jours de gloire. Une façon de me motiver pour effacer les dernières années de ma vie et revenir à ce carrefour où je n'ai pas emprunté la bonne route. Oui, revenir en arrière, c'est mon plus grand désir !

J'ai devant moi un bel après-midi ensoleillé, plutôt de bon augure, quand je reprends le chemin de la clinique. J'ignore royalement les passants le long du trajet, refusant l'échange d'un regard et davantage encore de répondre aux « bonjour » qui me sont lancés. Enfin arrivée, je franchis les portes en arborant un sourire de vainqueur.

Ma conseillère me reçoit. Je suis impatiente de débuter le programme et d'effeuiller le calendrier jusqu'à ma libération.

— Comment vous portez-vous ? m'interroge-t-elle chaleureusement.

— Bien, merci. J'ai hâte de commencer, je vous l'avoue.

— C'est bien normal. Alors, voyons un peu ce questionnaire.

Je le tenais à la main en entrant dans le cabinet, car chaque seconde compte. Ce que j'accomplirai les prochaines semaines a moins d'importance que le temps qui s'écoulera. Oui, tout se résume à la durée. Ma volonté est de fer et les résultats seront au rendez-vous. Elle a promis !

Marie-Ange lit attentivement le document, hochant parfois la tête pour apporter une visible approbation à ce qu'elle découvre. Elle note quelques mots sur un bloc.

— Vous avez analysé avec beaucoup de pertinence votre situation. Le stress constitue une source réelle de prise de poids et vous en avez ressenti énormément. Dans les moments de mal-être aigu, le corps sécrète une substance qui favorise le grossissement. Comment alors pourrions-nous lutter contre la nature ? Je suis vraiment désolée pour votre triste histoire et je vous approuve : votre présence ici se révèle des plus injustes.

Comme ces phrases sont douces à mon oreille ! Après tant de mois d'hostilité et de solitude, on me comprend enfin ! Cette femme est formidable et je me promets de suivre tous ses conseils avec assiduité !

— Que me proposez-vous ?

Sans en prendre réellement conscience, je me rapproche du bureau, prête à boire toutes les paroles qui sortiront de la bouche de mon coach.

— Nous disposons de trois gammes. La première est basée sur l'utilisation de crèmes. Elles s'appliquent aux endroits où vous voulez perdre du poids. La seconde est constituée de produits consommables sous forme de pilules, de tisanes, de barres alimentaires qui vont aider votre organisme à mieux fonctionner et moins ressentir la faim. La troisième, enfin, concerne des appareils à impulsions électriques qui font travailler vos muscles. Ainsi ils brûlent des calories et remodèlent votre silhouette. Avec nos méthodes, l'amaigrissement s'effectue tout seul, sans régimes ni efforts physiques qui, nous en sommes bien conscients, sont difficiles à réaliser pour les personnes en surpoids. D'où notre slogan : Voulez, nous pouvons !

— Lequel conviendrait mieux à mon cas ?

— C'est une question de choix individuel. Chaque approche porte son lot de contraintes certes légères, mais qu'il faut accepter pour obtenir des résultats.

— Peut-on combiner les trois programmes ?

— Tout à fait ! C'est même vivement recommandé pour un effet plus rapide !

Un grand sourire illumine le visage de Marie-Ange qui, après un instant, reprend son sérieux et me murmure d'un ton compatissant :

— Je sais la question épineuse. Néanmoins, j'ai besoin de votre réponse pour adapter le protocole que je vais vous proposer : montez sur cette balance et dites-moi votre poids actuel et vos espérances dans ce domaine ?

— ... Bien...

Le miroir et la balance... Ce couple démoniaque qui me poursuit depuis des mois, si difficile à éviter, si douloureux à affronter... Je me lève, retire mes chaussures et m'installe sur ma redoutable adversaire, ce carré de métal et de plastique dont la froideur hurle l'absence d'humanité. Souvent mal réglé, le mécanisme maléfique donne toujours un résultat pire que le précédent. Je ne parviens pas à baisser la tête... J'ai le sentiment de m'enfoncer dans cette surface ennemie, comme si la chose n'était pas assez résistante, des mains hostiles sorties du cadran remontent le long de mon corps jusqu'à mon visage, me contraignant, en jubilant, à regarder les chiffres affichés.

Le coup m'atteint violemment. Je refuse la confrontation depuis si longtemps... Au tribunal, j'ai fait en sorte de ne pas lire ni entendre les données humiliantes, une ultime échappatoire pour tenter de sauver des convictions illusoires.

Jusqu'à cet instant, je n'ai jamais découvert un tel nombre... Comme les chiffres sont difficiles à accepter, à prononcer... Comment imaginer des caractères pouvant receler tant de tourments et de honte ? Les mots brûlants semblent bloqués au fond de ma gorge, refusant de sortir comme si ce bref parcours risquait d'arracher les derniers lambeaux de mon incroyance, m'obligeant à regarder la réalité dans les yeux. Ces faits sont l'adversaire, celui contre qui je dois me battre. Non, ce n'est pas de ma faute...

D'une voix peu assurée et à peine audible, j'avoue ma défaite sous l'œil méprisant de la machine dont l'écran crie la victoire :

— Je pèse actuellement... cent onze kilos... Je souhaiterais revenir à cinquante-cinq...

Pour la première fois, je prononce ces paroles à voix haute. Je suis incapable de regarder Marie-Ange. Une vague de dégoût pour moi-même me submerge... Je n'aurais pas dû... J'aurais dû me taire. Comment affronter les yeux de mon interlocutrice à présent ?

— Léa... N'ayez pas honte, ce n'est pas de votre faute...

Elle pose doucement sa main sur mon bras.

— Ayez confiance, tout ceci deviendra bientôt un mauvais souvenir. J'ai aidé des femmes dont la situation était pire que la vôtre, vous savez. Ensemble, nous allons relever ce défi étape par étape.

Pleine de gratitude, je peux à nouveau la regarder.

— Je vous propose de commencer par une combinaison de produits très efficaces. Ils restent dans une fourchette de prix raisonnable : une crème à appliquer une fois par jour sur les zones visées. Je vous conseille de faire ça le soir avant de vous coucher. Comme il faut bien masser pour faire pénétrer l'onguent, cela contribuera à vous détendre et mieux dormir. Autant joindre l'utile à l'agréable ! dit-elle en riant. Ensuite un appareil électrique de stimulation musculaire : quatre électrodes à placer sur la partie de votre corps où vous souhaitez agir. Il a le mérite d'être petit et léger et vous permet de vaquer à vos occupations : cuisine, ménage, télévision, lecture... pendant la séance qui dure entre vingt et trente minutes. Une fois terminée, vous recommencez sur une autre zone et ainsi de suite. Vous avez la possibilité de le payer en plusieurs fois. Enfin pour compléter ce plan, je serais d'avis de vous prescrire un antistress, car c'est là l'essentiel de votre problème. Un médicament à base de plantes exclusivement, sans effet secondaire, ainsi que des gélules qui vont vous aider à mieux éliminer.

Accrochée aux mots bienfaisants de mon interlocutrice, je l'écoute religieusement. Plus rien d'autre ne compte en dehors de ses certitudes : autant de roses déposées dans le creux de mon âme éprouvée. Tout sauf le heurt, que d'aucuns considèrent incontournable, avec la réalité.

— Quels résultats puis-je espérer et d'ici combien de temps ?

— Eh bien, si vous suivez le protocole à la lettre, vous pouvez perdre jusqu'à quatre kilos par semaine ! Nous avons plus de quatre-vingt-cinq pour cent de réussites. Les échecs sont dus soit à un manque de motivation du patient, soit à des cas particuliers pour lesquels nous n'avons pas d'explications. La médecine n'est pas une science exacte comme vous le savez.

— Pas dans mon cas !

Ma détermination et mes convictions sont indéfectibles. Je dois croire !

— J'en suis persuadée.

La conseillère se lève et se dirige vers les étagères où s'alignent les miraculeux produits.

— Je vais vous donner un traitement pour trois semaines. Puis nous nous reverrons pour faire le point.

Trois semaines ! Douze kilos de perdus ! Passer sous la barre fatidique des nombres à trois chiffres ! Qui, sans l'avoir vécu, peut véritablement comprendre le désarroi qui s'empare de nous quand notre poids dépasse ce seuil ?... C'est tellement irréel... La porte d'entrée d'un univers où rien ne sera plus pareil : où l'on se voit condamné aux vêtements anthracite et cendreux ; où la nourriture n'a plus le même goût, empoisonnée à jamais par la saveur amère de la culpabilité ; où tous les regards de l'autre deviennent des projectiles qui atteignent systématiquement leur cible ; où « se cacher » est le seul verbe qui garde un sens... Quelle première victoire ce sera de quitter ce monde-là !

Je m'imagine revenant à la clinique dans des vêtements trop grands pour moi et grimpant les escaliers comme un cabri, enfin débarrassée de la douleur omniprésente.

Marie-Ange dépose devant moi un sac de toile joliment décoré et particulièrement bien rempli.

Mon Saint Graal !

Le volume me surprend toutefois.

— J'ai besoin de tout ça ?

Ma conseillère me détaille le contenu en justifiant chacun de ses choix.

— Vous devez voir votre avenir dans ce cabas, Léa. Vous avez un objectif à présent et le moyen de le réaliser. C'est tout ce qui doit compter ! Je vous laisse retourner à l'accueil pour le règlement. Profitez-en pour fixer la date de notre prochain rendez-vous avec ma secrétaire. Tous mes vœux vous accompagnent. Suivez bien mes conseils et ça se passera bien.

— Merci, c'est un vrai réconfort de vous connaître. J'ai hâte de revenir vous montrer les résultats.

Nous nous séparons après avoir échangé une chaleureuse poignée de main et un grand sourire.

La secrétaire est comme ses collègues, une agaçante réplique de ces égéries de la mode qui s'affichent dans les magazines féminins. Elle se présente sous le nom de Laurie.

— Cela vous fera deux cent soixante euros, explique la jeune femme.

Mon sang s'arrête de circuler quelques secondes... ou bien est-ce l'inverse ?... Plus de la moitié de ma pension mensuelle ! Voilà un aspect auquel je n'ai absolument pas pensé ! Mais j'ai déjà avoué trop d'infâmes secrets en ce jour pour ajouter la pauvreté à mon déshonneur...

Le plus stoïquement possible, je paie la somme demandée, fixe le prochain rendez-vous et m'en vais aussi vite que mes jambes me le permettent. Sentant le cumul des émotions prêt à céder, je suis pressée de rentrer chez moi.

Deux cent soixante euros ! Je me laisse dériver sur ce torrent de honte et de découragement... j'aimerais me faufiler dans un coin de la pièce, me rouler en boule et m'en remettre aux parois rassurantes. Mais malgré ma défaillance, je sais que le prix à payer pour me relever sera physiquement coûteux, perpétuel rappel des limites de mon corps boursouflé. Ayant finalement atterri dans un fauteuil — si confortable autrefois, si étroit à présent — je regarde le sac de la clinique posé à proximité. « Vous devez voir votre nouvel avenir dans ce cabas ». Les paroles de Marie-Ange me reviennent en mémoire. La journée a été bien difficile... Mais il ne faut plus qu'hier ou aujourd'hui comptent. Seul demain a un sens et tant pis si je dois manger des pâtes ou du riz à chaque repas !

Décidée, j'attrape le symbole de mon futur avec résolution. Je prends le temps de lire les notices avec attention, voulant mettre toutes les chances de mon côté en employant chaque produit le plus efficacement possible, et dès maintenant. Pour chasser les menaces qui rôdent autour de mon existence, agir vite sera le mieux.

Je commence par l'appareil de musculation. Je le place consciencieusement sur l'une de mes cuisses et l'allume. Je suis surprise de ne rien ressentir, sauf une légère pression aux endroits des électrodes. Cela rend les choses plus faciles. J'opte ensuite pour la lecture afin d'éviter de voir le temps passer.

Voilà. À cet instant, ma vie commence à changer. Le compte à rebours est en marche et chaque seconde porte une parcelle d'espérance.

Trente minutes. Je retire les électrodes et les place sur mon autre cuisse. Puis c'est au tour de mon ventre. Viendront ensuite mes hanches et enfin mes avant-bras. Au total, trois heures et demie à devoir patienter. Je m'ennuie et la notion de contrainte dont a parlé ma conseillère prend dorénavant un sens. Mais mes objectifs méritent ces efforts. Une fois la séance achevée, je me douche pour retirer les traces persistantes de gel laissées par l'appareillage.

Il fait nuit à présent, je dîne des ultimes restes du panier et entreprends de passer à la seconde phase de mon programme. Saisissant un tube de crème après avoir ôté mes vêtements, je m'enduis de la précieuse substance. Je masse chaque zone l'une après l'autre. Les parties situées à l'avant de mon corps ne posent pas trop de problèmes. Par contre, atteindre l'arrière de mes cuisses et de mon bassin s'avère plus difficile tant l'excès de chair me gêne. Je déteste me confronter à cette évidence et l'énervement me gagne. Je m'arrête afin de retrouver un peu de sérénité. Plus calme, je parviens enfin, à force de contorsions en tous sens et avec l'aide d'une spatule en bois pour les endroits inaccessibles, à finir le travail, menant l'affaire en une vingtaine de minutes. Mais je sors de ce combat épuisée et en sueur. Pouvoir toucher toutes les parties de mon anatomie est un privilège perdu. Un de plus.

Malgré l'absence de regards moqueurs, je sens l'humiliation m'envahir...

Je ne sais pas si tous les obèses ressentent cela. Depuis ma prise de poids, je n'imagine plus me promener nue dans mon logement. Même seule, j'ai la conviction d'être observée et jugée. Chaque objet devient un témoin muni d'yeux accusateurs. Me déshabiller pour me changer ou me laver engendre beaucoup d'anxiété. Quant aux fenêtres, elles sont hostiles, une ouverture sur mon intimité, vis-à-vis ou pas, vêtements ou pas. Je veille perpétuellement à ce qu'elles restent obturées par des volets, des meubles... À défaut, j'évite de passer devant, convaincue que « la grosse » est épiée. Je tente de me raisonner : cette perception de la réalité n'a pas de sens. Mais en mon for intérieur, je demeure prisonnière de ce que les autres ont fait de moi : une abjection...

Je parviens à tenir le rythme du protocole d'amaigrissement un peu plus d'une semaine. Je sors très peu, juste pour faire quelques courses alimentaires en optant pour les produits les moins chers : féculents, boîtes de thon et de maquereaux, pain, fromage... et un peu de vin rouge pour que, le temps d'un verre ou deux, je me sente allégée de mes angoisses et de ma solitude. Après tout, mon coach a été clair, peu importe comment je mange, le programme fonctionnera ! Quoi qu'il en soit, mon faible budget ne me laisse guère le choix.

Je reste loin de la balance pernicieuse qui me nargue chaque matin dans la salle de bain. Ma stratégie est simple : attendre la fin de la semaine pour mieux apprécier le résultat obtenu. Le lundi. Je me pèserai chaque lundi. Ayant commencé un jeudi, dix jours s'écoulent avant cette reprise de contact. Je suis à la fois excitée et anxieuse. Ce matin-là, je m'installe avec appréhension sur la machine. J'ai peur au point de sentir mes entrailles se crisper, mais ne peux résister à son appel, je veux savoir ! D'après Marie-Ange, je dois avoir dépassé les quatre kilos de perte... Le gémissement de l'engin fait écho à mes pires craintes, tel un mauvais présage. Pourquoi tant de pessimisme ? Je me suis conformée au programme. Malgré les contraintes chaque jour plus lourdes à supporter, je n'ai pas craqué et la victoire sera là. Tout va bien se passer ! Remotivée, je parviens enfin à baisser le regard, prête à me réjouir de la plus douce des informations.

Mais rien ne m'a préparée à ça... Le compteur m'explose au visage, jetant des chiffres simplement inconcevables : cent-douze kilos !

Hébétée, choquée, je ne comprends pas... Le temps a passé, les heures, les jours, et aucun changement ne s'est produit ?! Pire ! La situation s'est aggravée ! Je tremble de tout mon corps, incapable de contrôler le flux de sentiments qui m'oppresse.

La stupeur quelque peu digérée, je me tourne vers les seules personnes susceptibles de m'aider : la clinique. Je compose le numéro et l'hôtesse me met en contact avec ma conseillère.

— Léa ! Quel plaisir de vous entendre ! Alors, comment allez-vous ?

— Pas très bien ... Je viens de me peser pour constater… je… j'ai pris un kilo depuis notre rencontre malgré votre programme respecté à la lettre...

— Oh je vois ! Je suis désolée pour vous. Je comprends votre déception. Il ne faut pas vous inquiéter. Chez certaines personnes, les produits peuvent mettre plus de temps avant de commencer à agir, c'est fréquent. Surtout, ne vous découragez pas ! Je suis sûre que vous serez tout à fait rassurée dans une semaine. Si toutefois ce n'est pas le cas, rappelez-moi et nous changerons de protocole. Celui-ci ne vous convient peut-être pas, mais nous avons beaucoup d'autres solutions. Entendu, Léa ?

Sa voix sereine applique un baume sur ma blessure.

— D'accord, nous verrons dans une semaine.

— À bientôt, Léa, et restez forte !

Ce n'est qu'un contretemps. Je m'accroche au souvenir des trois silhouettes vues dans l'établissement pour reprendre confiance. Les résultats du week-end prochain seront meilleurs ! Je le sais mieux que personne : rien ne s'obtient sans combattre dans ce monde. Perdre une bataille ne signifie pas perdre la guerre, vieil adage rabâché, mais plein de vérité.

Je poursuis donc mes efforts. La pesanteur du programme me coûte de plus en plus. À cela s'ajoute un autre aspect, quelque chose commence à m'inquiéter : je n'éprouve aucune sensation de changement dans mon corps. Je le sais pour avoir tenté de nombreux régimes, la perte, ne serait-ce que d'un kilo, est perceptible. Le doute s'installe... Lorsque je remonte sur la balance, je crains un nouveau round pour mon adversaire et de fait, je suis mise knock-out en moins d'une seconde... Le résultat est identique à celui de la semaine précédente... Je devrais pourtant avoir perdu aux alentours de huit kilos. L'image du cabri caracolant sur les marches de la clinique devient floue et translucide. Une expiration suffit à la disperser.

Ma conseillère trouve un créneau dans son emploi du temps pour me recevoir dans l'après-midi.

Je patiente en salle d'attente quand la voix de Marie-Ange me parvient depuis son bureau, à travers la porte entrebâillée.

— ... Oui monsieur le directeur, je suis d'accord, c'était une excellente idée d'implanter nos locaux ici. Je vous l'avais dit à l'époque… Combien dites-vous ?... Voilà qui promet des bénéfices substantiels !... Peut-être faut-il la laisser tomber, c'est une gamme peu rentable à long terme… Oui, je vous rappelle, mon agenda ne désemplit pas !

Elle ponctue cette dernière déclaration d'un éclat de rire.

Sans en connaître la raison, je me sens mal à l'aise d'avoir capté cette conversation. Ce sentiment se dissipe toutefois avec l'arrivée et la bienveillance de ma guide.

— Je comprends votre désappointement, Léa, mais nous savions ce scénario possible. De plus, il nous donne des informations importantes. Vous avez apparemment un métabolisme très lent.

— Ce qui veut dire ?

— Eh bien, c'est comme si votre corps était en perpétuel état d'urgence : il stocke ce qu'il peut et consomme le moins possible. Sachant cela, nous devons passer à une gamme de produits plus agressifs. Le protocole précédent était un standard qui donne de bons résultats, malheureusement pas dans votre cas. Toutefois, nous disposons des moyens et des connaissances pour nous adapter à une situation comme la vôtre.

— Vous pouvez me garantir une réelle perte de poids avec ce nouveau programme ?

— Absolument, si vous restez bien motivée et respectez à la lettre les modes d'emploi.

— De quoi s'agit-il ?

— Une gamme de crème différente et un appareil de musculation plus puissant à six électrodes. Je maintiens le traitement antistress et les gélules. En plus de tout cela, je vous demande de boire un litre et demi d'eau minimum par jour. Cela vous permettra de mieux éliminer les toxines et indiquera à votre organisme que nous ne sommes pas en période de pénurie. Ainsi vous limiterez la rétention. Cependant, il faut compter quatre semaines pour voir des résultats significatifs. Cette nouvelle formule nécessite plus de patience, par contre plus le temps passera plus la perte de poids s'accélérera.

Je ne me hasarde pas à réclamer un pronostic, cela pouvant générer plus de frustration que de satisfaction. Je suis déterminée à prendre les choses plus calmement. Les explications de Marie-Ange sont claires et pertinentes, perdre courage serait contre-productif.

— J'ai un service à vous demander. Puis-je avoir un délai pour le paiement ? Je percevrai ma prochaine allocation dans deux semaines, vous acceptez d'être réglée à ce moment-là ?

Je suis vraiment descendue bien bas...

— Bien entendu, Léa, la confiance réciproque est la base de notre succès et du vôtre. Et pour vous dédommager de votre déception, je vous offre la consultation d'aujourd'hui. Sachez également que vous pouvez obtenir une avance sur votre pension auprès des services sociaux si vous êtes en difficulté. Je suis consciente de vos sacrifices, mais nous œuvrons pour la bonne cause, ne l'oubliez pas !

Elle me saisit par les épaules et accompagne ses paroles d'un sourire quasi maternel. Décidément, cette femme possède le don de répondre à mes attentes, malgré l'absence de résultats... Je me présente à l'accueil où Laurie me tend un nouveau cabas bien rempli et une facture.

— Votre conseillère m'a informée de votre arrangement financier. Nous vous reverrons donc à la fin du mois ? m'explique la séduisante secrétaire.

— Oui, sans aucun problème. Dites-moi, est-il possible de rapporter les produits non utilisés ? Il me reste des tubes de crème dans leur emballage.

— Je regrette, mais pour des raisons d'hygiène c'est strictement interdit. Nous respectons des règles très claires dans ce domaine.

— Je comprends...

Je n'ose regarder le nombre inscrit sur la note. J'attends pour cela d'être rentrée chez moi. Je m'installe, encore un peu essoufflée d'avoir marché jusqu'ici et grimpé les deux étages, pour prendre connaissance du montant à payer... Trois cent vingt-sept euros !

Ma détermination s'envole aussitôt par la fenêtre ouverte, laissant tomber quelques plumes... La motivation cède la place à l'abattement... Jamais je ne pourrai m'en sortir avec ce qui me restera...

Contrairement à la fois précédente, je ne touche pas au nouveau sac. Assise dans mon fauteuil, j'allume la télévision pour créer le sentiment d'une présence illusoire. Pas de crème ni d'électrode ce soir... J'ai beau chercher, je ne trouve pas l'once d'un soupçon d'envie... Après tout, je peux bien m'accorder une pause.

C'est à l'instant de me coucher que les paroles de Béa la souriante — ou bien s'agissait-il de Sandrine ? — me reviennent à l'esprit : travailler ! Oui, elle m'avait expliqué, lors de mon arrivée, qu'il existait des postes à pourvoir dans la vallée ! Je dois lui en parler. Mais je ne suis guère pressée de la revoir. Et puis je préfère envisager la solution de l'avance dans un premier temps. Ainsi je pourrai jubiler devant cette femme en lui montrant mes progrès, elle qui se complaît dans sa laideur et cet exil. Quoi qu'il en soit, je décide de repousser ces démarches à la fin du mois, quand le problème deviendra aigu. Et puis comment gérer un emploi et l'exigence du protocole quotidien de la clinique en même temps ?

Je m'endors sur cette idée rassurante, à laquelle se mêle malgré tout l'odeur désagréable de la culpabilité pour avoir failli au programme aujourd'hui... Je me le promets : ce sera la dernière fois.

Mes efforts se poursuivent sans défaillance de ma part. Attentive, concentrée, je suis les instructions de Marie-Ange. J'ai opté pour le travail de musculation en début d'après-midi et maintenu la sportive et épuisante séance de crémage pour le soir. Cette partie est de loin la plus pénible. Au-delà du mal de dos et de l'essoufflement qui en ressort, elle me rappelle quotidiennement les limites de mon corps déformé... Je prends mes traitements antistress et coupe-faim et remplis, chaque matin, une bouteille d'eau d'un litre et demi. Les premiers jours, j'ai des difficultés à la terminer, mais assez rapidement, je constate que mon organisme apprécie cet apport et boire devient un geste naturel. Au moins une chose qui n'a ni l'aspect ni la réalité d'une corvée.

Le rendez-vous avec la balance arrive... J'ai ressenti quelques changements en moi, toutefois je veux éviter les faux espoirs. Marie-Ange m'a avertie qu'il faut plus de temps à ce programme pour agir. Sans attente particulière, je gravis donc cette marche fatidique.

Cent-dix kilos... Incrédule, je descends et remonte sur la malicieuse machine qui se joue peut-être de mes nerfs. Cent-dix kilos... j'ai perdu deux kilos !!! Par réflexe, je porte les mains à ma bouche grande ouverte d'où s'échappe ce qui ressemble davantage à un jappement de surprise qu'à un cri de joie. Et pourtant, une sensation cachée au plus intime de mon corps, un endroit dont j'ignorais l'existence jusqu'à ce jour, éclate et se disperse dans toutes les directions comme pour atteindre chacun des recoins de mon être. C'est du bonheur pur ! J'ai vaincu le pouvoir de la balance et c'est elle qui devra assumer la défaite ce matin !

Deux kilos ! Et ce n'est qu'un début ! Malgré une séance négligée, je me suis remise en marche, dans cette vallée immobile, pour pouvoir rentrer chez moi ! Pour fêter ça quand vient la fin de la journée, j'ouvre une bouteille de vin rouge pour accompagner mes sempiternelles pâtes au parmesan et j'écoute de la musique. Je veux de la gaîté et de la danse !

Mais l'excès d'alcool a assez vite raison de moi. Prise de vertiges, transpirante, je m'affale sur mon lit et m'endors, légèrement nauséeuse. Quant à la séance crème du soir, elle est oubliée...

Je me réveille assez vaseuse... J'ai mal à la tête et ne me sens guère énergique. Diverses douleurs me rappellent mes excentricités de la veille. Mais ça en valait la peine. Je déclare ce jour férié. Le mot d'ordre est de se laisser vivre et d'apprécier la grande nouvelle ! Je me traîne du matin au soir, négligeant mes obligations quotidiennes, me contentant de regarder la télévision et de manger, conservant toutefois près de moi ma bouteille d'eau.

Dès le lendemain, je retrouve ma motivation et me remets à la tâche. J'attends avec impatience le prochain lundi et quand il arrive, je saute avec allégresse sur la balance !

Que dit le proverbe déjà ? « Les jours se suivent et ne se ressemblent pas. » Cent-dix kilos... Balle au centre...

Je suis étouffée par un profond dépit. Est-ce à cause des deux séances annulées ? Probablement... Le poids acquis dans l'affliction ne sera pas perdu sans en payer le prix fort. Je dois me reprendre : courage ! Je décide de m'en tenir rigoureusement au programme quoi qu'il m'en coûte et de ne me peser qu'au terme des deux prochaines semaines.

La fin du mois étant venue, je vais m'acquitter de mes dettes à la clinique. Il me faut également voir les services sociaux pour obtenir une avance. Laurie m'indique où m'adresser. Une fois sur place, je reçois la moitié de ma pension suivante, soit deux cents euros. J'en profite pour m'informer sur les possibilités de travail. L'obèse — c'est tout ce que je retiendrai d'elle — qui m'accueille, me parle de l'agence pour l'emploi. Elle me montre sur le plan du village où la trouver, me communique le numéro de téléphone et me donne le nom de la responsable : Béa la souriante... Quelle surprise ! Je verrai cela plus tard...

Manquant de crème, j'ai dû retourner à la clinique acheter deux flacons supplémentaires, soit soixante-dix euros qui s'échappent à nouveau de mon escarcelle. Par excès de zèle, j'en utilise peut-être trop, mais je n'ose me limiter.

Le jour fatidique de la pesée se présente. Comme chaque fois, le cadran de la balance me défie. Qui sortira victorieuse cette fois-ci ?...

Nue devant la machine, je n'arrive pas à me décider. Je repense aux six semaines écoulées, aux contraintes surmontées, à l'argent dépensé. J'ai tant besoin d'un résultat. Je fais le pas déterminant comme si ma vie en dépendait, étreinte par l'angoisse... Puisant dans le courage qui me reste, je baisse les yeux...

Cent-onze kilos... Je suis revenue au point de départ... Je n'ai pas de force pour la colère... Mécaniquement, j'attrape mes vêtements et les enfile rapidement, honteuse de me montrer comme je suis aux murs, aux meubles, à l'air qui m'environnent...

Peut-être fais-je partie de ce faible pourcentage de gens pour lesquels ce type de programme ne fonctionne pas ? Mes cauchemars à l'instar de mes rêves sont-ils destinés à se réaliser ? Je me souviens quand j'étais jeune, avant la promulgation de la loi, d'avoir rencontré un homme très gros. Il m'avait fait l'effet d'une barrique. D'après lui, son poids était consécutif à un trouble hormonal, mais la Léa de l'époque voyait seulement une personne boursouflée et difforme à laquelle elle ne voulait jamais ressembler ! Correspondre à cette vision était ce qui pouvait arriver de pire dans l'existence !

Très abattue, je me présente au rendez-vous avec ma conseillère.

— Que dois-je faire à présent ? Reste-t-il des solutions ?

— Absolument, Léa ! Vous ne devez pas douter ! Vous respirez le courage. Vous respectez les protocoles malgré deux ou trois transgressions qui vous ont coûté cher. Je vous avais avertie : la moindre négligence peut avoir des conséquences, mais cela a juste ralenti le processus, sans le mettre en cause. Vous devez croire en vous ! Vous avez à un moment donné perdu du poids. Votre corps est prêt à réagir. Il faut vous accrocher à cela. Même si les résultats vous semblent longs à venir, seul demain compte !

— Quelle est la suite alors ?

Ma voix est triste et résignée.

— Vous reprendre pour commencer. Vous devez rester motivée ! J'ai une nouvelle gamme de produits à vous présenter, ils sont extrêmement performants, mais aussi très coûteux, c'est la raison pour laquelle je préfère tenter d'autres protocoles avant. Avec cette marque, les effets sont garantis et spectaculaires !

— Je n'ai pas l'argent nécessaire...

— J'en suis consciente Léa, c'est pourquoi je vous propose d'attendre d'avoir trouvé un travail. Faites une pause d'ici là. Relâchez-vous. Oubliez les crèmes et la musculation, essayez de vous faire plaisir, remotivez-vous et lorsque vous toucherez votre première paie, revenez me voir. Entendu comme ça ?

— D'accord, réponds-je d'une voix un peu plus assurée.

Cette femme a de plus en plus de difficultés à me redonner le moral. Le doute concernant ma capacité à atteindre les objectifs s'installerait-il ?

— Je vous laisse discuter avec Laurie pour le règlement de la séance d'aujourd'hui et je vous attends prochainement. Vous aurez vite du travail. Vous avez de la personnalité, des compétences. Vous verrez, bientôt vous serez à l'ouvrage. À très bientôt, Léa.

Après m'être acquittée des cinquante euros de mon rendez-vous, je m'assois sur un banc dans le hall, légèrement à l'écart, dissimulée par une immense plante verte. J'ai besoin de me poser un instant au calme avant d'affronter de nouveau l'extérieur et les « aliens » qui y traînent. J'essaie de m'imprégner des paroles de mon mentor. Comme je l'envie ! Je me suis plainte de tant de choses par le passé, pourtant j'avais le grand bonheur d'être mince ! Quand ce jour reviendra, je promets de ne plus jamais ressentir de tristesse !

Quelque part dans la salle j'entends une femme pleurer... Je n'ai guère besoin d'en savoir plus ni de supporter cela. Je me prépare à partir quand s'élève la voix de Marie-Ange.

— Bonjour madame. Venez, suivez-moi. Vous serez plus à l'aise dans mon cabinet.

Le ton est doux et apaisant. Comme toujours !

— Je ne suis pas à ma place ici, je ne veux pas rester, je veux revoir ma famille... dit la patiente en sanglotant.

— C'est vrai. Vous n'êtes pas à votre place ici, j'ai tout de suite remarqué que vous étiez différente. Ce n'est pas de votre faute. Votre présence est très injuste. Venez, vous allez pouvoir tout me raconter, je suis là pour vous, vous pouvez me faire confiance. Appelez-moi Marie-Ange ainsi vous vous sentirez plus à l'aise...

Les voix s'éloignent et deviennent indistinctes. Mais les mots continuent à tourner dans l'air... Les mêmes phrases toutes faites, le même discours si bien huilé, le même ton maternel et compatissant. Le souvenir de la discussion téléphonique de la conseillère avec son directeur s'ajoute au tumulte qui règne dans ma tête. Il n'y était question que de profits ! Quel est le sens de tout ça ? J'étais particulière, m'a-t-elle laissé croire, m'attrapant avec ses paroles mielleuses, prononçant exactement les mots susceptibles de me convaincre ! Tout est mensonge ! L'esprit en alerte, je me remets à réfléchir, enfin éveillée du rêve dans lequel « l'ange » m'a plongée ! Charlatans ! Ce sont des charlatans !

Ne supportant plus l'air infesté de traîtrise, je me précipite dehors, en proie à une colère sans nom. Mais je fais peut-être erreur ? Peut-être faut-il plus de patience ? Peut-être faut-il plus de confiance ? Peut-être…

Je marche sans rien voir de ce qui m'entoure, centrée sur mes seules pensées, au point de heurter quelqu'un.

— Béa !

Bon sang ! Comment fait-elle pour apparaître à chaque moment fatidique de mon existence ?!

— Tu sors de la clinique visiblement ?

Incapable de me contenir plus longtemps j'éclate :

— Tu as vu comment ils nous traitent ?! Ils nous manipulent en jouant avec nos émotions ! Ils utilisent notre malheur pour nous faire avaler n'importe quoi ! Ils se prétendent médecins ou personnels soignants, mais ce sont de vulgaires commerciaux ! Leur questionnaire bidon existe pour se servir de nos faiblesses contre nous ! Comment j'ai pu me faire avoir comme ça ? Je suis folle de rage.

Malgré tout, une infime étincelle d'optimisme continue à résister en moi. Béa va peut-être les défendre et restaurer mes certitudes actuellement piétinées.

Elle me regarde sans dire un mot avec un large sourire.

— Quoi, ça t'amuse de voir ces arnaqueurs se faire du fric sur le malheur des gens ?!

— Bien sûr que non, mais si je t'avais raconté tout ça avant, m'aurais-tu écoutée ?... As-tu vraiment cru qu'elle s'appelait Marie-Ange et que son équipe avait été en surpoids comme nous ? Équipe qui se limite en fait à trois personnes.

Je prends douloureusement conscience de tous les mensonges avalés sans sourciller et l'ultime parcelle se consume…

— Elle a aussi dû te faire le coup de l'eau ?

— Quoi ?

— Te dire de boire beaucoup d'eau pour éviter de faire de la rétention. En soi, c'est un bon conseil. Si tu ne bois pas beaucoup en temps normal, ce supplément conduit à une perte de poids de deux à trois kilos. Ainsi, l'air de rien, elle te donne des arguments pour adhérer à ses méthodes.

— J'y crois pas...

Je suis abasourdie par la crédulité dont j'ai fait preuve.

— Si cela peut te consoler, tu n'es pas la seule à t'être engluée dans les toiles de cette araignée à l'apparence humaine...

— Ça ne me console pas…

— Le plus écœurant reste que ces marques de produits : amincissants, vêtements, mobilier et autres, sont fabriqués à l'extérieur de la vallée. Toute une industrie de gens normaux qui tire profit de cette différence qu'ils rejettent en public.

Après un instant de silence où elle me laisse digérer ces informations, Béa reprend.

— Il y a des chemins qu'on doit emprunter seul. Tu commences à marcher sur le tien, mais c'est le début du voyage. Je sais, ce que je te dis doit te paraître abstrait, mais sois patiente et tu finiras par comprendre.

— Pff...

Désemparée, je refuse de m'engager sur ce terrain dont la maîtrise, à l'évidence, m'échappe.

— Ça ne m'explique toujours pas pourquoi tu souris !

Ma réplique est hargneuse.

— Te rends-tu compte que depuis ton arrivée, tu emploies *nous* pour la première fois ?

Sidérée par cette remarque, je m'arrête net.

— Oui. Eh bien, n'en tire pas de conclusion hâtive !

Nous reprenons notre marche en silence. Mais mon esprit est en pleine ébullition. Béa a touché quelque chose en moi. De quoi s'agit-il ? Pourquoi ai-je dit « nous » ? Si je commence à m'identifier à ces... individus, je perdrai ma volonté de partir et puis ça n'a pas de sens, je ne veux pas, je ne peux pas être comme eux ! Alors qu'est donc cette chose qui s'éveille et s'agite quelque part au fond de mon esprit ?...

Une terrible explosion silencieuse se produisit dont elle était l'épicentre. La déflagration dévasta la pièce où ils dînaient pour se propager très vite à l'ensemble de l'appartement et au monde qu'elle percevait. D'une, Léa devint million, grains de sable dispersés, projetés dans l'infini.

« Je suis trop jeune pour entendre une telle abomination... Trop jeune ? »

Pourquoi était-ce cette idée qui s'imposait à cet instant parmi la multitude d'autres galopant dans son esprit et qu'aucune rêne ne pouvait retenir ?

D'aussi loin que remontaient ses souvenirs, elle vénérait sa mère. Elle la trouvait à la fois si belle et si courageuse, un mélange subtil de féminité et de force. Elle savait qu'elle ne parviendrait jamais à l'égaler et en concevait, depuis son plus jeune âge, de profonds complexes. Malgré tout, elle se sentait fière d'être sa fille et de la présenter à ses amis, faisant de son mieux pour tenter d'approcher la perfection de cette déesse.

La vie de sa créatrice s'était révélée rude. Léa avait à peine dix ans lorsque son père, victime d'un accident vasculaire cérébral, sombra dans la démence. Après une existence de luxe et de voyages, leur famille s'était retrouvée plongée dans la précarité, perdant progressivement ses biens, ses privilèges, ses relations. Sa mère reprit alors le chemin du travail, occupant tour à tour des emplois de secrétaire, dactylo, standardiste. Elle devait assumer tout à la fois : de longues journées d'absence, l'éducation de ses enfants, la tenue du foyer et les dettes toujours plus nombreuses de son mari, produits de sa folie. Léa la regardait se débattre dans ce flot de difficultés et sa peine pour elle grandissait sans cesse. Elle s'appliquait de son mieux pour la soutenir et tenter d'être un phare dans sa nuit. Régulièrement, elle s'attelait aux tâches ménagères, rangeait, dressait la table du dîner, faisait la vaisselle, tondait la pelouse, assurait une bonne scolarité et lui offrait une épaule rassurante quand les yeux de sa mère s'emplissaient de larmes. Son amour pour elle croissait chaque jour tandis qu'elle la regardait mener ce combat pour elle, pour eux. Dans le même temps, elle noya son père dans un océan de haine, pour le mal qu'il causait à son épouse.

Cela perdura jusqu'à ce que, épuisée par cette répétition de batailles perdues, Léa quitte la maison à sa majorité, événement suivi de près par le divorce de ses parents. La porte de sa cage enfin ouverte, son idole retrouva la paix. Sa situation matérielle s'améliora rapidement et un nouveau compagnon lui apporta le réconfort et le soutien qui lui avaient cruellement manqué pendant ces années.

Léa pensait alors le bonheur revenu dans sa famille. Ils allaient connaître à nouveau la quiétude d'une vie qui se déroule simplement, unis les uns aux autres, sans crainte des lendemains à venir. Elle avait une mère formidable et tout ce qu'il lui restait à faire, c'était tenter de lui ressembler. Cette certitude avait aplani toutes les difficultés de sa jeune existence, incluant cette terrible journée de ses sept ans qu'elle envisageait comme un possible cauchemar et non une réalité tangible. Oui, l'avenir avait des couleurs d'arc-en-ciel.

Jusqu'à ce soir-là...

Ils étaient quatre autour de la table, mais l'un des convives s'était égaré dans l'éruption qui venait de se produire. Sa présence ne lui était plus perceptible. Les autres ne s'apercevaient de rien. Le feu brûlait pourtant en elle, tandis que la phrase continuait de tourner dans son esprit, encore et encore...

— Mais c'est à cause d'elle !

Cette vérité douloureuse avait fusé de la bouche de sa mère avec la spontanéité d'un secret trop longtemps refoulé. Assoiffée de liberté, elle s'était échappée avec la vivacité donnée par la conviction de ne jamais disposer d'une autre occasion. Elle voulait être enfin révélée.

Le geste avait joint la parole et une main accusatrice s'était levée en direction de Léa pour qu'aucune ambiguïté ne puisse survivre à cette attaque dévastatrice.

Telle avait été la réponse de sa génitrice à la question posée par son ami d'enfance :

— Pourquoi es-tu restée vingt-cinq ans avec ton mari si tu étais malheureuse ?

Alors que, sidérée, Léa tentait de se reconstituer à partir de la poussière éparpillée, la conversation se poursuivait.

— Tu y vas un peu fort, non ? Ce n'est pas très sympa pour ta fille. Pourquoi dis-tu ça ? insista l'ami.

— Après la naissance de son frère, je voulais divorcer, mais elle s'est annoncée. Je pouvais partir avec un enfant, pas avec deux !

Léa était celle par qui le malheur de cette reine était arrivé !

Pour quelques instants encore, sa mère restait à ses yeux une divinité dont elle avait causé la chute... Elle ne parvenait pas à comprendre ce qu'elle avait entendu. Quelque chose de terrible s'était produit. Un événement qui la changerait à jamais.

Dans un sinistre ballet, les souvenirs, ceux qu'elle avait écartés, car ils ne convenaient pas à cette femme admirable, lui revenaient porteurs d'une effroyable vérité. Tout n'était que mensonge ! Une histoire qu'elle s'était racontée parce qu'elle était trop petite pour se confronter aux faits. Ce qu'elle croyait avoir été son vécu n'était qu'une illusion. Tout ce en quoi elle avait foi disparut instantanément au profit d'une autre réalité. Elle n'était pas désirée, elle n'était pas aimée ! Elle revit la fillette qu'elle était, tourmentée par une affreuse solitude, dépourvue de contacts tendres, se rendre chez la voisine pour lui demander si elle voulait bien lui coiffer les cheveux.

Une chose se brisa alors en elle, irréparable. Une nouvelle fois, sa destination changea de direction. Sur la route qu'elle se devait d'emprunter à présent, il n'y aurait aucun retour possible. L'Étoile de sa jeune vie s'était éteinte pour toujours.

Le regard

Jamais je ne me suis sentie aussi humiliée et abattue. Les certitudes nées quelques semaines plus tôt se désagrègent. À perte de vue s'étend une voie que tout en moi refuse d'emprunter. Comment pourrais-je trouver un semblant d'envie de poursuivre ce chemin ? À quoi puis-je me rattacher ? Peut-être n'y a-t-il simplement plus rien. Me battre est devenu vain. À quoi bon mener des luttes perdues d'avance ? Si je ne peux quitter la vallée, quel sens donner à mon existence ?... Je m'égare dans un labyrinthe dont la sortie se dérobe. Environnée de murs épais, je me glisse dans quelques ouvertures éveillant des illusions que chaque impasse endort aussitôt. Il n'y a plus la moindre pensée positive à laquelle se raccrocher…

— Que vais-je devenir ?...

Je n'ai pas conscience de m'être exprimée à voix haute.

— Tu n'es pas seule Léa. Laisse-moi t'aider.

La voix de Béa est douce et pleine de chaleur, mais l'angoisse qui m'a saisie est bien plus puissante. Elle s'enroule autour de moi comme une liane sur un arbre, resserrant son étreinte, sûre de l'emporter sur ma motivation en lambeaux.

— Le plus urgent, c'est de te trouver un travail. À cause de la clinique, tu es endettée et il te faut de quoi vivre dans des conditions décentes.

Décidément, rien ne lui échappe !

J'affiche un sourire méprisant.

— Ouais, tu as raison, un travail ! C'est vrai ! Dans ce monde on ne peut pas simplement vous foutre la paix ! Il y a toujours un emmerdeur pour vous rappeler que ça peut encore empirer !

— C'est le cas, réplique mon interlocutrice plus sèchement, et ne compte pas sur moi pour te regarder couler sans rien faire ! La poste dispose d'un emploi à pourvoir. Présente-toi demain matin sur place, je t'y attendrai !

Je ne prends pas la peine de lui répondre. La poste… Après les sommets de la gloire, je me retrouverais à trier du courrier ? Qu'importe. Dans les profondeurs du cachot où je me trouve à présent, plus rien ne compte…

J'ignore comment je rentre chez moi. Mon esprit se dissocie de mon corps pour se matérialiser dans un lieu tumultueux, envahi de brouillard. Il n'y a plus d'enjeux, d'objectifs, de projet. Je me meus dans un univers immobile et terne où les choix n'ont plus la moindre importance. Je suis la feuille desséchée par l'automne, tombée au pied de l'arbre, dont l'existence ou non n'influence en rien son environnement. Le monde n'a pas besoin de moi pour poursuivre sa ronde…

Je me nourris plus que je ne mange, et termine la journée vautrée devant la télévision, prête à absorber tout ce qui se présente, pourvu que cela me dispense de penser. Lorsqu'enfin mes dernières forces m'abandonnent, je sombre dans le sommeil. La vaisselle sale reste sur la table et mes vêtements sont jetés en tas dans un coin de la pièce.

Le réveil me fait sursauter. Je suis épuisée. Une présence familière m'assaille tandis que je reprends contact avec la réalité : le vide... Il a beau n'être qu'une illusion, je le sens physiquement en moi. Un manque envahissant à l'origine inconnue. Ce n'est pas sa première visite. Il s'invite régulièrement, prenant une place démesurée. J'ai peur qu'il m'aspire. Cache-t-il autre chose ? Un vide qui n'en serait pas un ? Un vide capable d'engloutir ?

Comment un tel antagonisme peut-il exister ? Il y a quelque chose et il n'y a rien. Une présence persécutante et une absence puissante. Une faim que rien ne peut satisfaire, plus vorace, plus envahissante qu'un appétit ordinaire. Que faut-il pour combler ou apaiser cette vacuité tandis qu'elle s'installe dans mon corps ?... De la nourriture ?...

Je ne dispose d'aucun choix et me vois condamnée à accepter son intrusion. Ainsi j'aborde cette matinée pleine de pessimisme. Il est plus simple de m'en remettre à la décision de Béa me concernant. Je vais donc me rendre au travail, sans réfléchir à autre chose qu'à l'itinéraire pour arriver à la poste. Ma vie dépendra désormais des autres. Il faudra juste trouver le moyen de supporter la soirée avant de recommencer le cycle. Oui. Voilà. Ainsi sera ma routine à présent. Plus de questions, car les réponses n'existent pas.

J'avale n'importe quoi, m'habille des vêtements d'hier sans penser à me laver et moins encore à me maquiller. Un simple coup de peigne suffit. Ce sera bientôt la fin de l'été. Je regarde le ciel. Les martinets à ventre blanc ne tarderont pas à rejoindre des climats plus doux, nous privant de leurs joyeux piaillements. Le soleil matinal progresse dans la vallée. Qu'importe, il pourrait pleuvoir. Quelle différence ?

Je parviens à destination à neuf heures et trouve Béa en grande discussion avec une autre femme. Cette dernière porte une blouse avec le logo de La Poste. De petite taille, un chignon strict sur la tête, elle présente un visage quelque peu ordinaire, voire légèrement ingrat. Mais n'est-ce pas le cas de tous ici ? Le sujet de leur conversation semble bien drôle au vu des rires qui s'échappent régulièrement de leur gorge. Je me crispe. Il n'est pas dans mes intentions de faire des mondanités. Béa m'aperçoit et vient dans ma direction, toujours aussi souriante. Toutefois, un soupçon de tristesse, provoqué par mon attitude farouche, passe subrepticement dans son regard. Elle se ressaisit rapidement.

— Je te présente Juliette, la chef du bureau de poste. Elle répondra à toutes tes questions et tu travailleras sous sa responsabilité. Je dois vous laisser, je suis déjà en retard. Léa, dit-elle plus intimement, n'oublie pas, je suis là pour toi.

— J'ai un boulot maintenant, je ne vois pas de quoi je pourrais encore avoir besoin.

Je sens une sourde colère monter en moi. Qu'elle s'en aille, c'est tout ce que je veux !

— Entendu. Eh bien, bonne chance pour cette première journée.

Juliette prend le relais.

— Bienvenue à toi Léa ! Je vais te faire visiter ton nouveau royaume et t'expliquer un peu tes fonctions, lance-t-elle jovialement.

Est-ce qu'ils ont tous la maladie du bonheur ici ? Hé réveille-toi machine, tu es en enfer !

Il ne semble pas y avoir de différence entre la hauteur et la largeur de cette femme. Deux petits yeux marron se perdent dans un visage bouffi. Elle doit avoir la cinquantaine, encore qu'avec les gros, ce soit toujours difficile à estimer. Elle marche les pieds en canard, basculant son poids d'une jambe sur l'autre comme je l'ai observé chez la plupart des obèses.

Elle s'engage dans un long monologue, passant en revue un certain nombre d'obligations administratives, le déroulement du travail, les missions qui seront les miennes. Je picore les informations qui me paraissent utiles, me fermant au babillage de mon guide lorsqu'il me semble sans intérêt. Je retiens peu de choses des locaux et de l'atmosphère durant ce premier contact. Les détails ne me préoccupent pas. Comme si j'avais besoin d'un cours pour tenir un bureau de poste !

Je veux juste me mettre au travail et que l'autre dégage. Juliette finit par se taire. Elle me regarde comme si elle attendait une réponse. Je comprends alors : une question a dû m'échapper.

— Heu… Excusez… Excuse-moi, tu peux répéter s'il te plaît ?

— As-tu apporté de quoi déjeuner ?

Je dois bien reconnaître que, malgré mon attitude revêche, elle se montre plutôt patiente.

— Non, j'habite tout près. Je rentrerai chez moi.

Pas question de passer du temps avec cette matrone en dehors du travail ! Au-delà du fait que je n'ai envie d'échanger avec personne, je ne vois pas de quoi je pourrais bien discuter avec la chef de la minable poste de l'endroit le plus oublié du monde !

— D'accord. Eh bien, je te laisse t'installer et commencer. N'hésite pas si tu as des questions !

Elle accompagne cette déclaration d'une tape amicale et s'en retourne à son bureau.

Mes fonctions sont d'une simplicité enfantine : trier la correspondance qui est arrivée la veille au soir et sera distribuée l'après-midi par un dénommé Thibaut, un cinquantenaire grisonnant avec une mauvaise mine.

Il ne faudrait pas trop fatiguer monsieur avec sa tête d'alcoolo. Distribuer le courrier le matin comme partout dans ce pays ? Quelle drôle d'idée !

Recevoir le public le reste de la journée. À se demander ce que ma collègue peut bien avoir à faire !

J'arrive au terme de cette première journée. Mes échanges avec ma chef se sont limités à de rares monosyllabes. Contrairement à mes certitudes, la tâche s'est avérée difficile et je me suis montrée très lente dans l'appréhension de mes nouvelles responsabilités. Mais j'ai ainsi pu éviter « les joies » de l'accueil. À chaque jour suffit sa peine. Je n'y échapperai probablement pas le lendemain.

— Salut ma belle ! claironne une voix masculine et totalement incongrue.

Je fais un bond et manque de lâcher le paquet d'enveloppes que je tiens à la main. Je tourne le dos à la porte et dois faire volte-face pour découvrir l'auteur de cette stupide farce. Mais l'aigre discours qui aurait pu m'échapper ne dépasse pas la limite de mes lèvres tant je suis médusée par le spectacle qui s'offre à moi. Un jeune homme d'à peine trente ans aux cheveux ondulés, châtain clair, de beaux yeux sombres, se dresse devant moi, souriant, séduisant et… incroyablement mince ! Instantanément, la colère laisse la place à la honte. Je ne supporte pas que cet adonis me dévisage. Me suis-je échappée d'un conte de Gabrielle-Suzanne de Villeneuve[1] dont les rôles auraient été inversés ? Je voudrais disparaître. Mais tout cela est bien réel et l'apparition me tend une main chaleureuse.

— Désolé de t'avoir effrayée. Je m'appelle Robin. Et toi ?

Abasourdie, je saisis maladroitement la main.

— Léa. Je… C'est mon premier jour ici.

— Cool ! On va avoir l'occasion de faire connaissance alors, j'apporte le courrier de la ville tous les soirs.

Il prononce ces derniers mots en faisant les gros yeux comme s'il évoquait un lieu maléfique et dangereux.

— Désolée pour toi.

Oh, quelle subtile réplique !

— Tu plaisantes ? J'adore mon boulot !

Ben voyons, ça te fait plein d'anecdotes marrantes à raconter sur les cochons de la vallée !

Je préfère échapper à la discussion.

— Je vais chercher Juliette.

Je ne sors pas du bureau, je m'enfuis ! Pressée de m'éloigner de cet homme dont la présence évoque tout mon univers perdu. Et puis je ne veux pas compléter sa liste de bonnes histoires ! De toute façon, il est l'heure de rentrer.

Encore sous le coup de l'émotion, je sens la tension monter en moi.

Robin, Robin. Il ne pouvait pas rester à Sherwood plutôt que de venir se pavaner devant nous ?!

La seule certitude que je conservais vole en éclats : même ici, je ne peux échapper aux regards des gens normaux. Ces regards brûlants, acides, dévastateurs où, dans mon ancienne, mais récente vie, se lisait

---

[1] Gabrielle-Suzanne de Villeneuve est l'auteur de l'une des premières versions de « La belle et la bête » (note de l'auteure)

tout le mépris que j'inspirais. Je comprends bien ce sentiment. Car il n'est pas si loin le temps où j'appartenais à l'élite et n'accordais aucune indulgence à cette engeance faible et ramollie. Pourquoi le mettre au passé ? Je le ressens toujours, ce dégoût pour ces individus pataudS, disgracieux et laids !

Et puis je suis devenue comme eux... Que n'ai-je tenté pour me dissimuler avant d'être envoyée ici ? Je portais des vêtements de plus en plus amples de couleurs sombres. Je repoussais tout accessoire, coiffure et maquillage susceptibles d'attirer l'attention. Je ne sortais que si c'était absolument nécessaire et quand je le faisais, c'était la tête basse en évitant de croiser le regard des passants, ce regard si édifiant à mon endroit. Je voulais disparaître, devenir invisible aux yeux de ce monde, organes auxquels semblait se limiter tout individu à présent. J'avais dû y parvenir, car parfois des gens me heurtaient, prêts à s'excuser, mais reculant finalement devant l'épouvantable apparition, comme s'ils étaient effrayés par une possible contamination. Les pires moments étaient ceux où je devais partager le repas d'autres personnes. Chaque bouchée de pain, chaque gorgée de vin voyaient se dessiner des bulles dans lesquelles je pouvais lire : « Pas étonnant qu'elle soit si grosse ! », « Eh ben dis donc, elle n'a pas honte ! », « Continue de t'empiffrer, tu vas finir par éclater ! »... Combien de lames m'avaient transpercée, jaillissant de ces regards qu'aucune compassion ne pouvait habiter ? Tous me criaient la même chose : va vite te cacher ! J'étais pourtant différente... S'ils m'avaient parlé, ils l'auraient su...

Cela m'avait amenée à comprendre... Je n'étais plus une femme...

Un possible être humain d'une sous-espèce, mais plus une femme. Je n'en porte aucun des attributs, et une robe ainsi que des cheveux longs ne changeraient rien à l'affaire. Mon reflet me le rappelle avec tant d'évidence. Je suis une masse informe dotée d'organes. Rien d'autre. Si. Une chose : une outre débordante de honte. Ils auraient ressenti davantage d'affection pour le plus pouilleux des chiens que pour moi. Choquer, révulser, dégoûter : voilà ce que je provoque.

Je ne suis plus une femme. Je suis une bactérie d'une taille démesurée. C'est ce qu'ils m'ont appris.

Ne faisant rien de plus que le nécessaire, je laisse la soirée s'écouler, me demandant si l'intrus du jour est en train de rire de moi, quelque part dans le monde interdit.

J'ai la terrible sensation de voyager en permanence entre deux états : la déprime, qui me prive de ma volonté, et la colère, qui transforme tout en quelque chose d'insupportable. Je deviens l'objet d'une partie d'échecs entre ces deux belligérants. Ballotée d'un adversaire à l'autre, une danse sans fin se déroule, qui m'enlève le goût de vivre, ou me rend agressive et méchante, selon le pion déplacé par l'un des protagonistes. Mes choix m'échappent dans ce complot qui se joue au plus profond de mon être.

Les jours passent et se ressemblent. La vaisselle s'empile, la poussière se dépose. Je me douche et me change de temps en temps.

Question alimentation, j'achète ce dont j'ai envie tout en restant dans les limites de mon budget, mais rien n'a véritablement de saveur. Je ne prends aucun plaisir à cuisiner et n'ai plus le sentiment d'avoir réellement faim. Me nourrir est un automatisme déclenché par les aiguilles de la pendule. Depuis mon ultime passage à la clinique, je ne me confronte plus au miroir ni à la balance, de peur de découvrir l'étendue de ma défaite.

Au travail, je veille à éviter Robin et Thibaut. Ce dernier a beau être obèse, je suis convaincue qu'il me juge. Après tout, c'est un homme. Je m'en tiens au minimum avec Juliette. Quant à Béa la souriante, elle me laisse tranquille.

Lorsque je n'œuvre pas à la Poste, je reste devant la télévision, enchaînant les films et les séries, fuyant délibérément les informations, la publicité et toute émission susceptible d'évoquer cet ailleurs qui m'a abandonné ici. Je ne veux rien savoir de ce qui se passe là-bas.

Mais je me sens seule… Je ne parviens plus à me souvenir de ma dernière véritable discussion. L'ultime échange où j'ai partagé des banalités et éprouvé des envies de rire ? Saurais-je encore comment aborder une conversation normale ? En ai-je le désir ? J'ai le sentiment de n'avoir plus rien à dire. Alors, à quoi bon se poser la question d'un interlocuteur ?

Et chaque soir, les larmes viennent quasi naturellement, comme un acte qui doit à présent s'inscrire dans le déroulement de mes journées. Cela m'arrive si souvent, ça en devient ordinaire. Je pleure sans vraiment savoir pourquoi. Je ne me sens ni mieux ni moins bien. C'est juste le surplus de quelque chose d'indéfinissable qui s'évacue, le bassin d'une fontaine qui se serait vidé avant de se remplir à nouveau.

L'automne s'est installé. Peu clément, il a un avant-goût d'hiver. Il me trouve ainsi, telle une ombre furtive évoluant entre deux lieux, si discrète, si éteinte qu'un souffle de vent semble pouvoir suffire à m'éparpiller, et m'effacer de la surface de la Terre.

Mon poids excessif m'a réduit à l'état d'une plume.

La journée touche à sa fin et je vais bientôt pouvoir rentrer chez moi. Décembre approche et le règne de la lumière s'amenuise. J'aime sortir à la nuit tombée, quand les rues sont presque désertes et que l'obscurité me cache. Alors que je me dirige vers la pièce où se trouvent mes affaires, je perçois les bruits d'une conversation :

— J'ai vu Sophia, elle te passe le bonjour.

Je reconnais la voix de Robin.

— Oh super ! Comment va-t-elle ?

Celle-ci, féminine, m'est par contre inconnue.

— Elle est enceinte, tout a l'air d'aller pour eux.

— Embrasse-la pour moi quand tu la reverras, d'accord ?

— Avec plaisir ! Et toi ? Toujours pas de copain ? reprend le jeune homme d'une voix taquine.

Quoi, la chasse n'est pas bonne en ville ? Tu es venu chercher des proies faciles ?

La colère me saisit de nouveau.

— Ça ne te regarde pas, petit crétin !

Le ton enjoué dément l'attaque verbale

— Évidemment que ça me regarde ! Je trouve même le sujet passionnant. Allez, dis-moi tout !

J'en ai suffisamment supporté et ne tiens pas à entendre la suite. Je fais irruption dans le bureau avec la ferme intention de récupérer mon manteau et de disparaître.

— Léa ! Ça faisait longtemps ? Comment vas-tu ?

Un grand sourire accompagne les paroles de Robin. Comme la fois précédente, il est vêtu d'un jean, d'un sweat blanc et chaussé de tennis, l'ensemble mettant incontestablement en valeur sa silhouette, ce dont je m'agace.

— Ça va, merci.

Je décèle une surprise fugace dans les yeux de mon vis-à-vis. Peut-être s'attendait-il à une réponse plus amicale. Mal à l'aise, je ne sais comment échapper à cette situation.

— Je suis content d'avoir l'occasion de te présenter Émilie.

J'échange un bonjour poli avec cette jeune brune au teint pâle qui porte des lunettes à monture rouge, trop voyante à mon goût, et mâchonne un chewing-gum aux effluves mentholés.

— C'est la fille la plus adorable de la vallée !

L'intéressée éclate de rire.

— Si, je t'assure. N'hésite pas, adresse-toi à elle en cas problème.

Il accompagne ses propos d'un clin d'œil qui me déstabilise.

À quoi joue-t-il ? Je voudrais tellement partir loin...

— Je sais de quoi je parle, c'est ma grande sœur ! dit-il en attrapant Émilie et la serrant contre lui.

— Ta sœur ?!

— Eh oui ! C'est pour elle que je travaille ici. Ça nous donne l'occasion de passer un peu de temps ensemble.

C'est vrai qu'à présent, la ressemblance avec son frère me semble frappante. Redevenant sérieux, il ajoute :

— C'est tellement honteux qu'on vous impose de vivre isolés ! Comme si c'était de votre faute ! Vous avez besoin qu'on vous soutienne et qu'on vous aide. Au lieu de cela, on vous parque comme des animaux ! À quoi servent les luttes menées durant notre histoire contre toutes les formes de ségrégation, si c'est pour construire une société aussi injuste ? Franchement, je préférerais vivre avec toi — il s'est tourné vers sa sœur — plutôt qu'avec tous ces hypocrites !

— Calme-toi, petit frère, je sais comment tu penses et j'ai beaucoup de chance de t'avoir. Au moins, tu ne réagis pas comme les parents...

Je n'en reviens pas ! J'ai la sensation qu'un brasier m'habite. Tel un barrage cédant à la pression des eaux, une avalanche de sentiments m'envahit. Les paroles de Robin me percutent avec brutalité. Mes convictions sont bousculées, malmenées. Se peut-il qu'un homme comme lui pense de cette façon ? Et comment parvient-il à croire ce qu'il dit ? Comment est-il possible qu'il éprouve de la compassion pour des monstres ? Se joue-t-il de moi ? Mais son regard à la fois triste et fâché dément cette hypothèse.

— Ce n'est pas faux, finit-il par répondre à sa sœur.

Puis retrouvant son ton joyeux, il s'adresse à moi.

— Émilie m'a préparé un bon dîner, tu veux te joindre à nous ? Ça me ferait plaisir.

— Oui, viens ! renchérit Émilie.

— Heu... C'est gentil.

Je tente laborieusement de reprendre mes esprits.

— Je ne suis pas disponible ce soir.

— Dommage... répond Robin.

Paraît-il déçu ?!

— Ce sera pour la prochaine fois, dis-je tout en me surprenant à sourire.

— J'espère bien ! Tu verras, on est plutôt de bonne compagnie et ma sœur est un vrai cordon bleu !

Ne sachant plus quoi dire et terriblement troublée par cette discussion, je préfère en rester là. Je m'habille et m'en vais en leur adressant un « au revoir » bien plus gai que ceux prononcés durant des mois.

Un grand tumulte agite mon esprit sur le chemin de mon domicile. Tout cela n'a pas de sens ! Un homme charmant qui se comporte comme si ma condition d'exclue le touchait ? Qui se sent concerné ? Qui prend ma défense et celle des obèses en général ? Qui voudrait vivre ici ?! Se trouve-t-il des gens pour penser du bien des gros ? C'est n'importe quoi ! Pourtant... Il avait l'air si sincère, si réellement en colère. J'ai le sentiment fugace que, depuis mon arrivée, quelque chose de très important m'échappe, mais quoi ?

Au-delà de ces questionnements, j'ai du mal à accepter cette chaleur que je ressens d'avoir existé pour quelqu'un en ce jour, certes pour peu de temps. Leur invitation était-elle sincère ? Cette sensation d'avoir pu de nouveau communiquer avec d'autres me bouleverse.

De retour à mon domicile, je retrouve les gestes habituels qui constituent mon quotidien. Mais je suis distraite. Je ne cesse de penser aux paroles de Robin. Je sens monter en moi un désir irrépressible de lui plaire. C'est tellement absurde ! Je me fais l'effet d'une bête affamée qui se rue sur la première nourriture venue... Le désert, né de l'absence de l'autre, s'est installé en moi comme une maladie. En cet instant, je donnerais n'importe quoi pour une once de chaleur humaine. Je réalise à quel point cela me rend vulnérable. Le jeune homme est amical, cela s'arrête là. Je suis bien plus âgée et ignore tout de lui. Il est peut-être bien le chasseur et moi, une proie potentielle.

Mais que racontes-tu ma pauvre fille, tu t'es regardée ? Et lui ? Tu l'as regardé ? Voilà ta réponse !

Je prends conscience d'une donnée essentielle : ma faiblesse me met en danger. Je dois rejeter au loin ces idées absurdes !

Malgré moi, le matin suivant me trouve bien différente des précédents. Je prends la peine de me rendre plus attirante y consacrant un temps certain. Mais lorsque je rassemble le courage nécessaire pour me placer devant le miroir, mon reflet me semble plus ridicule encore qu'à l'accoutumée. Je vais être la risée du village. Tout s'est passé comme si l'espace d'un moment, j'avais oublié qui je suis et où je vis... Il est trop tard pour revenir en arrière. Une force mystérieuse m'oblige à sortir ainsi, sans tenter de corriger ce qui ressemble à une erreur monumentale.

— Tu as l'air en forme ce matin. Ça fait plaisir de te voir porter un peu de couleur. Ça te va très bien !

Comme si elle allait oser me dire le contraire...

— Merci Juliette. Ce sont des vieux trucs. Il faut bien changer un peu de temps en temps.

Voilà, ça commence. Je vais y avoir droit toute la journée... Pourquoi j'ai fait ça ?!

Thibaut, dont la santé n'apprécie guère l'arrivée des premiers froids, est mon second flatteur :

— Tu t'es faite toute belle aujourd'hui ?

Nos échanges sont restés très limités, ne cherchant en rien à créer des liens, quels qu'ils soient.

— Merci, marmonné-je.

Je suis au supplice, convaincue que toutes ces remarques sont plus ironiques qu'admiratives. Je dois absolument éviter de rencontrer Robin ce soir. Il ne manquerait pas d'établir la relation avec notre discussion de la veille, ce qui compléterait mon humiliation.

L'après-midi se déroule lentement, alimentée par les réflexions du public qui commence à me connaître. Je ne crois pas vraiment aux compliments qu'on m'adresse, mais je suis bien obligée de l'admettre, cela me touche et me donne l'impression d'être encore un peu vivante, bien plus que dans mes récents souvenirs.

L'heure de la fermeture approche. Je cherche une solution pour m'esquiver discrètement quand la voix tant redoutée se fait entendre :

— Bonsoir Léa !

Il est en avance !

— Tu as passé une bonne soirée hier ?

— Une bonne soirée ?

— Tu avais bien quelque chose de prévu non ? Ou était-ce un moyen de te défiler ? demande Robin, tout sourire.

— Oh oui, ça a été, merci ! Et toi ? Avec ta sœur ?

J'apprécie qu'il ne me fasse aucune remarque sur mon inhabituelle apparence, espérant que cela dure jusqu'à la fin de notre conversation.

— Super ! Béa nous a rejoints avec d'autres copains. On a fini la soirée à faire des jeux de société, c'était très sympa. Tu as loupé quelque chose.

De nouveau, ce clin d'œil, sa signature j'imagine tant il en use, fait des dégâts dans mon esprit d'ermite.

— Tu connais Béa ? questionné-je pour échapper à ma confusion.

— Tout le monde la connaît ! Elle est fantastique ! Non seulement elle est belle, mais ce qu'elle fait ici est vraiment incroyable.

Je ne sais pas très bien dans quel ordre réagir à ses paroles.

— Belle ?! finis-je par dire avec plus d'irritation que je n'aurais voulu.

— Oui. Tu ne trouves pas ?

— Non, je ne trouve pas !

Des mois de silence et mon franc-parler naturel semblent se bousculer aux alentours de mes cordes vocales. J'ouvre les vannes sans plus pouvoir me retenir.

— À quel jeu joues-tu ?! Tu as oublié dans quel monde nous vivons ? La vallée des cochons, ça te dit quelque chose ? Tu t'exprimes et agis comme si tout était normal. Comme si nous appartenions à la même société ! Ce n'est pas le cas ! Les gens d'ici ne sont pas beaux ! Ils sont obèses, faibles, sans volonté ! Ce sont des réprouvés et par un terrible coup du sort, je suis parmi eux à présent ! Alors, évite-moi ton numéro de charmeur bon marché ! Tu cherches quoi à la fin ?!

Robin me regarde intensément. Son visage est devenu grave. Il reste silencieux un moment.

— Tu as l'air d'être sérieuse.

— Évidemment je le suis !

— Veux-tu savoir ce que je vois à cet instant ?

Sa voix est calme, presque douce.

— Une femme en grande souffrance, prisonnière d'idées préconçues et sectaires indignes de son intelligence.

Paralysée, je suis incapable d'exploiter ce répit. Il poursuit.

— Que connais-tu des gens qui vivent ici ? As-tu pris la peine de leur parler ? D'écouter leur histoire ?

Son ton n'a pas changé.

— Ma sœur est forte depuis sa plus tendre enfance. Nos parents l'ont soumise à tous les régimes possibles. Ils l'ont poussée à faire du sport jusqu'à épuisement. Malgré cela, elle a continué à grossir, année après année. Sa jeunesse n'a été qu'un long combat sans victoires.

Je perçois la peine dans les paroles qu'il prononce...

— C'est durant son adolescence que la médecine a commencé à nous apporter des réponses. Elle souffrirait d'un déséquilibre hormonal pour lequel la science n'a pas de solution à ce jour. Quand elle a eu dix-huit ans, elle a été arrachée à sa famille, ses amis, ses études et conduite ici. Dix-huit ans ! Tu peux imaginer une telle épreuve ? Tu crois ton histoire plus triste ? Oui, non : est-ce ce qui compte ? C'est peut-être grâce à ma sœur si aujourd'hui, je te regarde comme une femme et pas de la façon dont toi, tu les regardes.

— Je…

— Je n'ai pas fini ! m'interrompt-il. J'ai connu une autre personne, quelqu'un dans ton cas. Mince pendant de longues années, elle a psychologiquement dérapé, je ne sais pas pourquoi, et commencé à prendre des kilos, beaucoup. Elle est décédée à présent, elle s'est suicidée... À l'époque, elle a réagi exactement comme toi, méprisant les « gros », ne supportant pas de leur ressembler. C'était une amie proche de ma mère et j'ai pu voir s'enchaîner les étapes qui l'ont conduite au gouffre d'où elle n'a jamais pu s'échapper. Ne fais pas la même chose. Je n'ai pas l'intention de prétendre comprendre ce que tu ressens. Je ne peux qu'imaginer tes difficultés, surtout pour une ancienne V.I.P.

Il sait !

— Oui, je te connais. Tu restes cette personne à mes yeux, bien qu'indéniablement tu aies changé. Je veux juste te dire qu'il y a des alternatives au chemin sur lequel tu es engagée. Essaie d'y réfléchir et accroche-toi.

Sa voix est redevenue apaisante.

— Tu n'es pas obligée d'affronter tout ça seule. Il y a des gens ici comme Béa ou Émilie qui peuvent t'aider. Tu n'as qu'un pas à faire. Tu peux aussi compter sur ma franchise légendaire en cas de besoin.

L'expression de son visage reste sérieuse, mais il retrouve son ton enjôleur.

Je me sens mortifiée. La chaleur de la colère et de la honte dévore mes joues probablement écarlates. Je n'éprouve plus qu'un seul désir : fuir ! Vite. Très vite. Je me précipite dehors sans un mot. Je file aussi rapidement que ma corpulence le permet, vers mon refuge, l'unique endroit où je peux encore trouver un semblant de liberté : mon appartement.

J'entre. Mais Robin a allumé un incendie en moi. Il vient d'ouvrir une fenêtre à travers laquelle je me vois. Je pressens une grande menace. Elle m'accompagne et enfle chaque jour un peu plus. Pas un danger ordinaire, non. L'un de ceux qui mettent mon existence même en péril. C'est la première fois que je la perçois si clairement. Depuis l'expérience de la clinique, les semaines s'écoulent sans avoir de sens. Je ne suis plus vraiment en vie. Je n'attends plus rien. Je veux disparaître. Mourir ! Jusqu'où suis-je capable d'aller dans cette direction ?

Ai-je une alternative ?

Aujourd'hui, mes tourments ont croisé une lueur d'espoir née de la bouche d'un facteur. C'est peut-être cela qui débloque le verrou, oxydé par les années, dissimulé au-delà de ma mémoire. Derrière la porte entrouverte se cache une révélation, dont seuls quelques éléments me parviennent : il y a une autre réalité en moi que ce que je vois, que ce que je crois. Quelque chose naît. J'ignore ce dont il s'agit, mais cette « présence » m'apaise. C'est une idée, une volonté vitale.

Je comprends alors : je veux vivre et retrouver un jour le goût sucré et enivrant du bonheur.

Une citation de Sénèque[2], reprise par Vercors, me revient à l'esprit : « il n'est pas de vent favorable pour celui qui ne connaît pas son port ». Je n'ai plus de destination. Que suis-je à présent ? Uniquement cela : affliction, colère, méchanceté ? Je me souviens qu'on me disait plutôt gentille autrefois. Pourquoi me suis-je transformée ainsi ?

Je me suis égarée. J'ai perdu la femme que je devais devenir quelque part entre mauvais choix et rencontres néfastes. Robin a raison, il doit y avoir d'autres chemins.

J'ai croisé la route d'une personne, au début de mon mariage avec David. Une obèse qui était mère d'un très jeune enfant. Elle nous avait expliqué que, depuis sa grossesse, elle ne cessait de prendre du poids. Elle avait enchaîné sur le calvaire qu'était son existence, dans une nation qui ne voulait pas d'elle.

Cette histoire m'avait bouleversée à l'époque. J'avais sincèrement plaint mon interlocutrice ce jour-là. Je n'ai jamais repensé à elle depuis.

---

[2] Sénèque : écrivain et philosophe latin du 1er siècle apr. J.-C. (note de l'auteure)

Où se trouve-t-elle à présent ? Ici ? A-t-elle dû renoncer à son couple, à son fils ?

En rapprochant ce souvenir de ma propre expérience et celles racontées par Robin, je me demande où est la faiblesse dans tout cela. Quatre vécus, quatre souffrances, quatre sentences... Pourquoi ? Qu'ai-je cautionné durant toutes ces années par mon indifférence, mon mépris ?...

Je n'arrive plus à réfléchir. Les pensées, les sentiments, les émotions s'entrechoquent dans mon esprit, se livrant à une ronde épuisante. Rien de précis ne semble parvenir à s'extraire de ce simulacre de danse. Des instants passés, des discussions et des ressentis divers, des peines enfouies, tout se mêle. Le fin puzzle de mes certitudes se disloque et les pièces s'éparpillent en tous sens.

Les nuits, peuplées de mauvais rêves, suivent des journées durant lesquelles je me sens littéralement « paumée ». Je ne tente rien et surtout pas d'échanger. J'attends qu'une évidence émerge de cet envahissant magma.

Alors que je me retrouve de nouveau chez moi, un soir, à ruminer les éternels mêmes doutes, une idée fait progressivement son chemin. Si simple, si limpide, c'en est presque absurde. J'ai une seule chose à faire : prendre une décision. La décision de changer ! Je dois mettre fin à l'existence menée depuis mon arrivée. Cesser de tout rejeter en bloc et de m'isoler. Cesser de juger les autres sans tenter de m'interroger sur moi-même et mes valeurs. Non avec mes yeux, mais avec ma raison. Qui sont ces personnes autour de moi ? Qui suis-je ? Qu'est-ce que je veux ? Qu'est-ce que je peux ? Quel choix faire pour améliorer ma situation ?

Il ne s'agit plus de mon poids, car le mal qui m'a quasiment anéantie va bien au-delà de mes proportions. Il me faut trouver le moyen de vivre à nouveau et d'être heureuse parmi les autres. Je suis envahie par l'ivresse née du chemin qui se révèle enfin à moi. Je ne transformerai pas tout en un jour, j'en suis bien consciente, mais j'entrevois la direction à suivre.

J'ai besoin de me fixer un premier objectif. Après un instant de réflexion, ça semble clair. Je dois reprendre les choses depuis le début et cela commence par découvrir le monde qui est le mien à présent, choisi ou non. J'ai la conviction de franchir une étape cruciale sans en comprendre encore véritablement la profondeur. Oui. Dès le lendemain soir, je partirai explorer la ville. Et peut-être qu'au détour d'une rue, une nouvelle direction se dévoilera.

Léa pratiquait le ski depuis l'âge de trois ans et elle adorait cela. Elle avait débuté sur les pentes des Pyrénées à La Mongie et en gardait quelques vagues, mais précieux souvenirs. Certes, à présent sa corpulence ne lui permettait plus d'y consacrer la journée entière comme elle l'avait si souvent fait avant, mais ça restait un régal de glisser sur les pistes deux, trois heures durant dans ces paysages enchanteurs.

Ce fut donc sans la moindre hésitation qu'elle accepta la proposition de son frère, pour une sortie en famille avec ses deux jeunes nièces qu'elle adorait, à la station du Collet d'Allevard. Il faisait grand beau. Les filles et leur père skiaient bien et leur première descente s'avéra épatante. Cela faisait longtemps qu'elle n'avait pas éprouvé une telle joie. Comme toujours, la montagne exerçait son pouvoir sur elle. Elle oubliait tout : David, sa régression professionnelle, les amis si souvent « occupés », le miroir, la balance... Elle se grisait de la vitesse et du bruissement de la neige à son passage. Si elle avait perdu en endurance, sa technique restait bien présente et grâce à un superbe virage, elle vint se caler dans la file d'attente du télésiège. Elle souhaitait aller tout en haut de la montagne, toucher le ciel, avoir le sentiment d'être un oiseau prêt à s'envoler au-delà des cimes.

Leur tour d'embarquer arriva. Elle remarqua alors que la remontée mécanique était équipée d'un système d'approche inédit pour elle : la neige décrivait une pente de deux à trois mètres et se terminait sur un tapis roulant non glissant qui plaçait les skieurs au bon endroit pour s'asseoir sur la banquette qui les emmenait. Elle regarda comment s'y prenaient les autres. Ça semblait facile. Son frère expliqua aux deux demoiselles comment aborder l'obstacle. Ils seraient tous de front, les deux adultes encadrant les deux jeunes, et utiliseraient le même siège prévu précisément pour quatre.

C'était à eux. Ils s'engagèrent dans la pente et arrivèrent sur le tapis qui coupa instantanément l'élan acquis sur la neige. L'arrêt fut brutal. Ne s'y attendant pas, Léa ne l'avait pas anticipé. Ayant desserré ses chaussures, elle perdit l'équilibre et malgré des mouvements désordonnés des bras, ne put empêcher la chute dans laquelle elle entraîna sa nièce. La banquette approchait, menaçante. Son frère dans un réflexe attrapa son autre fille et se coucha au sol pour éviter le choc. Léa ne put totalement se protéger et fut frappée dans le dos.

Malgré son inquiétude pour les enfants, elle entendit clairement la voix qui cria dans la foule :

— Strike[3] !

Et l'éclat de rire général qui s'ensuivit. Elle comprit alors que tous les regards étaient tournés vers eux, vers elle. Pourtant, le calvaire commençait à peine...

Le pisteur arrêta le télésiège afin qu'ils puissent se réinstaller. Léa, à cause de son surpoids, était incapable de se relever skis au pied. Elle dut déchausser, se mettre à quatre pattes et se redresser comme elle put, en prenant appui sur ses bâtons. Les murmures et les gloussements continuaient à l'atteindre de plein fouet. Une fois debout, elle se préoccupa avant tout des filles. Elles avaient eu peur, mais elles allaient bien. Son frère également. Dès lors, elle n'eut plus qu'une obsession : quitter cet endroit au plus vite ! Fuir ces regards moqueurs et fielleux qui la brûlaient ! Un seul moyen pour cela : monter. Elle fit signe à l'homme présent qui remit les moteurs en route. Ils s'éloignèrent du lieu de son supplice.

Pas une main ne s'était tendue vers eux pour les aider...

Les lutins de la montagne qui dansaient encore quelques instants plus tôt avaient cédé la place aux démons des cœurs asséchés. La magie de la journée s'était envolée. Tandis que son frère, rouge de colère face à l'attitude de la foule, continuait de pester, de sombres nuées s'installaient dans l'âme déchirée de Léa. Elle avait tellement honte, mais elle avait eu si peur aussi. Si l'une des filles avait été blessée ?... Le chagrin infligé par les spectateurs sarcastiques et passifs se mêla à l'effroi qu'à cause d'elle, une enfant aurait pu souffrir. Ils étaient ignobles et elle ne valait rien...

Ce fut son ultime descente. Une fois en bas, elle ne remonta plus jamais sur des skis.

[3] Strike : terme de bowling utilisé lorsque toutes les quilles tombent en un seul lancer (note de l'auteure).

La pierre

Me voilà devant le bureau de poste. La nuit est tombée. La neige qui a fait son apparition depuis quelques jours donne à la ville une légère teinte bleutée dans laquelle se reflètent les lumières émanant de l'activité humaine. Comme toujours, je suis saisie par la magnificence du paysage. Se pourrait-il que cette eau cristallisée ait été créée pour cacher et embellir le monde, réfléchissant uniquement ce qui mérite de l'être ? Elle est le miracle de l'hiver. La déesse qui terrasse l'obscurité, changeant le gris et le marron en un arc-en-ciel de couleurs, scintillant au gré des astres qui parcourent les cieux. Sous son manteau, la clameur devient rumeur, laissant place à une sérénité feutrée où le brouhaha de notre agitation se transforme en murmure.

Durant quelques instants, j'admire les étoiles de glace, sensibles au plus léger souffle d'air, qui se posent lentement sur moi. J'aime ce parfum unique qui accompagne immanquablement la chute des flocons.

J'hésite à faire le premier pas. Non par peur, mais parce qu'il revêt une importance particulière. Il est le commencement de ma nouvelle existence. Vers où me conduira-t-il ? Devrais-je affronter encore des déceptions ? Et si je me trompais ?

Tu vas bouger, oui ?! T'as la tête pleine de questions, vas chercher les réponses maintenant !

Résolument, je pars dans la direction opposée à celle de mon appartement. Je marche au hasard. La superficie du village n'est pas vaste, aucun risque de me perdre. Comme je me le suis promis, je prends le temps d'observer autour de moi. Ma première réflexion est étrange. Un bourg, fait de petits immeubles rigoureusement semblables et dépourvu de véhicules, a quelque chose d'irréel. Les fleurissements de la belle saison ont disparu. Quel que soit l'endroit où mes yeux se posent, je ne distingue aucune différence, juste une copie qui se répéterait de rue en rue, une urbanisation sans imagination où seuls le carré et l'angle droit s'imposent. Un lieu dépossédé de son âme. Les architectes de cette impasse l'ont voulu ainsi. Des appartements tous pareils, une case par personne, cela est bien suffisant, des petites boîtes bien alignées, dépourvues d'originalité, stockées dans une vallée condamnée à l'oubli. Ils ont créé ce bout du monde comme si les reclus qui l'occupent n'avaient plus d'identité propre. Ils nous définissent tous de la même manière. Plus d'individualités, juste un groupe de clones où tout ce qui constitue la personnalité serait gommé au profit d'une pensée unique, collective et limitée, maintenue dans l'univers des années quatre-vingt et les médias de l'époque : téléphones fixes, télévision et journaux, pas d'informatique, car pas de réseaux. C'est comme ça que les autres nous voient.

Cette idée me percute. Nous ne sommes plus tout à fait des êtres humains à leurs yeux ! Un seul mot suffit à tous nous nommer, nous sommes les gros !

Tout en continuant mon exploration, une nouvelle spirale prend possession de mon esprit. Certaines images de films et de séries tant regardés. Des passages de livres dévorés avec avidité. Toutes ces scènes, qu'importe le média, qui utilisent les obèses à des fins diverses, mais jamais héroïques.

Ici, c'est la lycéenne qui s'empiffre et dont les protagonistes parlent en disant « tu veux finir comme elle ? ». Là, c'est l'homme qui s'affale en courant après un chien, s'empêtrant dans le tuyau d'arrosage et faisant s'esclaffer la salle. Dans un autre, c'est l'immonde garde du corps ridiculisé par l'athlétique acteur principal. Ailleurs, c'est le boursouflé aux mains grasses, le méchant lubrique, s'en prenant à la jolie fille. Et puis il y a le poids lourd, qu'on doit se traîner parce que c'est un cousin. Un boulet du début à la fin de l'histoire. Peut-être provoquera-t-il une catastrophe par sa seule maladresse. Je me souviens même d'un film familial où l'expression « gros plein de lard » était employée par le Père Noël. La cruauté n'attend guère le nombre des années pour forger nos esprits.

Les gros sont les vecteurs du rire, du mal ou de l'erreur dans nombre de scènes et d'ouvrages. Tantôt objets de moqueries, tantôt faire-valoir, tantôt ordures de service, ils n'ont jamais le bon rôle sauf à de rares exceptions. S'il peut leur arriver, par un étrange coup du sort, d'être le gentil gros, l'intellectuel dont la maîtrise des sciences ou de l'histoire s'avérera essentielle, l'héroïne ne finira pas dans ses bras.

Ce n'est pas un hasard si le regard des autres se montre aussi hostile, quand on porte attention à l'utilisation de notre image dans les loisirs… Je réalise progressivement combien est profond le gouffre qui sépare les obèses des gens « normaux ». Il ne s'agit pas seulement d'une question d'apparence, cela va bien au-delà. Dans nos esprits formatés, le surpoids nourrit des idées négatives qui dépassent les contours des concernés.

Les personnes grosses ne sont pas uniquement laides, elles sont mauvaises.

En nous considérant ainsi, les autres nous dépossèdent de notre confiance, de notre estime pour nous-mêmes. Et brisés, vaincus, nous perdons le reste dans le miroir de leurs regards.

Les individus minces se sentent-ils menacés par le surplus de kilos ? Est-ce cette crainte qui se cache derrière toute cette haine ?

Bon... Ça fait beaucoup pour une première sortie.

Je décide de m'en tenir là pour ce soir. Enfoui dans mes pensées, je n'ai plus guère pris le temps d'observer autour de moi. Ce premier choc passé, je pourrai continuer ma route demain et les autres jours. Mais il me semble d'ores et déjà certain que mes découvertes ne vont pas se limiter à un simple repérage géographique. C'est comme si ma vision de la société était sur le point de changer.

Je me souviens de l'interpellation de Béa. *Nous*. Ce *nous* tant rejeté, que j'emploie de plus en plus naturellement. Que signifie-t-il à présent pour moi ? Il m'arrive d'avoir encore des réflexes de dégoût. Un besoin de dévisager les gens en me disant « Je ne ressemble quand même pas à ça ? ». Mais fréquemment, ce premier instant passé, je m'oblige à réfléchir sur l'histoire de cette personne. Viendra-t-il un moment où je serai capable de voir le sourire qui m'est adressé ? Le regard bienveillant de l'autre ? Et faire abstraction du reste ? Non. Pas abstraction. Ce n'est pas le bon chemin. Nier l'un des aspects d'un individu c'est le nier tout entier. Je dois apprendre, ne pas le réduire à ce qui me fait peur. Malgré notre obsession de vouloir classer les gens dans des catégories minimalistes — gros, noirs, chômeurs, vieux, geeks, homosexuels, blonds —, chaque être est unique, constitué d'un large éventail d'épithètes qui le qualifient. C'est cette originalité qu'il me faut chercher et apprécier.

Et concernant mes concitoyens ici présents ? Vais-je parvenir à rentrer dans leur *nous* ? Suis-je prête pour cela ?

J'installe ainsi mon existence dans un nouveau rythme. Le jour, je travaille et le soir je vais me promener et glaner des informations sur la vie du village.

À la poste, je commence à bien appréhender mes différentes missions. Moi qui pensais, avec mon habituelle arrogance, pouvoir faire le tour du métier en quelques heures ! Les tâches sont en fait multiples et certaines procédures complexes. Tout cela requiert un véritable savoir-faire qui nécessite du temps, de l'expérience et un bon mentor. Nous ne sommes pas trop de deux, Juliette et moi, pour respecter les délais et faire en sorte de satisfaire la clientèle.

Robin est en vacances pour deux semaines. Bien que nous n'ayons plus eu d'échanges importants, je l'ai appris avec un petit pincement au cœur… Il est remplacé par un collègue à l'apparence taciturne. Un homme silencieux, avec un aspect sombre qu'accentuent ses cheveux et sa barbe noirs et fournis. Son regard, peu engageant, se cache sous d'épais sourcils broussailleux. Il ne semble guère apprécier la corvée. J'en fais les frais lors d'une tentative de contact :

— Bonjour, moi c'est Léa.

— … Lut.

— Heu… et toi ? C'est comment ?

— Clément.

— D'accord… Quelles sont les nouvelles de la vallée ?

— Lis le journal !

— OK ! Eh bien, je te laisse à ton travail.

— Bonne idée !

Les ours c'est dans les Pyrénées, mon vieux, pas dans les Alpes !... Et ils sont sûrement plus sympas que toi !

— Tu sais que tu portes très mal ton prénom ?

— Mais de quoi tu te mêles ? Ça me dégoûte de venir dans cette vallée et de vous voir ! Mets-toi ça dans le crâne et fous-moi la paix ! J'ai rien à te dire OK ?

— Je…

Après un instant de mutisme, je finis par éclater de rire. Le laissant, à son tour, sans voix.

— Vu d'ici... t'imagines pas comme t'as l'air ridicule... On dirait un... un mec... terrifié par un zombie... le soir d'Halloween... C'est du même niveau... incapable de voir… au-delà du déguisement...

Victime d'un fou rire, j'ai du mal à aligner deux phrases. Mon interlocuteur, définitivement énervé, préfère s'enfuir l'air mauvais, ce qui ne fait qu'accentuer mon hilarité et m'incite à imiter grossièrement un comportement effrayant.

Mais la réalité est différente. Je me sens blessée et honteuse. Ce bref épisode trouve écho dans tant d'exemples du même genre. Aspirée par mes jeunes convictions, j'ai oublié l'acidité de ces regards, ce dégoût qui transpire des *autres*. J'ai fait quelques progrès, cependant à quoi serviront-ils dans ce monde rempli de Clément ? En me moquant de lui, j'ai aggravé l'image altérée qu'il a de notre condition. Je n'ai pas trouvé les mots pour créer une passerelle entre nous et dépasser son hostilité. Sommes-nous emmurés dans un clivage sans fin ? Existe-t-il quelqu'un pour faire le premier pas ?

J'ai plus de chance avec Thibault, le facteur du village. Je l'ai pourtant longtemps ignoré, mais il ne m'en garde pas rancune. Ainsi, au cours de l'une de nos conversations, j'apprends qu'il est atteint d'une maladie invalidante dont les effets et le traitement l'ont mis en surpoids. Voilà pourquoi il bénéficie d'horaires aménagés.

Tiens, la reine des jugements hâtifs, prends donc ça !

J'aime nos discussions. Elles sont simples, pas de grands questionnements ni d'emportements contre l'univers entier. Nous parlons du programme de la télévision — je la regarde de moins en moins, m'éloignant chaque jour un peu plus du « monde d'en bas » — de la météo au sujet de laquelle il apprécie mon expertise et m'interroge souvent. Je me suis présentée en scientifique et non comme la célèbre journaliste d'avant. Ces échanges me font du bien. Il n'y a pas d'enjeux, juste quelques discussions entre deux individus qui se respectent.

Quant à Juliette, toute froideur a désormais disparu de mon comportement, toutefois nous restons sur le terrain professionnel. Je pense qu'elle m'en veut de mon attitude passée. Comment le lui reprocher ?

Le bureau de poste devient progressivement mon laboratoire personnel où je réexpérimente les principes de la relation à autrui. Mes nombreux mois d'enfermement et de retrait ne m'ont pas laissée indemne. J'ai la sensation de ne plus savoir mener une discussion normale, les ressorts de l'échange me semblent cassés et dans ce microcosme, après avoir fait abstraction de Clément, je me sens à l'abri. Je peux progresser sans affronter de dangers, avant de me confronter au reste du village où j'ai mis à mal ma réputation.

Je m'aperçois alors des changements apparus en moi. Ma manière de communiquer a évolué. J'y perçois davantage de prévenance et d'empathie. Avant, en bas, je discutais avec les personnes qui me plaisaient ou pouvaient m'apporter une chose dont j'avais besoin. Rien n'était gratuit. Je réalise, à présent, la pauvreté de mes choix. J'espérais de l'amitié de la part d'êtres humains pour qui je n'en avais pas. Je n'avais construit aucun lien qui serait enraciné dans le terreau de la confiance et du respect. Voilà pourquoi je me suis retrouvée seule à l'heure du départ. Ici, les gens ont souffert. Ils ont été rejetés. Et je devine que c'est en partageant notre malheur commun que nous parviendrons à ouvrir les portes d'une sympathie mutuelle.

Cela fait à présent près d'une dizaine de jours que j'ai entrepris mon exploration de l'agglomération. J'en ai une vision plus claire. Comme je l'avais ressenti lors de ma première véritable sortie, l'organisation du bourg est déprimante. Une trentaine de bâtiments au revêtement érodé par les éléments, tous identiques au mien, se succèdent dans des rues parfaitement parallèles ou perpendiculaires, à l'exception d'une place rectangulaire au centre du village. Béton et asphalte. Je suis bien loin de mon paradis montagnard. Seuls les toits pentus et la clinique dénotent. Au sud se trouve la grille d'entrée, tandis qu'à l'ouest se déverse un torrent assez large, alimenté par la fonte des neiges. Il coule à travers un champ de galets et de branches arrachées. Le contraste entre l'agglomération et l'environnement est choquant. Sans les montagnes, notre bourg ferait figure de banlieue sans âme, une cité dortoir. Mais la présence de ces cimes, dont j'estime les plus hautes, grâce à la zone de combat[4], entre deux mille et deux mille cinq cents mètres, discorde. L'ensemble ne convient pas à l'image que l'on se fait d'un village de moyenne altitude, constitué de maisons à étages, serrées les unes contre les autres, livrant passage à des ruelles étroites et tortueuses où dominent la pierre et le bois.

Cela renforce mon sentiment que, même ici, dans notre isolement, nous ne sommes pas à notre place.

Malgré tout, le lieu n'est pas qu'hostile. L'absence de circulation laisse les bruits de la nature nous atteindre. Le chant des oiseaux triomphe, parmi lesquels : le cri des chocards à bec jaune, le croassement des grands corbeaux ou le ululement nocturne de la chouette hulotte. Ils sont rejoints par le mugissement des cours d'eau où les pierres s'entrechoquent les jours de fort débit. Les marmottes et leurs alertes aigües ainsi que les vaches et le tintement métallique lointain de leurs clarines ne sont pas en reste. Tout ce tapage vibrant de vie s'accompagne du parfum si particulier des alpages : odeurs de sève, de terre, d'élevage, de fleurs dont les essences suivent l'évolution des

[4] Située à une altitude d'environ 1700 à 2000 mètres dans les Alpes, il s'agit de la zone où la forêt laisse progressivement place à la haute montagne. (Note de l'auteure)

saisons. L'air, toujours en mouvement, porte ces effluves. Ses caresses sur mon visage se révèlent douces ou fraîches, apaisantes ou piquantes selon le temps.

De manière plus pragmatique, j'ai aussi fait certaines découvertes intéressantes : des magasins où je prends l'habitude de faire mes courses. L'occasion également de mettre en pratique mes progrès en communication. Cela s'avère difficile, car, à mes propres doutes, s'ajoute une légère hostilité de la part des villageois. Mes emportements odieux lors de mon arrivée sont encore clairement inscrits dans ma mémoire et dans la leur… Béa avait raison. Il y a des routes que l'on emprunte seul et c'est à moi qu'il incombe de réparer les dégâts. J'essaie de ne pas trop en faire, je me montre courtoise et m'imagine dans la peau du Petit Prince de Saint-Exupéry. Ils sont tous des renards que je dois apprivoiser. Surmontant mes propres appréhension et aversion, je m'efforce de laisser le temps et les opportunités faire leur chemin. Certains répondent très vite à mes attentes, heureux de tourner une vilaine page, d'autres demandent de la patience dans cet univers où tout choix se traduit en coût.

Durant mes déambulations, je repère également un certain nombre de services, notamment médicaux, dont il me sera utile de connaître l'existence et la localisation. Je me demande si les praticiens appartiennent à notre communauté. En dehors de Robin, Clément et le personnel de la fausse clinique, je n'ai aperçu aucun individu mince, à l'exception d'une silhouette masculine lointaine. De qui peut-il bien s'agir ? Et y en a-t-il d'autres ?

J'ai également pu constater l'existence de nombreux groupes aux activités très diverses, allant de l'artisanat au yoga en passant par les ateliers de cuisine ou l'organisation de soirées festives. Tous installés au rez-de-chaussée des immeubles, ils alternent avec des bureaux et des commerces en tout genre. L'ensemble contribue à créer une certaine animation. Ces trouvailles ont quelque chose de rassurant. Après le choc de ma première sortie et le sentiment envahissant de ne plus avoir d'identité propre, je vois dans tout cela une éclatante réponse. Nous sommes bien vivants et nos aspirations tout comme nos personnalités sont des plus variées.

C'est sans compter avec la surprise dénichée au coin d'une rue. Au premier abord, il s'agit d'une boutique de vêtements féminins. Mais l'élégance et l'originalité des tenues présentées par des mannequins aux formes pourtant très généreuses me frappent tout de suite. Intriguée, je m'approche de la porte, fermée à cette heure un peu tardive. Puis je vois le panneau qui s'y trouve accroché :

« Rendez-vous mardi prochain à dix-huit heures pour notre atelier *Apprendre à s'aimer comme on est*. Nous discuterons plus particulièrement des accessoires. À bientôt ! Sasha Beauregard. »

Sasha Beauregard ! Impossible, c'est une usurpation ! L'un des plus grands mannequins de mode de la décennie précédente et le seul natif de notre région ! Une classe incroyable ! Comment quelqu'un ose-t-il signer de son nom ?!

— Tu es surprise on dirait ?

— Béa ! Tu m'as fait une de ces peurs ! Tu es folle de surgir comme ça de nulle part !

— Je suis désolée.

Son rire dément ses propos.

— Mais tu as fait un bond vraiment comique. Et cette façon de taper du pied !

Elle s'esclaffe toujours. J'ai envie de râler, mais son enjouement devient contagieux.

— Oui, ça amusait beaucoup mon frère aussi quand on était plus jeune. Dis donc, tu as le chic pour apparaître aux moments clés depuis que je suis ici ?

— Simple coïncidence. J'étais sur le trottoir d'en face quand je t'ai vue approcher de la boutique. Tu as probablement besoin d'explications ?

Mon indignation me rend vite mon sérieux.

— Tu as raison. C'est quoi ce délire ? Comment peut-on oser se faire passer pour Sasha ?

— Personne n'ose.

— Comment ça ?

— Il s'agit bien d'elle.

— C'est impossible… Elle vient de la vallée pour travailler ici ?!

— Non, Léa, elle est des nôtres.

Je comprends alors l'expression « sentir la terre se dérober sous ses pieds ».

— … Je ne te crois pas…

— Pourquoi ? Tu penses que l'obésité est sélective ?

— Mais avec l'existence qu'elle menait… Son hygiène de vie…

— Personne n'est à l'abri, Léa.

— Oh mon Dieu !

Un kaléidoscope de robes et de défilés me traverse l'esprit.
— Qu'est-ce qui a pu lui arriver ?!
— Peut-être te le racontera-t-elle un jour.
— Je ne sais pas si je supporterai de la voir comme ça.
— C'est dommage, ses séances sont chouettes, tu rates quelque chose !
— Ça me rappellerait trop…
— Quoi donc ?
— Non, rien…
— Viens la rencontrer une fois, tu seras surprise.
— Pas pour l'instant…
— À toi de juger.
Elle marque une pause me laissant le temps de digérer l'incroyable nouvelle… Impossible de nier ma peine…
— Pour changer de sujet, d'après Juliette tu t'en sors bien à la poste.
— Oui, c'est très intéressant finalement, j'apprends beaucoup.

Quoi, Robin ? Il n'a rien à y voir !

— J'en suis bien contente. Je peux te l'avouer maintenant, j'étais plutôt inquiète quand je t'ai fait cette proposition.
— Tu as eu peur que mon adorable caractère ne trouve pas le moyen de s'adapter ?
J'adopte un air faussement blessé avant d'ajouter :
— Je veux bien te croire. Je ne t'ai pas vraiment fait de cadeaux ni à toi ni à personne d'ailleurs…
— Bah, j'ai vu pire ! Plus sérieusement, sois compatissante avec toi-même, tu as beaucoup souffert.
— Les autres également.
— C'est vrai. Mais dis donc, qui es-tu toi et qu'as-tu fait de « Léa la grincheuse » ?

Et toc ! J'ai eu droit à mon surnom moi aussi ! Décidément, je vais devoir admettre ma ressemblance avec les villageois.

— Oh, ne t'inquiète pas, elle n'est jamais très loin « Béa la souriante » !
Nous rions toutes les deux.
— Je dois me dépêcher, on m'attend pour le dîner.

Tu as de la chance, Béa, moi aussi j'aimerais être attendue...

— Pas de soucis. Les occasions ne vont pas manquer où tu vas devoir surgir comme un diable de sa boîte pour m'expliquer la vie !

— Compte sur moi !

Je la regarde s'éloigner... Une sensation de solitude me submerge, insupportable.

— Béa !

— Oui ?

— Tu serais partante pour qu'on aille boire un verre ensemble un de ces soirs ? J'ai repéré un bistrot durant mes pérégrinations.

— Tu es bien sûre que c'est toi Léa ?

Un rire léger accompagne ses paroles.

— Avec plaisir ! Appelle-moi et l'on fixera ça.

Béa la souriante. Malgré toutes mes méchancetés à son égard, elle ne m'a jamais tourné le dos. Est-ce la force de l'habitude ? Ou bien dispose-t-elle d'un puits sans fond d'empathie ? Et qu'a-t-elle sous-entendu en parlant de compassion ? De la compassion envers moi-même ? Mais j'en ai plein ! De quoi devrais-je m'en vouloir ? De ne pas avoir été très cool avec les gens d'ici ?

— Salut poupée !

Pour la deuxième fois, je sursaute de frayeur. Plongée dans mes réflexions, je n'ai pas vu arriver les trois hommes qui me font face.

— Heu... Bonsoir. Excusez-moi.

Je tente de me glisser entre eux pour continuer mon chemin, mais l'un d'eux m'attrape par le bras.

— T'en vas pas comme ça. T'es plutôt mignonne, tu sais.

Une onde de peur me parcourt.

— Qu'est-ce que vous voulez ?...

— Ben, la soirée commence tout juste. Ça te dirait de venir t'amuser un peu avec nous ?

Je comprends qu'ils sont ivres. L'adrénaline arrive à flot dans mes veines. La panique me gagne, de celle qui paralyse quand il faudrait fuir. Je ne veux pas vivre ce moment. Je ne serai pas, à nouveau, une proie abandonnée à son seul instinct. Pourtant le danger est là, je le sens !

— Pas ce soir, les gars. C'est sympa. Une autre fois peut-être ?

Qu'est-ce que je raconte ?!

— Oh, c'est gentil ça. Hein ? C'est vrai Paulo qu'elle est gentille, hein ?

— Ouais, mais c'est maintenant qu'on veut s'marrer, pas une aut'fois.

— T'as raison Paulo, c'est maintenant. Allez, viens là, mignonne. Tu vas voir on est des bons gars.

— Lâchez-moi !

— Ben non, ce serait pas cool, on va…

D'un mouvement brusque qui surprend mon geôlier, je parviens à me dégager. Une main s'élance qui m'arrache quelques cheveux, mais je ne ressens pas la douleur. Je cours-marche aussi vite que possible. Ils ne semblent pas décidés à me laisser partir si facilement. Ils me suivent et l'un d'eux au moins est plus rapide. Je force l'allure. Je dois trouver de l'aide au plus vite. Je n'irai pas très loin à ce rythme.

— Reviens, puisque j'te dis qu'on est gentils ! Allez, j'suis sûr, t'en crèves d'envie. Ça doit faire un bail que t'as pas pris ton pied avec un mec ! J'suis sûr qu'au fond t'es une vraie p'tite salope !

Une lumière devant moi. Une porte. Elle s'ouvre. J'entre comme une furie et referme violemment l'accès de mon providentiel refuge. Je halète. J'ai du mal à apaiser mon souffle. J'entends les trois hommes marmonner dehors. Je ne comprends pas le sens de leurs paroles. Ils ne paraissent pas décidés à forcer les lieux. Je sens le sang battre à mes tempes. Je n'arrive pas à dominer ma peur.

— Ça va ? Vous avez besoin d'aide ?

Je me souviens d'avoir vaguement assimilé la vision de deux ombres en rentrant. Je me rends à présent compte qu'il y a des personnes dans ce qui ressemble à un magasin de pierres plutôt défraîchi et poussiéreux. Un couple. C'est l'homme qui s'adresse à moi.

— Excusez-moi, je suis désolée d'être entrée comme ça… J'étais poursuivie…

— Poursuivie ?

— Oui, trois hommes.

— Vous les connaissez ?

— Non, pas du tout. Je ne suis même pas sûre de pouvoir les reconnaître… Je suis bien contente d'avoir trouvé votre porte ouverte.

— Venez vous asseoir, le temps de récupérer un peu. Je vous apporte un verre d'eau.

— Merci…

Pendant ce temps, la femme va jeter un œil à l'extérieur.

— Ils sont encore là, au milieu de la rue. Ils ont l'air de se disputer. Je n'arrive pas à voir leur visage, mais au vu de leur agitation, je dirais qu'ils ont bu un coup de trop.

— Si vous aviez senti leur haleine, vous n'auriez aucun doute.

— Ils vous ont fait du mal ?

Je regarde mon poignet rouge.

— L'un d'eux m'a attrapée, mais j'ai réussi à me libérer… J'ai juste… J'ai eu très peur…

J'ai l'impression d'avoir brûlé toute l'énergie dont mon corps disposait, durant ces quelques minutes terrifiantes. Je suis exténuée. La tête me tourne quelque peu. Une nouvelle fois, je me sens prisonnière d'un cauchemar gluant, où les « si » se bousculent. Des visions horribles d'événements possibles m'envahissent.

— Ça va aller maintenant, vous êtes en sécurité ici.

— Je peux rester un moment ?

— Mais oui ! Hors de question de vous laisser sortir tant qu'ils sont là et puis nous allons vous raccompagner.

L'homme revient de l'arrière-boutique. Il me semble assez distant, mais suis-je en état de juger quoi que ce soit ?

— J'ai appelé Christophe. Il arrive.

— Excellente idée ! intervient la femme.

— Qui est-ce ?

— Quelqu'un dont ces trois-là feraient mieux de se méfier, précise mon hôte.

Il va s'installer près de la porte d'entrée. De l'extérieur continuent à nous parvenir quelques brailleries. Les minutes passent, poisseuses d'angoisse.

— Il fait trop sombre pour les distinguer... Ils ont l'air de bouger. Oui, ils s'en vont.

Les paroles de mon gardien improvisé me rassurent à peine. Cette brutale rencontre va compromettre tous mes projets. Comment flâner dehors si je n'y suis pas en sécurité ? Tout ce que je tente paraît voué à l'échec. La sérénité qui semble régner dans ce village n'est qu'une illusion, une de plus. La solitude m'enchaîne chaque jour davantage. Vers qui vais-je pouvoir me tourner ? À qui faire confiance ? Je me sens prise au piège d'une interminable nuit. Bon sang, il faut faire quoi dans ce monde pour qu'on vous accorde le droit de vivre en paix ?!

Tout est vain ! Il n'y a rien à trouver, ni ici ni là-bas. Le bonheur a abandonné cette Terre. Tous les chemins mènent à… rien. Une boule sur laquelle on s'agite empli de rêves et de certitudes. Mais le jeu céleste consiste à nous en dépouiller bribe par bribe jusqu'à la résignation, le fatalisme, la désespérance…

La porte s'ouvre, provoquant chez moi un mouvement de panique. C'est eux ! Mais la sobriété évidente des deux nouveaux arrivants m'amène à croire qu'il s'agit probablement du fameux Christophe.

Ils embrassent la femme — Hélène — et serrent la main de l'homme avant de se tourner vers moi. Le regard bleu acier du premier s'est plongé dans mes yeux, scrutateur, incisif. Je pourrais me sentir mal à l'aise, mais, à l'inverse, un certain soulagement s'empare de moi. Il y a dans son attitude à la fois de la bienveillance et de la force. Quelque chose de rassurant. La main tendue, un léger sourire sur les lèvres, il avance vers moi.

— Bonsoir, je m'appelle Christophe. Vous c'est Léa, je me trompe ?

Je saisis sa main.

— Heu… Non, c'est bien ça. Je ne me savais pas si populaire.

— Populaire n'est pas forcément le terme qui convient. Votre arrivée dans le village n'est pas passée inaperçue.

— Je vois…

— Et puis tout le monde se connaît. Vous deviez être la seule personne que je n'avais pas encore rencontrée. C'était plutôt facile.

— Bien sûr…

— Lui, le grand mec caché sous la casquette, c'est Vincent. Pas très bavard, mais chic type.

— Oh ça va ! Je te ferai signe quand j'aurai besoin que tu fasses ma promotion ! réplique le concerné.

Christophe reprend son sérieux.

— On va jeter un œil dehors histoire de vérifier si vos trois agresseurs sont encore dans le coin. Vous vous souvenez d'un détail qui nous permettrait de les reconnaître ?

— Ils étaient ivres et obè… pardon… Ma réputation est méritée, dirait-on… Des vêtements sombres… dans la nuit, je n'ai pas vu grand-chose…

— Ils sont sûrement plus bêtes que méchants, ajoute la dénommée Hélène.

— Et la bêtise serait une excuse ?! intervient Christophe sur le ton de la colère, ça justifie la peur faite à Léa ? Il se serait passé quoi si la porte de Laurent avait été fermée ? Pourquoi seul le pire serait-il traumatisant ? Elle va pouvoir tourner la page comme ça à ton avis ?

Peu importent les circonstances, il est hors de question de se montrer laxiste face à des actes aussi malfaisants !

Sur ces mots, il ressort suivi de celui qu'il appelle Vincent. Le silence reprend possession de la boutique.

Je n'ai aucune envie de faire la conversation. Mes pensées sont comme absentes… Je donnerais tout pour rentrer chez moi, m'enfermer à double tour… Mais j'y serais également seule et cela ne m'a jamais autant effrayée qu'en cet instant. J'ai le sentiment qu'un gouffre s'ouvre devant moi. Un lieu d'obscurité où je tourne en rond. J'ai beau désirer avancer, je reviens toujours au point de départ. Je voulais tant y arriver. Comment continuer ? C'est trop difficile… Je me sens si seule… Et voilà qu'à présent la peur s'ajoute à l'infâme cocktail qui compose mon existence.

— Nous n'avons trouvé personne. Tout est calme dehors. Mais j'ai averti les autres pour qu'ils soient vigilants. J'ai une petite idée de qui il pourrait s'agir. Il y a malheureusement quelques salopards dans leur genre dans le village.

Je n'ai pas entendu Christophe arriver et ses paroles provoquent en moi un nouvel accès de frayeur.

— Ne vous inquiétez pas, Léa, on ne va pas vous laisser.

Sa voix est douce et réconfortante. Malgré tout, je ne peux empêcher mon corps de trembler.

— Voulez-vous rentrer chez vous ou préférez-vous vous rendre chez l'une de vos amies ?

Comment lui avouer ? Je n'ai guère de relations dans le village. Il n'y a personne dont je connaisse l'adresse et dont je sois assez proche pour débarquer à cette heure. De fait, il doit le savoir. Il tient simplement à se montrer aimable.

— Chez moi, ça ira. Merci beaucoup.

— Pas de soucis. Dites-moi quand vous serez prête.

— Allons-y. J'ai suffisamment ennuyé tout le monde…

— Vous n'êtes pas responsable. Ces trois minables le sont. Heureusement qu'il y a encore de la solidarité entre nous, sinon nous n'aurions vraiment plus rien.

Je me dirige vers Hélène.

— Merci pour tout ce que vous avez fait, vous et votre mari.

Elle éclate de rire.

— Mon mari ? Sûrement pas ! La boutique est à Laurent. J'étais juste de passage.

— Oh ! Toutes mes excuses. Je n'arrive plus vraiment à réfléchir…

Je m'adresse ensuite à Laurent.

— Merci de votre soutien.

— Désolé pour vous, Léa. Sale époque.

Je le trouve toujours aussi distant, mais pourtant pas hostile. Un étrange mélange.

Je me retrouve dans la rue accompagnée de Christophe et Vincent. Malgré leur présence, je ne peux m'empêcher de frissonner. Tous deux discutent tranquillement, mais je ne parviens pas à me concentrer sur leurs paroles. Je me sens sur le qui-vive et n'arrive pas à relâcher ma vigilance. Ils me conduisent sans hésitation jusqu'à la porte de mon immeuble. J'en éprouve un léger agacement. Je ne sais rien de personne. Ma vie, par contre, semble connue de tous les habitants de la vallée.

— Vas-y Vincent, je vais rester un moment avec Léa.

En montant l'escalier, je réalise que personne n'est entré chez moi depuis le jour de mon arrivée. Mon logement n'est pas en état d'accueillir un visiteur, entre le linge et la vaisselle qui traînent, les cartons partiellement ouverts. Je suis assaillie par un double sentiment : la honte d'inviter quelqu'un dans cette pagaille et la peur de me retrouver seule. Je me sens perdue, consciente qu'il y a probablement dans tout cela des questions inutiles et des réponses simples, mais aucune ne me vient à l'esprit.

— Je suis désolée, je n'avais pas prévu de recevoir du monde.

— Je vois ça. On dirait que vous êtes arrivée hier. Un coup de main pour mettre un peu d'ordre ?

— Pour l'instant, j'ai surtout besoin d'un verre. Vous en voulez un ?

— Vous êtes sûre d'avoir deux verres propres ?

Un large sourire accompagne ses paroles. Mais la pression accumulée s'échappe hargneusement de ma bouche.

— Un exemple d'humour local, je suppose ?

Cette fois, il rit franchement.

— Béa m'avait bien dit que vous ne manquiez pas de caractère.

— Bon sang ! Pourquoi je ne peux pas avoir une conversation avec quelqu'un sans entendre parler de Béa ?!

— Probablement parce que c'est l'âme de ce village. Elle est ici depuis longtemps et elle a aidé nombre d'entre nous.

Une pointe de jalousie m'aiguillonne. Je voudrais tant avoir son charisme, sa sérénité, ses amis... Je pensais avoir choisi la bonne direction pour atteindre ce but. Jusqu'à ce soir…

— Et vous ? Vous êtes là depuis quand ?

— Quelques années. Je suis un habitué des séjours au quartier carcéral.

Je me fige sur place. À qui ai-je à faire ? Un délinquant ? Je l'ai laissé rentrer sans même réfléchir ! Quelle imbécile ! Je lui tourne le dos pour lui cacher mon visage dont l'expression doit être sans équivoque. Ai-je échappé à un danger pour me précipiter dans un autre ? J'essaie de rester calme tout en cherchant un moyen de le faire sortir de chez moi.

— Hum… Je peux vous demander pour quelle raison vous y étiez ?

— Sans problème. Si Béa se bat quotidiennement pour améliorer nos conditions d'existence, moi je suis de ceux qui veulent quitter cette vallée. J'ai organisé plusieurs manifestations et je me suis enfui à deux reprises. Mais, à part me faire enfermer, je n'ai rien obtenu.

Il fait une pause avant d'ajouter :

— Avouez que vous vous êtes demandé si je n'étais pas un horrible vaurien ?

Il sourit malicieusement tandis que je rougis de confusion. Toujours cette épouvantable manie de juger sans savoir ! Ne suis-je donc plus capable de faire confiance ou de croire en personne ?

— Je pense avoir des circonstances atténuantes au regard de cette soirée. Et puis mes yeux sont-ils si transparents ?

— Transparents et très jolis, je dois dire.

Décidément, cet homme ne cesse de me décontenancer. Je vais de surprise en surprise. Mais au fur et à mesure de notre échange, je me détends et le spectre laissé par trois visions avinées s'éloigne progressivement.

— Merci… Il y a bien longtemps qu'on ne m'a pas fait de compliments…

— Voilà qui est difficile à croire.

Je dois mettre fin à cette discussion tout de suite ! Je suis gênée et mon esprit n'a plus les moyens de gérer toutes les informations et les émotions du jour. Je me dissimule derrière un petit rire.

— Le vin aidant, je commence à me sentir très fatiguée. Je vais prendre une douche et dormir. Merci encore pour votre assistance si précieuse.

— Je comprends. Voilà ce que je vous propose. Je vais rester quelque temps devant votre immeuble. Ça vous rassurera et évitera de mauvaises surprises. Et demain soir, je viendrai vous chercher au travail pour vous raccompagner. Ça risque d'être un moment difficile de remettre le nez dehors une fois la nuit tombée. Mais vous cachez une grande force, j'en suis certain. Vous allez vite surmonter tout ça.

— Je ne voudrais pas vous déranger, vous avez déjà fait beaucoup.

— Ce n'est pas un problème, croyez-moi.

Son regard a une intensité troublante.

— Je me sentirai plus en sécurité si vous restez là, c'est sûr. Merci. Vraiment.

— Oh ! Ce serait presque un compliment ça ?

— Vous êtes toujours aussi insupportable ?

— Je vous donnerai l'occasion de répondre vous-même à cette question.

Je ne peux m'empêcher de sourire.

— Merci encore, Christophe.

— De rien, Léa. Je suis désolé de ce qui vous arrive. Tâchez de vous reposer.

La porte à peine refermée, je me sens oppressée. L'odeur alcoolisée, le contact d'une main moite, la peur palpable restent collés à moi. Je me précipite à la fenêtre. La silhouette de Christophe se dessine sur le mur d'en face, bienveillante. Mais le profond sentiment d'insécurité qui se trouve tapi au fond de moi s'est éveillé. Serviteur zélé qui m'a accompagnée durant de longues périodes de ma vie, il n'hésite pas à me cerner de nouveau.

Bien des ressentis m'ont envahie depuis mon arrivée, mais celui-là n'en faisait pas partie. L'image de l'obésité ne me renvoyait rien d'hostile : « le gentil gros ». Et voilà que je venais de perdre cela aussi.

Je dois quitter cette vallée !

Dans mon monde, je sais me défendre, mais ici, je suis vulnérable. Je ne parviendrai pas à m'adapter à cette existence, à ces gens. Je dois trouver le moyen de partir ! Il n'en reste qu'un. Je ne peux pas imaginer de m'enfuir et n'avoir comme seule perspective qu'une vie de paria sans attaches… Je dois absolument maigrir. Fouillant dans mes souvenirs, je revois vaguement la pancarte d'un groupe du village dont c'est l'objectif. J'essaie de me concentrer afin de retrouver l'endroit. Je peux m'y présenter samedi après-midi. Ainsi il fera jour et les ombres de la nuit ne pourront m'atteindre.

Christophe est au rendez-vous le lendemain soir. J'ai le temps de le détailler. Des cheveux bruns, courts et légèrement dégarnis, dégagent un large front et mettent en valeur ses yeux clairs au regard malicieux. Un nez bien droit, une bouche joliment dessinée, à quoi ressemblerait-il s'il était mince ? Plus grand que moi, il semble de mon âge.

Mais je ne m'attarde pas. Je n'ai pas bien dormi. Mon vieux cauchemar, compagnon des jours sombres, ne l'a pas autorisé.

— Ça ne va pas, Léa ? Vous avez encore l'air bouleversée.

— Je mentirais si je disais le contraire… A-t-on des nouvelles de ces trois…

— Ordures ? Ils ont été entendus par d'autres hier soir, mais rien n'a permis de les identifier avec certitude.

— Bon sang ! Je me croyais au moins à l'abri de ce genre de chose ici !

— Je comprends. C'est difficile. Mais si le surpoids frappait seulement des gens bien, ça se saurait. Ne perdez jamais de vue le quartier carcéral, il est loin d'être inoccupé. Concernant notre partie du village, la plupart des habitants sont plutôt braves, mais on trouve dans notre vallée le même panel que dans toute communauté humaine. Il y a des personnes intelligentes et des crétins, des altruistes et des égoïstes, des gentils et des méchants, des instruits et des illettrés, des beaux et des moins beaux, des…

— Vous y croyez vraiment ?

— À nos différences ?

— Non. Concernant la beauté.

— Pas vous ?

— Ça m'est difficile…

— Vous n'avez qu'à me regarder !

— Pas possible ! Mais de quoi êtes-vous fait ?

— D'optimisme pur, d'une bonne dose d'autodérision et d'une grande rasade de rejet de l'injustice !

Je ris de bon cœur.

— Effectivement, ça ne vous va pas mal comme définition.

— Et vous ? Comment vous définiriez-vous ?

— Question intéressante… Comme une idiote n'ayant pas compris la chance qu'elle avait et n'a pas su la garder…

— Je ne suis pas d'accord.

— Ah bon ! Et qu'est-ce qui vous permet de croire que vous me connaissez ?

— Je vous vois, Léa.

Une décharge me parcourt. Cet homme a le chic pour me déstabiliser.

— Un peu facile comme réponse, non ? On dirait une réplique de cinéma. Vous devriez tenter de développer.

— Léa. La vie nous confronte parfois à des expériences affreuses dont on ne comprend pas le sens parce qu'il n'y en a pas. Mais curieusement, elles nous aident aussi à en tirer un véritable enrichissement. Je ne prétends pas que c'est systématique, mais, si on se bat et reste attentif, on peut se laisser surprendre par les lieux atteints et les rencontres faites.

— Ce qui ne nous tue pas nous rend plus forts. Vous ne seriez pas un peu mystique par hasard ?

Son rire communicatif se manifeste de nouveau.

— J'aime à croire que ce monde contient un peu de magie, mais je parle surtout d'expérience. Comme beaucoup de personnes, j'ai dû traverser des épreuves. Et le résultat m'a parfois étonné. Ne désespérez pas, Léa. La vie réserve plein de surprises. Ne pensez pas systématiquement au pire. Et puis très sincèrement, étiez-vous si heureuse avant ?

— Évidemment !

— Expliquez-moi ça.

— C'est absurde comme question ! J'avais tout ce qu'on peut souhaiter !

— Ah oui ? Alors pourquoi êtes-vous devenue obèse ?

— Je… Oh !... Mais vous êtes incroyable ! Vous imaginez la peine que vous me faites en me parlant de cette façon ?

— Quoi ? Vous pensez toujours que c'est une insulte ?

— Hein ?... Heu non… mais ce n'est pas quelque chose de bien et je n'ai pas besoin qu'on me le rappelle à chaque instant !

— C'est une chose dont chacun de nous souffre. Nous sommes obèses, c'est une réalité et la raison pour laquelle nous sommes privés de liberté. Comment demander aux autres de nous accepter si nous ne parvenons pas à le faire nous-même ? Si nous regardons les habitants de cette vallée avec malveillance ?

— Il n'y aurait pas un brin de reproche dans ce discours ?

— Vous êtes une personne à part, Léa. Si vous arriviez à changer de point de vue, vous pourriez nous aider. Vous étiez une célébrité, les gens vous appréciaient. Vous pourriez devenir notre porte-parole. Vous…

— Vous êtes dingue ! C'est ça l'élément vous concernant que vous avez oublié de mentionner ! Et puis comment savez-vous qui je suis ?!

— Ben des Léa Terraz qui ressemblent à l'ancienne présentatrice de la météo ça ne doit pas courir les rues.

— Je ne sais pas... Lorsque j'ai la folie de me regarder dans un miroir, je ne distingue qu'une étrangère...

— Si vous passiez moins de temps seule, vous pourriez peut-être acquérir une vision différente des choses.

— C'était mon objectif en me promenant dans le village et voyez où ça m'a conduite...

— Ce n'est pas une fatalité. Et puis je suis disposé à vous servir de chaperon si vous le souhaitez !

Je m'accorde un instant pour réfléchir à ses paroles.

— Vous savez, Christophe, discuter avec vous m'a fait du bien. Je vais m'efforcer de penser à notre échange. Mais concernant le garde du corps, je dois prendre sur moi et ne pas laisser la peur m'envahir.

— Voilà qui ressemble davantage à l'idée que j'ai de vous !

Il affiche un sourire énigmatique.

— Je voulais vous montrer quelque chose. Vous voyez cet immeuble ? Au premier, l'appartement avec des rideaux bleus ? Eh bien, c'est chez moi. Si vous avez besoin de sel un jour, n'hésitez pas à venir frapper à la porte. Je vous ai aussi noté mon numéro de téléphone. Je vais attendre votre appel.

— Merci. Ça me touche. Dites-moi, doit-on rester les deux seuls idiots à se vouvoyer dans ce village ?

— Attention, Léa, vous vous rapprochez dangereusement de relations intimes !

— Oh ce que vous êtes agaçant !

— Non, je suis plutôt marrant.

— Et prétentieux !

— Et irrésistible !

Nous rions tous les deux.

— Je ne répondrai pas à cette provocation primaire.

Nous sommes arrivés au pied de mon immeuble. Je lui proposerais bien de monter boire un verre. Sa compagnie me fait réellement du bien, mais je crains l'ambiguïté d'une telle invitation.

— Merci Christophe. De m'avoir raccompagnée et de vos conseils.

— C'est normal, Léa. Sous mes airs de fanfaron, je n'oublie pas ce que tu as vécu hier. Souviens-toi : j'attends ton appel.

— C'était donc oui pour le tutoiement ! Promis, je t'appellerai.

Je retrouve la sérénité quelque peu artificielle de mon « chez moi ». Je n'en ai vraiment pas fait un lieu agréable à vivre. À force de nier la situation, ça ressemble davantage à une chambre d'adolescent qu'à l'appartement d'une femme proche de la quarantaine. Je vais donc mettre également ça au programme de mes futures semaines. Je veux rentrer chez moi avec plaisir et pouvoir y accueillir des… amis ? Oui. Je vais avoir des amis. La tâche s'annonce rude et je sens persister quelques résistances au plus profond de moi. Mais c'est décidé ! Rangement, ménage, décoration, me voilà !

Le fait de mettre de l'ordre m'offre un curieux soulagement. Je me souviens avoir déjà ressenti cela par le passé. Je m'agite, je nettoie, je transforme mon environnement, mais cela semble avoir des vertus thérapeutiques. Pourquoi j'en éprouve le besoin ce soir quand d'autres fois c'est l'inverse ? Une incapacité profonde à me prendre en charge. Et je comprends. C'est si simple ! Mes dispositions se calquent sur mon état d'esprit ! Quand je me morfonds, je n'ai envie de rien, mais lorsque j'ai le désir de faire évoluer les choses, je deviens apte à prendre davantage soin de moi et de ce qui m'entoure. C'est comme si le besoin de changement dans ma vie se matérialisait en embellissant ma maison ou en prenant le temps de me faire plus jolie. En bref, faire le ménage chez moi c'est le faire dans ma tête. Je me demande si les autres fonctionnent également de cette façon.

C'est en me livrant à cette activité, le lendemain en début d'après-midi, que je fais une découverte inattendue. Ouvrant la fenêtre du salon, je prends conscience pour la première fois du paysage qu'elle dissimule. Décalé par rapport à l'immeuble situé en face, le mien bénéficie d'une vue magnifique sur les montagnes proches. Sous le brillant soleil du jour et sur fond azuréen m'apparaît alors un chaos de cimes, de pics, de falaises et de pierriers. À leur pied s'étendent, jusqu'aux limites de la forêt, les longues robes blanches déposées par les dernières chutes de neige. Tandis qu'aux sommets, les crêtes virginales s'étirent entre les géants de pierre, jouant avec les rares et paresseux nuages ensommeillés dans un ciel limpide. Au premier plan, les faîtes de quelques mélèzes égarés apportent une note hirsute d'un jaune orangé léger. Le cri d'un aigle vient couvrir, l'espace d'un instant, le grondement sourd et grave d'un torrent qui me reste caché, pendant que le chant clair et civilisé d'une fontaine toute proche complète la symphonie qu'interprète, pour moi, cette nature hivernale. Le parfum, porté par les turbulents courants d'air qui montent et descendent au gré de la journée, est chargé des odeurs de terre mouillée, de forêt humide, d'eau gelée, de pierre chaude exposée au soleil.

Je suis une nouvelle fois émerveillée par le spectacle sensoriel offert durant cet aperçu des Alpes, paysage froid, mais si vivifiant de cette fin décembre. Une bouffée d'émotion m'étreint. Je dois réapprendre à jouir de la présence si réconfortante, si rassurante de ce territoire fait de pentes et de sommets, de roche et de bois, d'eau et de vie. Je n'imagine pas résider un jour dans un environnement en deux dimensions.

Après avoir savouré un moment ces retrouvailles, j'en reviens à mon programme. Comme prévu, je pars en quête de l'association repérée récemment. Après quelques hésitations, je la découvre dans une ruelle. La pancarte annonce la couleur : Association Énergie Positive « Nous voulons et nous pouvons ». Encore ces deux verbes. Malheureusement, il n'y a personne. Mais une inscription signale le lieu ouvert tous les jours, à dix-sept heures trente. Il est cependant exceptionnellement fermé jusqu'à lundi. Pas de doute, la patience est une vertu à acquérir dans cette vallée, bien loin de l'« ouvert à toute heure » des grandes villes. Je décide d'en profiter pour me balader dans le bourg. Il fait un temps magnifique malgré un froid assez vif. J'ai à peine franchi quelques rues, je me retrouve devant le magasin de pierres. Je pourrais aller saluer Laurent et le remercier plus chaleureusement que je ne l'ai fait lors de notre première rencontre.

Un léger frisson me saisit en rentrant dans la boutique.

Allez poule mouillée ! Reprends-toi !

Dès l'entrée, la beauté du lieu qui m'avait totalement échappé la première fois me frappe. La vétusté du local s'efface devant les vitrines magnifiquement présentées et éclairées. Je découvre une collection de pierres d'une incroyable richesse. La diversité des formes, des textures, des couleurs est si exceptionnelle. Il m'est arrivé dans le passé de visiter des expositions de ce type. Malgré tout, dans ce coin oublié du monde, j'ai la sensation d'être en présence d'un recueil particulièrement précieux de minéraux. Je m'émerveille du spectacle offert par le règne le plus secret de la nature, ces joyaux bruts enfouis dans les entrailles de la Terre. Je parcours les allées de ce labyrinthe féerique, m'extasiant à chaque nouvelle révélation. Je pourrais rester des heures en admiration devant ces chefs-d'œuvre, forgés par des mains à la fois délicates et puissantes aux pouvoirs sans limites, dans le calme de ce lieu peu fréquenté. Fallait-il que je sois perturbée lors de ma précédente visite pour n'avoir rien remarqué ?

Quelques bruits légers m'incitent toutefois à m'arracher à ma contemplation. J'aperçois le propriétaire s'affairer à son bureau.

— Bonjour Laurent. Vous vous souvenez peut-être de moi ?

— Je vous ai reconnue lorsque vous êtes entrée. Vous êtes remise ?

— J'essaie de ne plus y penser et repartir vers l'avant.

— Sage décision.

— Je tiens à vous remercier de nouveau pour votre aide inestimable.

— C'est normal.

Sur ces sobres paroles, il s'en retourne à ses activités. Je retrouve ce sentiment d'être en présence d'une personne réservée, mais pas inamicale. Un curieux mélange plutôt sympathique.

L'homme offre un visage buriné et hâlé, comme un vrai montagnard marqué par le passage du temps. Il est légèrement voûté. Quel âge peut-il avoir ? Soixante-dix ans ? Il porte une belle chevelure et une barbe blanches. Une paire de lunettes cerclée de métal gris dissimule des yeux bruns qui me paraissent très observateurs. Le plus surprenant c'est qu'il est plutôt maigre ! Quelque chose m'attire dans cette personnalité particulière. Il ne semble pas adepte des discours inutiles. Peut-être est-ce un sage dont les paroles profondes sont distillées avec parcimonie. Je vais donc tenter de m'adapter et ne pas me montrer trop envahissante.

— Il y a longtemps que vous habitez la vallée ?

— Depuis bientôt vingt ans.

— Lors de sa création…

— Oui.

— Vous avez… changé, semble-t-il ?

— Juste plus vieux. J'avais accompagné ma femme à l'époque.

— Vous n'avez pas souffert de vous retrouver ici ?

Il me jette un regard appuyé par-dessus ses lunettes.

— Non.

Après un instant de silence au cours duquel nous paraissons nous jauger mutuellement, il ajoute :

— Connaissez-vous les pierres ?

— Malheureusement non… Mais je trouve votre collection extraordinaire.

— Vous devriez en choisir une.

— Ça risque d'être difficile.

— Tentez votre chance, vous verrez bien si l'une d'entre elles vous attire. Ne réfléchissez pas.

— D'accord.

Je suis convaincue que Laurent a une idée derrière la tête. Mais notre échange est si différent de ceux auxquels je suis habituée ces derniers temps. Je me prête donc volontiers au jeu. Je déambule tranquillement dans le magasin. J'essaie d'en rester à mon émotion première sans tenter d'étudier les minéraux sous mes yeux. J'ai l'impression d'avoir fait plusieurs fois le tour de l'exposition lorsque je découvre subitement une pierre qui me fascine. De la taille d'un poing d'enfant, elle se compose de deux roches différentes. La plus présente est d'un vert opaque profond qui se situe entre la tendresse du printemps et la maturité de l'été. Il est traversé de marbrures offrant un dégradé de la même couleur. Sa texture est très fine. Seules quelques fractures brisent son apparence lisse. Au milieu de cet océan à l'émeraude changeante se trouve une veine très différente, d'un bleu nuit qui n'appartient qu'aux peintres. Parsemée d'éclats dorés, elle est comme un voile de douce obscurité où scintillent des étoiles. Le grain cette fois-ci est plus visible. L'ensemble est contrasté et saisissant. Je n'hésite pas.

— Je choisis celle-là.

Laurent me rejoint. Il prend délicatement l'objet.

— Très intéressant.

— Pourquoi ça ?

— Les pierres ont un langage propre. Elles nous révèlent beaucoup de choses sur leur acquéreur.

— Ah ? Et que vous dit celle-ci ?

— C'est une roche très complexe. Comme vous, Léa.

— Qu'est-ce qui vous fait penser cela ?

— L'expérience de l'âge sans doute.

— Continuez s'il vous plaît ?

— La partie verte, c'est de la malachite. Elle est pleine de nuances subtiles, foncées ou claires, et difficiles à décrire de manière exhaustive. Regardez la différence entre ici et là. C'est pourtant une seule et unique pierre. Qui s'arrêterait à sa surface serait privé de l'essentiel. Symboliquement, elle représente la protection.

— Protéger ou être protégé ?

— Qu'en pensez-vous ?

— Ah non ! C'est votre jeu, pas le mien, à vous de me dire.

— Elle absorbe les énergies négatives.

— Tout un programme.

— Comme vous dites. Elle apporte aussi la confiance et l'adaptabilité.

— Et la bleue ?

— C'est du lapis-lazuli. La pierre des dieux et des rois dans l'Égypte ancienne. Elle représente la force et le courage. Il paraît également que ses porteurs ont un sens de l'humour plus développé.

— Vous devez en avoir une dans la poche alors ! Sérieusement, vous croyez à tout cela ?!

— La question intéressante est de savoir si vous, vous y croyez. Êtes-vous complexe, forte, courageuse et drôle ?

— Si seulement !

— Vous devriez la garder.

— Ah ! Voilà vos véritables intentions révélées ! Un joli baratin pour me convaincre d'acheter ! Je rends hommage à votre talent !

— Vous voyez que vous êtes drôle.

Nous échangeons un sourire dont la complicité ne m'échappe pas. Laurent entre dans mon univers et je suis disposée à lui faire une place. J'ai l'intuition que cette relation sera enrichissante.

— De toute façon, je suis sous le charme... De la pierre bien sûr !

— Je vais vous faire un prix.

— C'est gentil, merci !

J'apprécie ce lieu et la présence de ce compagnon occasionnel. N'ayant rien de particulier à faire, je lui pose plein de questions sur son monde où l'immobilité est juste froide apparence pendant que secrètement, à une échelle dont une vie d'homme ne constitue qu'un barreau, des forces d'une puissance sans égale sont à l'œuvre pour modeler, transformer, créer de véritables merveilles. Un univers où les éléments sont appelés à régner : la terre, le feu, l'air, l'eau dont les minéraux sont les enfants. J'écoute ce passionné me raconter comment de plus en plus de personnes accordent de la valeur à la lithothérapie et aux pouvoirs de certaines pierres. Elles agiraient sur le corps pour en soulager les maux ou en améliorer le fonctionnement, mais également pour renforcer certains traits de caractère. Je me montre un peu sceptique sur ce sujet. Lui-même n'est pas convaincu, mais on a encore beaucoup à apprendre sur les mystères de notre planète.

Après ce long échange, je me prépare non sans quelques regrets à rentrer chez moi, lorsqu'il me fait une proposition inattendue :

— Si les minéraux vous plaisent, vous devriez revenir. Je ne suis plus tout jeune et un peu d'aide me serait bien utile. Bénévolement, cela va sans dire !

Le sage se révèle !

Sa suggestion me transporte. L'idée d'avoir une activité de loisir en si bonne compagnie est un vrai cadeau. Et puis je dois bien l'avouer, la silhouette mince de mon nouvel ami me permettra d'oublier l'espace de quelques moments privilégiés, où je me trouve et pourquoi.

— J'en serais ravie. Mais n'espérez pas me vendre un caillou chaque fois !

— Qui sait ?

Je ris et il sourit de nouveau. En dehors des pierres, l'homme n'est pas expansif. Mais cela n'a guère d'importance.

— Je pourrais venir le samedi après-midi pour commencer ?

— Très bien.

Je m'apprête à sortir quand je constate que la nuit est tombée. Combien de temps suis-je restée ? La peur prend possession de moi. Je ne parviens pas à franchir la porte. De repoussants souvenirs m'envahissent. Je ne suis pas encore guérie…

— On peut appeler Christophe si vous le désirez ?

Sans qu'il ait été nécessaire de m'exprimer, mon compagnon a perçu mes craintes et vient à mon aide.

— Je ne voudrais pas le déranger à nouveau…

— Ne vous inquiétez pas de cela.

Laurent disparaît dans son arrière-boutique le temps de téléphoner.

— Il sera là dans quelques minutes.

— Vous parliez de courage ? La pierre a dû se tromper…

— Le courage peut adopter bien des formes. Vous aurez l'occasion d'y réfléchir.

Un instant après, la porte s'ouvre. Je retrouve ce sourire chaleureux auquel je réponds et ce regard malicieux qui me trouble.

— Une demoiselle en détresse aurait besoin de mes services ?

— Tu ne prends jamais rien au sérieux ?

— Si, Léa, mais je crois également qu'il faut savoir rire de tout, tant que ce n'est pas avec n'importe qui. On y va ?

Au début, elle n'y prêta pas attention. Ce fut l'effet de répétition qui finit par l'alerter. Une sonnerie de téléphone qui la réveillait en sursaut. Embrumée par les somnifères dont elle ne pouvait se passer, sous peine de rester des heures à attendre un repos qui ne venait jamais, elle commença par attribuer ces bruits à d'importuns voisins. Toutefois, le phénomène se répéta jusqu'à cette fois où, plus consciente, elle comprit. C'était son propre appareil qui la sortait du sommeil.

Il était au-delà de minuit et elle s'inquiéta. L'un de ses proches était-il en difficulté ? Elle se leva pour constater que son téléphone n'avait pas enregistré d'appel en absence, une erreur certainement. Elle se rendormit. Mais la sonnerie l'éveilla de nouveau la nuit suivante, puis deux jours plus tard et celui d'après et d'autres encore. Cela ne se produisait qu'une fois par nuit et pas systématiquement. Quelques fois, il s'écoulait une semaine sans rien, puis le cycle inquiétant reprenait. Elle ne décela aucune régularité. Mais plus le temps passait et plus elle en conçut d'anxiété. Car rien ne lui permettait de déterminer la provenance de ces appels, son installation étant muette à ce sujet.

Et puis les choses changèrent... La sonnerie du téléphone fut remplacée par le toc d'une main sur la porte d'entrée de la maison. La première fois, elle se réveilla littéralement tétanisée par la peur, incapable de faire le moindre geste. Elle resta longtemps dans l'obscurité, n'attendant rien de bon hors le lever du jour et le retour de la lumière. Ce fut le début d'un nouveau cycle, tout aussi infernal. Là encore, l'événement se reproduisait de manière aléatoire, engendrant chez Léa une véritable terreur. Elle ne trouva pas davantage trace d'un quelconque passage.

Se pouvait-il que ce soit David qui la malmène ainsi ?

Puis tout évolua de nouveau. Le téléphone et les heurts alternaient dans ce qui semblait n'être qu'une répétition imprévisible. Elle en vint à appréhender l'heure du coucher, ne sachant jamais quel sort lui serait destiné durant les heures sombres. Mais elle finissait toujours par s'endormir, signal attendu par son adversaire pour la réveiller brutalement et la plonger dans un état où se confondaient incompréhension, impuissance et angoisse. Pour tenter d'échapper au démon de l'obscurité qui la pourchassait, elle prit l'habitude de vérifier avec une minutie fanatique et quasi démentielle toutes les issues de son domicile, répétant l'opération plusieurs fois avant d'aller au lit.

Cela durait depuis plusieurs mois quand arriva cette ultime nuit... Ce qui mit fin à son sommeil, alors, fut le bruit de quelqu'un frappant à la porte de sa propre chambre. Léa se noya dans une cascade de panique absolue. Totalement figée dans les ténèbres qui l'entouraient, les yeux écarquillés dans le noir, elle n'osait même plus respirer. Réduite à l'état de statue dont elle possédait autant de capacités de défense, elle espérait le retour du jour. Aucun son ne lui parvenait de l'intérieur de son logement. Elle ne pouvait qu'attendre, immobile... Le soleil, comme il le faisait depuis d'immuables millénaires, finit par triompher des monstres qui le guettaient de l'autre côté de la Terre et vint sortir la malheureuse de la transe où elle se trouvait. À pas de loup, elle se dirigea vers le couloir et fit le tour complet de son appartement pour constater l'absence totale d'effraction.

Alors Léa comprit. Le téléphone, la porte, sa chambre : il s'agissait en fait de cauchemars !

Et pourtant, ô combien cela lui avait semblé réel ! Jusqu'à ce matin-là, elle aurait été prête à jurer devant tous qu'une personne la harcelait. Toutefois, les faits étaient là. Cela se produisait uniquement lorsqu'elle dormait et il n'y avait pas le moindre signe d'un ennemi caché.

Mais si les rêves sont l'expression de l'inconscient, celui-ci tentait-il de lui transmettre un message ? Sa prédisposition à l'insécurité était-elle si sévère que ses songes, de la plus synthétique des manières, lui révélaient sa plus profonde peur ? L'intrusion au cœur même de son sanctuaire.

Cela ne prit jamais fin. Le cauchemar continue, régulièrement, de hanter mes nuits, me laissant chaque fois avec une sensation poisseuse de malaise et d'angoisse. À certains moments extrêmes, il va jusqu'à prendre l'apparence d'une ombre au bord de mon lit...

La faim

Une nouvelle semaine de travail commence. Elle pourrait me paraître ordinaire. Ce n'est pas le cas.

Robin revient aujourd'hui !

Cette pensée m'exaspère, mais je ne peux l'empêcher de gambader dans mon esprit depuis la veille. Je me sens ridicule d'être si vulnérable à un charmant visage, quelques douces paroles et une personnalité aux abords attachants, mais dont j'en sais si peu. Je ferais mieux de me concentrer sur ma rencontre avec Énergie Positive.

Ce soir ! Il fera nuit quand je quitterai le travail !

Je suis obligée de me reprendre. L'angoisse ne doit pas me dicter ma conduite. Mon enfer avec David m'aura au moins transmis une leçon : la peur que l'on a d'une chose peut être pire que la chose elle-même. Cette terreur constante qu'il m'inspirait me paralysait. Je ne parvenais pas à le quitter, convaincue de terribles représailles. Une fois partie, j'ai réalisé à quel point je me trompais. Le salut résidait dans la fuite.

La « possible agression » est un risque avec lequel nous devons tous vivre, la plupart d'entre nous n'en ont simplement pas conscience. Cette crainte ne doit pas pour autant nous empêcher d'avancer. Il suffit de prendre des précautions pour limiter le danger à défaut de le supprimer tout à fait. Lorsque je sortirai, il sera tôt et il y aura du monde dans les rues à cette heure-là. Quant au retour, je trouverai bien une personne dans l'association, qui suivra le même chemin. Le village est peu étendu. Tout ira bien.

Je me plonge dans mes tâches habituelles. Mais je suis distraite. La journée se traîne. Je regarde sans arrêt la pendule, ce qui ralentit le temps davantage encore. La pause déjeuner, prise chez moi, est plus plaisante. Mais l'après-midi s'impose comme une torture ! Et tout cela pour quoi ? Cinq minutes à se ridiculiser devant un petit jeune ? Je suis vraiment trop naïve !

J'ai beau me répéter cela, mon désir de le revoir est plus fort, incontrôlable. Que lui dirai-je ? J'ai fait de mon mieux pour améliorer mon apparence avant de quitter la maison. Piètre tentative… Et puis j'attends quoi ? J'éprouve des sentiments jeunes, mais réels pour lui. Ou bien est-ce le réconfort de sa présence qui m'attire ? Il est le premier à s'être montré gentil avec moi ici. Enfin, il y a eu Béa aussi, même si je l'ai rejetée, mais c'est une femme. Robin interprète une autre chanson où il est question de complicité naissante, de désir à satisfaire, d'intimité à partager. De douces pensées m'envahissent. Mon imagination s'empare de moi me conduisant sur des chemins où nous marcherions, tendrement enlacés. Un flot de sensations et d'émotions me submergent… jusqu'à ce qu'une vision apparaisse brutalement : ce reflet dans le miroir ce matin. Comment pourrais-je accepter de me dévêtir devant lui ? Lui ou tout autre homme ? Je suis un monstre ! Laid, incapable d'inspirer le désir ! Jusqu'à ce jour, je n'avais pas si clairement pris conscience d'avoir perdu cela aussi.

À quoi bon de toute façon ? Ce que j'ai cru percevoir chez Robin est une illusion… Mais notre besoin de reconnaissance et d'amour est si puissant : il déforme notre appréciation. Je me remémore ce couple aperçu au bord du torrent lors de mon premier jour dans la vallée. Ils m'avaient inspiré tant de dégoût. Étaient-ils réunis faute de mieux ou avaient-ils réellement trouvé le bonheur à deux ? Oui, je pourrais me sentir jalouse de ce qu'ils partageaient. Mais jamais je ne supporterai le regard d'un homme sur mon corps. Quant à me confronter à l'image d'un compagnon obèse… mon attirance pour Robin est la réponse.

Me voilà prise dans les contradictions d'un piège fatal où les hommes que je désirerai ne voudront pas de moi. Je donnerais tout pourtant, pour une étreinte amoureuse... Maigrir. C'est la seule solution sans quoi cet appétit de sensualité et d'émotion ne sera plus jamais satisfait. Ma démarche de ce soir s'avère primordiale.

Fallait-il en rajouter ? Je viens d'inventer une raison supplémentaire de trouver cette journée interminable. Toutefois, plongée dans un calcul budgétaire un peu complexe, l'arrivée de Robin parvient à me surprendre.

— Oh Bonjour Robin ! Comment vas-tu ? Ça me fait plaisir de te voir ! Ça va ?

Bravo ! Magnifique entrée en matière…

Heureusement, la tête semble-t-il ailleurs, il n'a pas remarqué mon introduction maladroite.

— Je vais bien, mais toi ? Émilie m'a raconté ton agression au téléphone.

— Oh ça. Eh bien, je m'en remettrai avec le temps.

— T'ont-ils fait du mal ?

— J'ai juste un bleu au poignet, ça guérira vite. J'ai aussi dû faire le deuil d'une petite poignée de cheveux.

— Ne plaisante pas. Je m'inquiétais.

Je prends alors conscience de la manière dont il me regarde. Rien à voir avec des retrouvailles de collègues. Il est sérieux et sincèrement préoccupé.

— J'ai eu très peur, c'est vrai. J'essaie de surmonter ça afin de ne pas me donner un prétexte pour rester cloîtrée chez moi. Je compte sur le temps.

— Si je peux faire quelque chose, n'hésite pas.

— Merci, Robin, c'est très gentil. En fait, cela m'a permis de rencontrer de nouvelles personnes. Bien sûr, il existait sûrement un moyen moins brutal d'y parvenir.

— Ah, et qui donc ?

— Tu es bien curieux !

— Excuse-moi, je ne veux pas me montrer indiscret.

Il m'adresse un clin d'œil assassin qui atteint son objectif : me faire fondre. Je reprends rapidement les rênes de notre échange afin de retrouver ma contenance.

— C'est pas grave, je plaisantais ! J'ai découvert la boutique de pierres et rencontré Laurent.

— Ah, cool ! Il est plutôt réservé, mais très sympa, le philosophe de la vallée.

— Il m'a proposé de travailler quelques heures par semaine au magasin pour l'aider. Tu le connais donc ?

—Tu sais, ça fait pas mal d'années que je viens régulièrement pour ma sœur. C'est l'une de ses relations. Travailler avec lui se révélera certainement une expérience intéressante pour toi.

— C'est vrai… Dis-moi, les gens de l'extérieur peuvent se promener à leur guise dans le village ?

— Oui, mais à part le dimanche, je ne vois jamais personne.

— Pourquoi le dimanche ?

— C'est le jour où les familles se retrouvent. Venir en groupe doit les rassurer. Malheureusement, la grande majorité des habitants ne reçoivent aucune visite.

— J'en sais quelque chose...

— Je veux bien prendre ce rôle pour toi, Léa.

— Ah oui ?

Je me sens rougir comme une écolière et préfère lui laisser l'initiative de la discussion.

— Et à part Laurent ? D'autres conquêtes à ton actif ?
— Heu… J'ai rencontré Christophe aussi. Il, heu… Il m'a beaucoup aidée. Il est très sympa. Enfin, c'est pas une conquête, hein ? Juste, il a été sympa !

Pourquoi je bafouille comme ça ?!

— Tu le connais ? demandé-je pour dissimuler mon trouble.
— Oui. J'ai eu l'occasion de dîner avec lui chez Béa ou ma sœur, quand il n'est pas en prison.
— C'est ce qu'il m'a expliqué. Tu sais pourquoi il s'est retrouvé là-bas ?
— Il ne te l'a pas dit ?
— Si, mais je me méfie de ce que les gens disent. Un second avis n'est jamais inutile.
— C'est un résistant. Il se bat pour faire abolir la loi et n'hésite pas à démontrer ses convictions. Je le respecte pour ça.
— Et pour le reste ?
— Est-ce qu'il t'intéresse ?
— Non, pas du tout ! Enfin si, il pourrait devenir un ami ! Mais c'est tout !

Tu t'enfonces…

— En fait, je ne le connais pas vraiment.
Il semble légèrement irrité. Serait-il… jaloux ?! Troublée par ce ressenti, je n'ai aucune idée sur la manière de poursuivre cette discussion. Je voudrais prolonger l'instant, mais je n'ai aucune inspiration. À regret, je me prépare à le saluer.
— Bon. Eh bien, je vais…
— Tu as le temps de prendre un verre avec moi ?
Un éclair me parcourt.
— … prendre un verre... avec toi ? soufflai-je consternée.
— C'est ce que je viens de dire, oui. J'adore la météo. J'aimerais vraiment en savoir plus sur le sujet.
Son sourire dévastateur refait son apparition.
— Ah ah ! Comme tu es drôle ! Tu ne veux pas un autographe aussi ?
— Puisque tu en parles.
— Très bien.

Je me retourne, saisis une feuille de papier et un stylo. Tout en écrivant, je lis à voix haute.

— À Robin, notre facteur, Léa Terraz.

— C'est tout ? Après tous ces moments intenses partagés, tu ne trouves rien de plus personnel à dire ?

— Et exigeant avec ça !

Je retrouve le jeune homme joueur et espiègle de notre première rencontre.

— Toujours ! Je garde celui-ci pour sa valeur marchande, mais j'en exige effectivement un autre !

Je ne peux me retenir de rire.

— Je serai étonnée si tu en tires un euro. Cela étant, je ne peux que m'incliner devant un fan d'une telle ferveur !

Je prends une seconde feuille. Je réfléchis quelques instants avant de me lancer.

— Pour toi, Robin, mon premier sourire dans ce val obscur. Tes sages conseils m'ont sauvée du cauchemar où j'étais embourbée. Avec toute ma reconnaissance. Léa Terraz

— C'est beaucoup mieux. J'ai presque l'impression d'être important pour toi.

— Il ne faut jamais se fier à ses impressions, dit-on !

— Je ne compte pas alors ?

Pourquoi ai-je le sentiment d'être une souris dans les pattes d'un chat ?

— Si, bien sûr ! Je te dois beaucoup, Robin, j'en suis consciente. Grâce à toi, ma vision de la vallée a évolué et je me sens mieux à présent.

— Alors tu n'as plus le choix. Accepte mon invitation !

— D'accord !

Mais je redescends brutalement de mon nuage.

— Non ! Désolée, je suis indisponible ce soir. Je rencontre…

Je ne sais pas comment dire les choses. Je ne désire pas lui parler de mon projet pour le moment.

— Un galant ?

Il accompagne sa question d'un clin d'œil.

— Voilà ! C'est tout à fait ça. Il y a une pléthore d'hommes qui se jettent à mes pieds tous les jours et je les oblige à passer des tests. Tu veux un numéro ? En fait, la vallée dissimule un grand espace de rencontres pour cœurs en détresse. Ne le répète surtout pas.

Je prends un air de conspiratrice.

— Eh ben dis donc, je t'ai sacrément fait évoluer ! s'exclame-t-il, amusé.

— Ne m'en parle pas ! Tous les matins devant le miroir, je me demande qui est cette femme ! Fais attention quand tu changes les gens, les conséquences frôlent le dramatique. Pense à tous ces autres cœurs que je vais briser lorsque je choisirai l'un d'eux !

— Pas le mien en tout cas.

Accompagnant ses paroles, il m'attrape dans ses bras et m'embrasse. Saisie de stupeur, j'ai du mal à répondre à son élan. Je suis comme une poupée de chiffon, sans consistance. Tant d'émotions m'assaillent.

Lorsqu'enfin il me relâche, je n'ose le regarder dans les yeux. Je suis touchée à l'extrême, mais tellement honteuse aussi. En posant ses mains sur mon dos, il a dû sentir la chair qui déborde de mon soutien-gorge. Et me contenir dans ses bras n'est pas aisé. Comment pourrait-il éprouver autre chose que de la répulsion ?

— Pardonne-moi si je t'ai brusquée. Tu es si craquante !

— Non, c'est moi qui m'excuse. Tout cela est tellement troublant… Je dois vraiment partir, une association repérée dans le village. C'est très important pour moi.

— Je t'accompagne, si tu veux ?

— Je suis désolée, je préfère faire cette démarche seule. Je t'expliquerai une autre fois.

Je ne lui laisse ni le temps de répondre ni celui de prendre la moindre initiative. Après un bref salut, je me précipite hors du bureau de poste, le souffle court, le cœur battant, incapable de réaliser ce qui vient de se produire. Comme un fait exprès, j'ai à peine fait trois pas quand je tombe nez à nez avec Émilie.

— Bonjour, Léa, comment vas-tu ?

— Heu… bien merci et toi ?

— Tu es sûre ? On dirait que tu as vu le diable. Tu as toujours peur ? Je rejoins Robin, on peut te raccompagner si tu veux ?

— Non merci ! Ça ira. C'est gentil de ta part.

Je m'empresse de reprendre mon chemin. Racontera-t-il notre baiser à sa sœur ? Une cacophonie envahit mon esprit, comme si mille voix tentaient de se faire entendre. C'est de ce genre d'expérience que doit venir l'expression « tempête sous un crâne ». Mais j'ai besoin de calme pour pouvoir réfléchir. Je vais m'en tenir au programme prévu. Cela me permettra de me concentrer sur autre chose et de prendre un minimum de recul sur cet inconcevable événement. Robin m'a embrassée ! À nouveau, un mélange d'euphorie et de confusion m'assaille. À des envies de fou rire succèdent des sanglots difficiles à contenir. Comment peut-on éprouver les deux à la fois ? Non. Je refuse d'y penser maintenant. J'aurai tout le loisir de le faire quand je serai rentrée. Maigrir ! Quels que soient mon chemin et ceux qui le partageront, c'est la seule voie possible.

Perdue dans ce tourbillon de préoccupations, je m'étonne d'atteindre si vite les locaux d'Énergie Positive. Je découvre une salle lumineuse où plusieurs personnes s'affairent. Je franchis le seuil d'un pas résolu, bien décidée à laisser mon « problème » du moment à l'entrée. Comme la plupart des bâtiments de la vallée, celui-ci présente les traces flagrantes d'un manque de rénovation. Le simple fait de toucher les murs provoque une pluie d'écailles de peinture. Une longue baie vitrée constitue le côté donnant sur la rue, conformément à la plupart des rez-de-chaussée. Sur les parois, de grandes affiches vantent les mérites d'une bonne nutrition et d'une pratique sportive régulière. Au fond, un tableau découpé en cases où sont inscrites nombre d'informations : noms, produits, horaires, activités… Dans un angle, une cuisine bien équipée où sont concentrées la majeure partie des personnes présentes. Le brouhaha de diverses discussions s'harmonise avec des sonorités typiques de la sphère culinaire : un couvercle déplacé, le « toc toc » d'une cuillère en bois... D'agréables odeurs de tomates cuites, d'herbes et de poivrons flottent dans l'air.

Un homme vient vers moi en boitillant, chauve, avec une moustache, le visage débonnaire et chaleureux. Après nous être présentés, Michel — c'est son nom — et moi échangeons sur le fonctionnement de l'association.

— J'vais continuer d'éplucher les légumes en même temps qu'on parle.

Il me propose de m'asseoir, mais je décline son invitation, les présents étant tous debout.

— C'est toujours un plaisir d'accueillir un nouveau membre.

— Je n'en suis pas encore là. J'aimerais déjà en savoir plus sur votre projet.

— C'est simple. On veut pas rester ici. Not'vie c'est avec nos amis, nos familles — pour ceux qui en ont — en dehors de cette prison. Pour ça y'a qu'un moyen : maigrir.

— Jusque-là, on est d'accord.

— Not' programme est pas compliqué. Manger léger et bouger. Not' principe : au lieu de le faire chacun dans son coin, on le fait en groupe. C'est plus facile. On choisit le menu de la semaine, on fait la liste des courses, on cuisine et on dîne ensemble. Comme ça, on s'encourage les uns les autres, on s'refile des astuces, on s'donne des idées. C'est plus cool. Et pis on fait du sport aussi, à différents horaires parce qu'on n'est pas tous là au même moment. C'est le tableau là-bas. On tient aussi la courbe de poids de tout le monde pour voir nos progrès, mais t'es pas obligée.

— Ça m'a l'air intéressant. Comment faites-vous pour l'argent ?

— Au début du mois, on met chacun deux cents euros dans une cagnotte qui sert à faire les courses. Mais à cause des emplois du temps différents, on partage que l'dîner. Et y'a des idées pour les petits déjeuners et le midi.

— Le groupe se compose de gens compétents pour déterminer un régime équilibré et des séances de sport adaptées ?

— On fait avec le cumul de nos expériences. On a déjà tous testé pas mal de trucs dans le passé. On met ça en commun et on décide ce qui est mieux.

— Et ça marche ? Vous avancez bien ?

— Bah, on n'a pas encore trop de recul, ça fait cinq semaines qu'on est là. Enfin les premiers. L'association était abandonnée. Alors, à quelques-uns, on a décidé de la relancer. Perso, j'ai déjà perdu cinq kilos.

— Félicitations !

— Merci. J'suis plutôt content.

— Ça ne t'a pas semblé trop difficile ?

— C'est pas toujours simple et j'ai fait des p'tits écarts, mais on s'encourage bien. Alors ? T'en penses quoi ? Ça te tente de nous rejoindre ?

— Existe-t-il des associations qui proposent d'autres programmes dans la vallée ?

— Non, on est les seuls.

Voilà un problème de résolu, c'est eux ou rien. Ce Michel a l'air gentil, mais je ne crois pas qu'on deviendra des amis intimes. Un coup d'œil rapide dans la pièce m'a permis de constater que je ne connaissais personne. Mais un objectif clair nous rassemble : un sacré chemin à parcourir !

— Écoute, si tu veux, tu peux manger avec nous. Comme ça, tu verras comment ça se passe et si l'ambiance te plaît.

— Avec grand plaisir. Mais je participe.

— Ce soir, tu es notre invitée. Par contre, tu peux donner un coup de main pour la cuisine. Je vais d'abord te présenter aux autres.

Il se tourne vers ses compagnons.

— Vous tous ! Voilà Léa qui va peut-être nous rejoindre. J'lui ai proposé de rester avec nous pour le dîner pour qu'elle voie comment ça s'passe.

Des salutations prononcées sur des tons divers me parviennent des neuf personnes présentes. Je leur adresse un bonjour général.

— J'te présente plus spécialement Samuel et Aïsha qui sont de vrais cordons bleus et font des miracles avec rien. Ce sont les chefs de la popote.

— C'est important de trouver un compromis satisfaisant entre restriction et plaisir, m'explique Samuel en souriant.

Sur quoi je m'empresse de lui répondre.

— Tout à fait mon crédo !

— Allez viens, Léa, on a du travail, dit Michel en m'entraînant vers la cuisine.

Le menu du soir se compose d'un poulet à la basquaise accompagné d'une salade verte et de fruits pour le dessert. Je me retrouve à l'épluchage en compagnie d'une certaine Chloé : une dizaine d'années de plus que moi, les cheveux courts, châtain avec quelques coups de pinceau blanc ici et là, une frange qui s'arrête au-dessus d'yeux noisette, lumineux. Comparée à moi, je constate qu'elle doit perdre davantage de poids et la station debout paraît la faire souffrir. Nous travaillons en silence, ce qui me permet d'entendre les échanges des différents groupes.

Le commérage alimente l'un d'eux. Les rumeurs sur les habitants de la vallée vont bon train. Leur plat de résistance rassemble les malheurs et infortunes des autres, les couples qui se forment ou se séparent… Les propos de Christophe me reviennent en mémoire : on trouve de tout parmi les occupants du village. Et ces quatre-là possèdent des langues de vipère bien acérées. S'ils savaient pour Robin et moi. Robin… Un grand sourire me vient au souvenir de l'émoi provoqué par son baiser, tout de suite suivi par une sensation tenace de culpabilité. J'ai rêvé de ce moment bien des fois, mais à présent, je ressens un malaise. Cela relevait davantage du fantasme que de l'espoir, je n'avais pas imaginé le réaliser. Je ne me sens pas prête pour cette aventure, mais le désir est là. Comment…

— Tu as déjà fait ce genre d'expérience ?

— Pardon ?!

J'ai totalement occulté la présence de Chloé.

— Des régimes.

— Oh ça !

Perdue dans mes pensées, j'ai cru un instant que sa question se référait à ma situation.

— Oui, j'en ai beaucoup essayé : hypocalorique, hyperprotéiné, dissociatif, méthode du docteur Truc, maigrir sans avoir faim de madame Machin, plats préparés, substituts… Bref, j'ai certainement contribué à la fortune de tous ces « spécialistes » aux techniques infaillibles ou, a minima, de leurs éditeurs !

Nous en sourions ensemble.

— Et alors ? demande-t-elle.

— Eh bien, je suis ici.

— Pourquoi ça n'a pas marché ?

— La faim était le plus difficile. Une faim si puissante que tes entrailles se dévoreraient entre elles si elles le pouvaient. Quand je me suis attaquée aux couvertures de mon lit, j'ai arrêté.

Cette fois, elle rit franchement. L'étreinte de Robin m'a mise de bonne humeur et l'humour s'impose tranquillement. Toutefois, je reprends plus sérieusement.

— Le découragement aussi est un terrible ennemi. N'obtenir aucun résultat, quels que soient les efforts. Voir la balance continuer de grimper malgré les restrictions. Craquer pour un morceau de chocolat ou un verre de vin et sentir la honte s'installer. Finir par douter de soi et perdre le peu d'estime restant. Je crois que tenter un régime et ne pas réussir est encore pire que de ne rien faire du tout. On se laisse convaincre par tous : « c'est une question de volonté ! » et, si on n'y parvient pas, c'est qu'on est faible et sans valeur. On construit alors un monde comme le nôtre…

— Oui, je connais bien. J'ai fait le même genre de parcours. Les « yakafocon » de la ville n'imaginent pas le mal qu'ils font.

— Les quoi ?!

— Yakafocon : Y'a qu'à, faut qu'on. Pour eux : tout est facile.

— Excellent ! Je ne connaissais pas cette expression.

— Tu n'as plus l'air de trop croire aux régimes, pourtant tu es avec nous ce soir ?

— La plupart des régimes dont je t'ai parlé sont valables pour des personnes qui veulent se débarrasser de quelques kilos, pas pour les gens comme nous. Maigrir, quand on est obèse, nécessite un ingrédient d'une tout autre nature. J'essaie de comprendre lequel. Peut-être le groupe fera-t-il la différence, loin des yeux accusateurs de nos bons concitoyens. Ou alors : la bienveillance. Mais si j'écoute les quatre compères là-bas j'ai un petit doute.

— Bah, ne t'occupe pas d'eux. On n'est pas tous comme ça ici. Et puis même si on est un ensemble, tu fais cette démarche avant tout pour toi.

— C'est vrai, tu as raison. Moi, la vallée m'a clairement changée. Ce n'était pourtant pas gagné, crois-moi ! Je suis simplement étonnée de constater que ce n'est pas le cas de tout le monde.

— À chacun son chemin. Ils comprendront peut-être un jour, ou bien jamais. Personne ne peut le dire. Ce n'est pas toujours facile de lâcher prise. Ils ont beau fanfaronner, ils sont tout de même ici.

Je ne suis peut-être pas le cas le plus désespéré du village, finalement.

— Et toi, Chloé ? Tu as commencé quand ?

— Il y a trois semaines. J'ai perdu deux kilos pour l'instant. Ce n'est pas beaucoup, mais je ne me décourage pas. Il faut un peu de temps pour mettre en place la totalité du programme et tous les organismes ne réagissent pas de la même façon.

— J'aime bien ton optimisme. En plus, ce qu'il y a de cool avec les activités physiques, c'est que ça doit clouer le bec aux commères !

Cette fois, nous éclatons de rire. Une certaine complicité naît entre nous. Chloé deviendra un bon soutien si je me décide.

Le dîner se déroule de manière agréable. La compagnie d'autres humains me fait un bien fou. Il y a plusieurs petites tables rondes joliment décorées — le groupe s'est attaché à créer une ambiance chaleureuse — autour desquelles les gens s'installent en fonction de leurs affinités. Je mange en compagnie de ma nouvelle amie et de Michel qui vient prendre de mes nouvelles.

— Alors Léa, comment tu te sens ?

— Plutôt bien, j'avoue.

— Tu restes avec nous alors ?

— Je vais y réfléchir durant les prochains jours, mais attendez-vous à me revoir. Je dois régler heu… certaines choses pour que ma concentration soit optimale.

— Nous sommes le vingt-deux décembre, tu peux commencer le premier janvier. Un nouveau mois, une nouvelle année, de bonnes résolutions ! insiste Michel.

Les fêtes ! J'avais oublié ce détail !

— La symbolique n'est pas mal en effet. Et puis, ça va bien avec ma nature de me fixer une date, ça me donne le temps de me préparer mentalement.

Le reste du repas se termine tranquillement. Tous deux m'expliquent en détail le fonctionnement d'Énergie Positive. Le groupe se retrouve à partir de dix-huit heures, du lundi au vendredi. Ils commencent les préparatifs du dîner avant une séance de gymnastique de trente minutes. Des douches sont disponibles dans une salle voisine. Il y a une deuxième session de sport, après avoir mangé, pour ceux qui sont absents à la précédente. Ainsi un roulement s'installe. Les premiers arrivés mettent en place, les plus tardifs rangent. Dans les faits, j'ai pu observer cette organisation au cours de cette soirée. Dans la mesure où je viendrai à l'ouverture, je rentrerai chez moi vers vingt heures, disponible pour d'autres activités si je le souhaite. Les week-ends restent libres. Toutefois, il est recommandé de faire de l'exercice chaque jour et de respecter les menus proposés. Enfin, il y a également un temps de partage le mercredi afin d'échanger des conseils ou parler de ses difficultés. Mais l'association n'impose rien.

— Dites-moi, vous avez pensé à tout !

— Si on veut que ça marche, il faut de l'efficacité, de la convivialité et pas trop de contraintes. C'est notre avis, m'explique Chloé.

Michel, trente-six ans, est célibataire et sans famille ici ou là-bas. Grand fan de rugby, l'ambiance du stade les jours de match lui manque terriblement. S'il parvenait à « rentrer », il tenterait de s'y remettre comme au temps de ces quinze ans, avec forcément plus de modération. Il aimerait entraîner un club de jeunes.

Chloé est mariée sans enfants. Son conjoint vit à Grenoble. Cette situation la préoccupe, je le perçois. Il venait chaque semaine au début de son séjour, mais se fait de plus en plus rare.

— C'est étrange, nous confie-t-elle, toute cette expérience, le surpoids, l'isolement, ont fait de moi une meilleure personne, plus compréhensive, plus ouverte, plus intelligente d'une certaine manière. J'ai découvert beaucoup de choses, sur moi-même et sur les autres. Je me sens davantage dans l'attention que dans le jugement. Pourtant j'ai perdu tous mes proches. Je suis devenue un paria. Même mon mari, avec qui nous avons tant partagé, s'éloigne de moi. Ce seul changement de silhouette compromet, à leurs yeux, tous les progrès faits en tant qu'être humain.

Ses propos me touchent. Ferai-je prochainement un constat identique ? Il y a quelque chose de terrible dans cette révélation. Si notre société se focalise sur l'apparence des gens avant leur personnalité, ne sommes-nous pas condamnés en tant que civilisation ? Que transmettrons-nous à nos enfants ? Qu'il vaut mieux être beau et mauvais qu'obèse et bienveillant ? Cela me donne le vertige. Je me sens méprisable d'avoir cautionné un pareil système... Une lecture me revient en mémoire.

— Tu sais Chloé, les Sioux détenaient une philosophie intéressante à mes yeux. Ils disaient : nous naissons tous tels des animaux. Nous parcourons notre vie, faisons des expériences, bonnes et mauvaises, avec un objectif : devenir des êtres humains. Nous sommes tous appelés, mais peu sont élus. Toutefois, le chemin dépend de nous.

Afin d'alléger un peu la conversation dont je vois bien qu'elle peine ma convive, je poursuis.

— Et en cet instant, par les pouvoirs qui me sont conférés, je te déclare, toi Chloé, admise au rang très sélect d'humaine !

Je n'hésite pas à l'adouber avec mon couteau préalablement nettoyé. Elle retrouve le sourire tandis que Michel s'esclaffe.

— Je sens qu'on va pas s'ennuyer avec toi, me dit-il.

Vaisselle faite, salle rangée — j'ai voulu assister au déroulement complet d'une soirée — cette partie de la journée touche à sa fin. J'ai ainsi pu suivre chacune des étapes du groupe. La deuxième séance de gymnastique se met en place. Je considère le moment arrivé de rentrer chez moi et de me confronter à cette journée bien particulière. Samuel me servira de protecteur pour le retour. Il habite juste en face de mon bâtiment et vient aux mêmes horaires. De ce côté-là, au moins, je suis rassurée. Je disposerai de temps avant de réexpérimenter la rue seule. Je quitte mes compagnons d'un soir après leur avoir promis de donner des nouvelles très vite.

Me voilà de retour dans mon appartement, avec mes réflexions et mes rêves, les unes mitigées, les autres colorés. Depuis ce fameux soir où j'ai pris l'importante décision de changer de vie, beaucoup de choses se sont produites. Je me sens encore fragile, mais je vais indubitablement mieux. Des opportunités se sont présentées qui, je l'espère, vont me permettre d'avancer. Je le dois à Robin. Je me remémore, malgré tout, les propos de Chloé sur le changement. Je ne crois pas avoir terminé mon voyage dans ce domaine. Si mon regard sur l'obésité commence à évoluer, moi, je ne peux pas m'accepter. Comment dans de telles conditions concevoir une relation amoureuse ou simplement affectueuse ? J'ai fantasmé sur les bras de mon séduisant facteur parce qu'il représente mon ancienne vie. Mais, que je le veuille ou non, je ne fais actuellement plus partie de son monde, et cherche encore ma place dans le nouveau. Même si je me bats, je ne sais pas si un retour en arrière sera un jour envisageable.

Même si je me bats, je ne sais pas si un retour en arrière sera un jour envisageable !

Allons, pas d'hypocrisie ! Je connais déjà la réponse à cette question. Qu'on abolisse la loi ? Qui sait ? Que je perde du poids ? J'y crois. Mais le rejet, l'exil, la confrontation, les séquelles physiques et morales, tout contribue à faire de moi une autre personne. Je ne dois pas souhaiter un impossible retour en arrière, mais trouver une nouvelle route. Robin. Mon beau, mon tendre Robin, tu symbolises le passé… Je lui parlerai demain. Je lui dirai…

Le téléphone sonne.

— C'est Béa. Comment vas-tu ?

— Tu me surprends en pleine réflexion.

— Envie de les partager ?

— Pas ce soir, je t'avoue, mais je serai ravie de te voir dans la semaine si tu es disponible.

— Justement, je t'appelle à ce sujet. Noël est dans deux jours. Certains d'entre nous passent le réveillon en famille, d'autres non. J'organise un dîner à la maison, ça te tente de te joindre à nous ?

— Mais je n'ai rien prévu ! Pas de cadeaux, rien à me mettre !

— Aucune importance. On dîne juste ensemble, histoire de s'offrir du bon temps, on laisse tomber le folklore. J'ai plusieurs invités qui seraient heureux de te compter parmi nous.

— Vraiment ? Les temps changent !

— Il s'agit de Laurent, Christophe, Vincent, Sandrine — qui t'a accueillie le jour de ton arrivée — son copain Alex, Émilie, son frère Robin et quelques autres personnes que tu ne connais pas.

Robin ! ...

Voilà qui complique les choses, mais j'ai tellement envie d'y assister ! Tous ces jours de solitude... J'ai attendu si longtemps avant d'entrevoir un retour vers la convivialité. Comment pourrais-je refuser ?

— D'accord Béa, je viendrai avec plaisir !

— Fantastique !

— J'apporte quelque chose ?

— Chacun participe selon ses moyens et compétences.

— Deux bouteilles de Champagne, ça te va ?

— La cuisine c'est pas ton truc, hein ?

— Pas vraiment...

— Alors du Champagne, c'est parfait ! Je t'attends vers dix-neuf heures ?

— Je peux venir plus tôt pour t'aider si tu veux. Le bureau de poste ferme à midi et ça nous donnera l'occasion de parler un peu.

— Avec plaisir.

— Ça marche. À mercredi, donc. Et... merci, Béa... Ça me touche beaucoup.

— De rien, Léa.

Je reconnais cette voix-là. Celle d'une femme qui semble toujours en savoir plus long sur nous que nous-mêmes. Une voix sans malice aucune, juste de la bienveillance. « L'âme de cette vallée » m'expliquait Christophe quelques jours plus tôt. J'exulte à l'idée de le revoir. Enfin, de les revoir tous ! Mais avant cela, il me faudra parler à Robin...

Je ne dors pas bien. Toute la nuit, je me bats contre deux horribles petits personnages. Un vrai dessin animé à la Tex Avery, le talent et l'humour en moins. Le premier me répète : Robin est charmant, la vie ne dure pas indéfiniment, profite des bons moments, toute faim de tendresse et d'amour mérite d'être rassasiée. Le second m'avertit : ce beau jeune homme ne constitue pas la réponse, le maintenir dans ses illusions est égoïste. Je ne veux pas le faire souffrir.

Obèse, je me rendrai seulement ridicule. Sans parler de la différence d'âge peu en ma faveur. Je dois lui expliquer. Ainsi mes idées s'éclairciront et le bon choix s'imposera.

Je me torture toute la journée. Je crains l'échange à venir. Et s'il se mettait en colère ? Les conflits me terrifient. La tentation de partir plus tôt afin d'éviter cette confrontation m'effleure. Pourtant, fuir un problème ne le résout pas. Y faire face pour le laisser derrière moi, voilà la seule solution, sans quoi il continuera à nous perturber l'un et l'autre. Mais la vraie question reste : parviendrai-je à lui résister ?

À l'heure dite, j'entends la porte du bâtiment s'ouvrir. C'est lui. Je prends quelques grandes inspirations pour tenter de calmer l'appréhension qui se déverse à toute allure en moi. Tandis qu'il entre dans mon bureau, une évidence me saute aux yeux : je suis incapable de lui dire non ! Sans un mot, il me prend dans ses bras. Il me sert avec force contre lui et reste ainsi quelques instants sans bouger. Paralysée, je parviens juste à poser mes mains dans son dos.

— J'ai rêvé de ce moment depuis la seconde où tu es partie hier.

— Robin…

— Chut, ne dis rien. Laisse-moi en profiter encore quelques minutes.

Nous murmurons, comme inscrits dans une bulle d'où rien ne peut s'échapper. Aucun partage avec le monde extérieur n'est envisageable. Il y a quelque chose de si doux dans cette étreinte, une sensation jamais éprouvée, car j'étais une autre femme la dernière fois qu'un homme m'a tenue ainsi. Je le comprends bien, Robin désire me donner de l'amour. Je ne peux m'empêcher de m'abandonner à cet instant de vie qui me protège de toutes les réalités possibles ou existantes. Puis, cette porte ouverte sur un incroyable rêve se referme. Nous nous éloignons l'un de l'autre.

— Et si on allait le boire ce verre ? propose-t-il.

Dois-je renoncer à tout ce que je viens d'entrevoir ? Incapable de trancher, j'envisage une solution : l'esquive.

— D'accord. Mais dans la mesure où tu connais mieux la vallée, tu choisis l'endroit.

— Ça tombe bien, je sais exactement où aller.

La trace faite dans la neige sur les trottoirs nous oblige à marcher l'un derrière l'autre. Mais Robin se retourne fréquemment vers moi comme pour se rassurer. Nous arrivons devant un bar-restaurant dont j'ignorais l'existence. À ma décharge, la devanture présente une ornementation plutôt anonyme. D'où ma surprise de découvrir un lieu chaleureux, décoré façon chalet de montagne et offrant une certaine intimité à ses clients. Nous nous installons à une table discrète qui nous permet d'être l'un en face de l'autre et d'échapper à l'essentiel des regards, même si la salle est quasiment déserte.

— Je n'avais pas repéré cet endroit dans mes balades, tu as fait le bon choix.

— Il me faut t'avouer une chose avant de me voir attribuer des mérites illégitimes. C'est le seul lieu de ce type dans le village. À part un bistrot moche et froid, fréquenté par de vieux célibataires un peu trop portés sur la bouteille, m'explique Robin.

— Ah ah ! Tu as bien failli me convaincre sur ce coup-là.

Tandis qu'il commande deux chocolats chauds, je m'efforce de réfléchir à la manière d'aborder la discussion.

— Robin, je souhaite te parler de ce qui s'est passé hier.

— Et aujourd'hui !

— Et aujourd'hui…

Je prends une grande inspiration avant de poursuivre.

— D'abord, je tiens à dire que ton intérêt à mon égard me touche profondément.

— C'est plus...

— Laisse-moi continuer s'il te plaît.

— Je me tais.

— Tu as très bien compris. Plaire à un homme comme toi est si loin de tout ce que j'imaginais ! Le premier sentiment que tu m'inspires est de la reconnaissance.

— C'est quoi un homme comme moi ?

— Eh bien, tu sais…

— Non, dis-moi.

— Tu es jeune, charmant et surtout, tu es mince. Dans notre monde actuel, c'est une rencontre inconcevable !

— C'est tout ce que tu vois de moi ? Mon apparence ?

— Tu peux t'en réjouir, tu sais. Mais non, je ne vois pas que ça. C'est grâce à toi si je suis sortie de la grotte sombre et glaciale dans laquelle je m'obligeais à vivre. Et c'est ta générosité, ton ouverture d'esprit, ta sincérité qui m'ont permis d'échapper à la voie sans issue où j'étais engagée. Tu m'as sauvée de moi-même.

— Tu oublies mon incomparable sens de l'humour et mon irrésistible sourire !

Le taquin est de retour. Toutefois, il poursuit :

— Je te remercie à mon tour pour cette agréable description. Cependant, j'attends le « mais ». Tu te prépares à le prononcer si je ne me trompe.

— Tu as également oublié d'être bête.

Il ne répond pas à mon rire. Son regard profondément ancré dans le mien, je perçois l'inquiétude derrière le masque de bonne humeur qu'il peine à afficher.

— Robin. Je suis passée en un instant de l'immobilité totale à un TGV lancé à grande vitesse. En quelques jours, ma vision de la vie a beaucoup changé. De nombreux événements se sont déroulés. Le seul mot qui me qualifie actuellement c'est : stupéfiée. Cela me rend fragile, mes repères évoluent et je ne sais plus vraiment qui je suis ni ce que je désire. Je devine une route qui se dessine devant moi. Je tente de la suivre pour voir où elle me conduit.

— Léa, je ne veux pas devenir un obstacle sur ton chemin. Je souhaite simplement marcher à tes côtés. Tu peux avancer avec une main dans la tienne.

— Béa a évoqué des voies que l'on emprunte seul. Je comprends aujourd'hui ce qu'elle essayait de m'expliquer. Je ne refuse pas une relation avec toi. Mais je ne suis pas prête. Tu dois m'accorder du temps. C'est de ton amitié que j'ai besoin pour le moment.

Espèce de lâche ! ...

— Je ne pourrai jamais te regarder comme une amie. Tu n'as aucune idée de la façon dont les autres te voient. Tu as un charme fou, une personnalité incroyable, une force rare et tu es belle, Léa !

— Belle... tu parles...

— Oui, tu es belle. Il n'y a que toi et les imbéciles pour ne pas le voir. Mais tu es la seule à avoir une excuse.

Des frissons d'émotion me parcourent.

— Tes paroles me touchent vraiment. Je suis convaincue de ta sincérité, mais je n'arrive pas y croire.

Il me prend la main.

— Donne-moi du temps pour te le montrer. Tu mérites d'être aimée telle que tu es.

— Je ne peux pas... Pas encore...

— Je ne te brusquerai pas, Léa. La décision t'appartient. J'attendrai et, jusque-là, je me comporterai comme un ami si c'est ta volonté. Je te demande simplement d'y penser. Je voudrais t'accompagner dans ton combat.

— C'est déjà le cas.

— Je peux te donner tellement plus !

— Je le sais. Mais je ne suis pas prête pour ça...

— Comme je te l'ai dit, je ne suis pas là pour t'accabler, Léa. Ta vie ici est difficile et je ne serai pas un sujet de stress supplémentaire. Je patienterai sagement. D'ici là, demande-moi ce que tu veux.

— Merci, Robin, je désire tellement t'éviter de la peine.

— C'est le cas, je compte bien conserver mes convictions te concernant !

— Au fait, nous allons passer le réveillon de Noël ensemble.

— Béa t'a invitée ?

— Tout juste.

— Voilà une excellente nouvelle ! Tu seras mon plus beau cadeau !

— Robin !

— Ne t'inquiète pas, personne n'en saura rien. Je garderai ça pour moi.

— Tu as intérêt ou bien tu découvriras un trait de mon caractère qui t'est encore inconnu !

— Lequel ?

— La colère !

— Faux ! J'ai déjà eu un petit aperçu lors de notre premier échange à la poste.

— Ça ?! Ce n'était rien par rapport à mes véritables capacités dans ce domaine ! Crois-moi, tu n'as rien vu !

Nous rions tous les deux.

— Sérieusement, Léa, ne t'inquiète pas. Je ne ferai ni ne dirai rien qui pourrait te mettre mal à l'aise.

— Merci, Robin.

— Tu as faim ?

— Eh bien, j'avoue que toutes ces émotions m'ont ouvert l'appétit.

— Très bien. Dînons ensemble alors, j'ai hâte d'en apprendre davantage sur ma nouvelle amie !

— Très drôle ! Mais j'accepte ton invitation avec plaisir.

Je me délecte de ce repas. De loin, le plus savoureux dégusté depuis mon procès. Quant à la compagnie de mon hôte, comment ne pas l'apprécier ? Sans bien le comprendre, je trouve raisonnable de ne pas me jeter, tête baissée, dans une aventure avec lui. Mais comme je regrette déjà l'envoûtante sensation de son corps contre le mien.

Si seulement je t'avais rencontré avant, ailleurs...

Le reste du repas s'achève gentiment. Nous abordons plein de sujets différents et son agréable conversation rend Robin encore plus attachant. Il ne semble pas affecté par ma décision. J'en comprends bien la raison : je lui ai laissé de l'espoir. De nature confiante, il pense que l'avenir répondra à ses souhaits, qu'en se montrant attentionné et présent, j'en arriverai à la seule conclusion possible. Et pourquoi pas après tout ?

Non, je n'ai pas menti quand j'ai affirmé ne pas pouvoir. Jamais je n'accepterai son regard sur mon corps. Je refuse de franchir un tel cap. C'est une faille, un gouffre qui n'offre aucune passerelle pour l'autre rive.

La fin de la soirée venue, il me raccompagne jusqu'à la porte de mon immeuble.

— À quel étage habites-tu ?

— Au second, les fenêtres sans rideaux.

— Tu n'en voulais pas ?

— Disons qu'il en va de l'extérieur comme de l'intérieur. J'ai décidé très récemment d'y consacrer du temps.

— Je bricole pas mal en cas de besoin.

— Et si tu arrêtais un peu d'inventorier tes talents, histoire de me faciliter la tâche ?

— N'y compte pas ! Je suis déterminé à te montrer ma perfection !

Oh, Robin, si tu savais...

— Un yéti aurait plus de chance !

— Je devrais pouvoir trouver un costume en ville si ce sont là tes exigences.

Nous rions de nouveau, peut-être aussi pour cacher la gêne qui s'installe. Je sais qu'il aimerait monter. Il sait que je ne le lui proposerai pas. Il faut nous dire au revoir et aucun de nous deux ne s'y résigne. Fort heureusement, il parvient à s'exprimer avant moi.

— On se voit mercredi, Léa ? Même si on s'aperçoit rapidement à la poste demain.

Prenant mes mains dans les siennes, il dépose un long baiser sur ma joue.

— Pense à moi.

Je lui souris.

De retour chez moi, je me sens piteuse. Est-ce que je ne profite pas un peu de lui ? Probablement. Mais quand on a tant souffert, peut-on vraiment reprocher à quelqu'un de chercher un peu de réconfort ? À moi de trouver le moyen de construire avec lui une belle relation autre qu'amoureuse.

Tant souffert...

Pourquoi ai-je choisi cette expression ? David a constitué une terrible erreur ayant engendré mon procès puis la vallée. Mais avant cela, je nageais dans le bonheur. J'ai eu une vie de rêve : une maison magnifiquement décorée et équipée, l'accès au dernier cri de la mode, des soirées avec des gens de qualité issus du spectacle, de la culture et du sport, une superbe voiture, une carrière fantastique. Combien de personnes peuvent en dire autant ? Malgré tout, des souvenirs plus ou moins anciens resurgissent tel un bataillon d'aiguilles. Ceux que je refuse de garder en mémoire. Ceux qui doivent rester enfouis à jamais. Mais la porte qui les retient semble prête à céder. Non ! Je m'oppose avec force à leur entrée ! Je prends une bouteille de vin, je mets de la musique rythmée et je danse et je bois. Je gagnerai cette bataille, peu importe le prix ! Alors je bois encore et je chante pour clore toutes les issues de mon esprit rebelle jusqu'à ce que la fatigue et l'ivresse m'emportent.

Le matin me trouve dans un état physique très moyen, mais les ténébreuses apparitions ont lâché prise et s'en sont retournées à leur cachot bien scellé.

Je me concentre sur mon travail et le réveillon du lendemain. Je pourrais m'acheter une robe pour l'occasion. Et puis je participerai aux activités d'Énergie Positive dès janvier. Je me sens très motivée et j'obtiendrai des résultats. Je réfléchis aussi à ma première après-midi avec Laurent. Je suis presque heureuse. J'ai plein de projets incluant des gens que j'apprécie.

Le jour venu, je me rends chez Béa, comme prévu. Son appartement m'impressionne. Conçu sur un modèle identique au mien, il semble pourtant très différent. L'omniprésence de tissus — canapé, tapis, coussins, doubles rideaux à la texture soyeuse — lui donne l'apparence d'un nid. Un camaïeu d'ocres, de jaunes, de cuivre, évoque les maisons provençales rustiques, effet renforcé par l'utilisation d'objets en faïence et bois d'olivier. Une douce odeur de lavande me taquine les narines. Me voilà bien loin de mes montagnes.

— Dis donc, tu as un goût phénoménal !
— Merci, Léa.
— Non vraiment ! On se croirait dans les pages d'un magazine. J'aimerais avoir ton talent. Ceci étant, voyant avec quel soin tu t'habilles, j'aurais dû m'y attendre. Tu as gagné ! Je ne sors plus jamais de cet appartement !
— Ou bien je t'aide à décorer le tien si tu veux ?
— Tu ferais ça ?
— Volontiers. Je tiens à préserver mon intimité !
— D'accord ! Tu es embauchée !
Cette fin d'après-midi commence dans la bonne humeur.
— Tu es bien jolie aujourd'hui, reprend Béa.
Je me rembrunis légèrement.
— Oh tu trouves ? J'ai passé des heures à me demander quoi mettre sans obtenir satisfaction. La plus belle robe du monde ne parviendrait pas à dissimuler ce que je suis.
— Alors, n'essaie pas. Il est peut-être temps de t'accepter comme tu es.

On croirait entendre Robin !

— C'est impossible… Tu y arrives toi ?
— Petit à petit, j'ai compris : je ne suis pas uniquement une silhouette.
— Je commence à l'admettre vis-à-vis des autres, mais pas pour moi.
— Pourquoi ça ? Pourquoi ce qui est vrai pour eux ne s'appliquerait-il pas à toi ?
— Je parviens à regarder les gens de la vallée avec plus de compassion. Je le sais à présent : derrière chacun d'entre eux, il y a une histoire personnelle et douloureuse. Il n'en reste pas moins que notre image et notre santé sont dégradées. L'obésité nous détruit.
— Tout comme le handicap.
— Les personnes handicapées n'ont pas choisi.
— Nous non plus, Léa. Et puis est-ce si simple ? Je connais quelqu'un qui s'est retrouvé paralysé suite à un accident de voiture qu'il a provoqué en conduisant à plus de cent trente kilomètres-heure sur une route de montagne. Les trois passagers de l'autre véhicule sont tous décédés. Doit-on pour autant le juger ? Sa punition n'est-elle pas suffisante ? Par ailleurs, il y a une femme ici qui s'est empiffrée toute sa vie, mangeant depuis son adolescence jusqu'à ne plus pouvoir avaler

la moindre miette. Je te laisse imaginer la vision qu'elle renvoyait. Cependant, aucun ne savait quelle belle enfant elle avait été, une vraie poupée, si jolie que son père abusait d'elle presque chaque nuit. S'enlaidir a été le seul moyen de lui échapper, même si elle ne l'a pas fait consciemment. Entre ces deux personnes : celle handicapée et la grosse, laquelle obtiendra la bienveillance d'un public ignorant ? Et dans quel cas cela pourrait-il être juste ?

— J'avoue ne pas avoir réfléchi dans ce sens. Je suis une inculte qui parle sans savoir…

— Non, Léa, mais la vallée devrait te l'apprendre : ça n'a aucun sens de juger les autres. C'est clair, certains ont mal agi et récoltent ce qu'ils ont semé. Mais ce n'est pas leur tour de taille qui te les désignera. Ne te juge pas non plus.

— Ce n'est pas ce que je fais.

— Tu en es sûre ?

— Oui.

— Alors, pourquoi t'être battue pour appartenir à la caste soi-disant sélecte, des gens beaux et célèbres ? Quel prix as-tu accepté de payer pour ça ? Et pourquoi te fais-tu autant de mal à présent ?

— Arrête ! Ça suffit !

— Excuse-moi, Léa.

— Je… C'est un jour de fête, je ne souhaite pas penser à tout ça maintenant. Je sais que tu es bien intentionnée, Béa. Mais ces jours-ci, malgré les événements de l'autre soir, j'arrive presque à me sentir heureuse. Je voudrais juste en profiter un peu.

— Tu as raison. D'ailleurs, je vois Christophe. Commençons les préparatifs, sinon nous dînerons à minuit.

À nous trois, le travail avance bien et l'installation des festivités s'achève quand les convives se présentent, les bras chargés de victuailles et de boissons diverses. Robin se montre gentil et discret, il ne s'éloigne toutefois jamais vraiment de moi. Émilie ne manifeste aucun changement, ce qui me rassure. Je rencontre de nouvelles personnes, dont une famille avec deux jeunes et minces adolescents. Le couple s'est connu dans la vallée où ses enfants sont nés. Je découvre à cette occasion l'existence d'une école dans le village. Elle accueille quatorze élèves d'âges divers en une classe unique.

L'apéritif au champagne est émaillé d'anecdotes et de blagues provoquant des cascades de rires. L'autodérision domine et si l'on évoque un absent, ce n'est jamais dans un mauvais esprit. Je savoure chaque minute. Une douce béatitude m'envahit. En dehors de ce lieu et de ces instants, plus rien ne compte. Un espace dépourvu de malveillance où aucun regard moqueur ne scrute le contenu de nos assiettes ni les formes des présents. Une évidence me frappe alors : je les aime. Et même si je les connais à peine, ils m'importent plus que les gens rencontrés dans mon autre vie.

Béa nous invite à passer à table. Pas de préséance, chacun choisit sa place. Je m'installe non loin de la cuisine, entre Christophe et l'un des jeunes, afin d'aider notre hôtesse durant le repas. Mais je constate rapidement que les habitués de la maison n'hésitent pas à prendre des initiatives. Chacun participe le plus naturellement du monde. Robin s'est assis en face de moi. Laurent se trouve à l'autre extrémité de la table. Échanger avec lui va se révéler difficile. Ce n'est pas grave, samedi nous nous retrouverons tous les deux et je tenterai de découvrir une nouvelle parcelle de ce mystérieux personnage.

— Tu veux un peu de vin blanc, me demande Christophe ?

— Léa préfère le rouge, intervient Robin en me servant d'autorité.

J'apprécie d'être au centre de tant d'intérêt. Après la dégustation des entrées, j'entreprends mon jeune voisin sur sa vie dans ce lieu non conçu pour lui. Il évoque ses relations épistolaires avec ses cousins qui habitent Grenoble. Le plus difficile consiste à ne disposer d'aucun accès aux activités des ados de son âge : clubs de sport, jeux vidéo, réseaux sociaux... sans parler d'une petite copine. Je ne peux qu'imaginer la dure condition des enfants de la vallée. Il me parle également du déroulement de sa scolarité. Gérer une classe d'élèves de niveaux différents s'avère certainement ardu pour l'enseignant.

— Il faut comprendre qu'aucune infrastructure n'existait lorsque les premiers habitants ont débarqué. Juste un centre médical piteux et les locaux de l'administration, explique Christophe.

— Un seul magasin d'alimentation fonctionnait, renchérit Vincent.

— Ils ont tout créé à partir des compétences qu'ils apportaient, et développé les choses au fur et à mesure que des gens les rejoignaient avec de nouveaux savoir-faire. Quant à ce qui manquait, ils le réinventaient.

— C'est proprement scandaleux ! Des animaux auraient été mieux traités ! s'énerve Robin.

— Voilà, Léa, c'est parti. Pas de repas dans la vallée sans qu'on aborde la question. C'est un rituel immuable, me murmure Béa.

— Si vous pouviez choisir aujourd'hui, souhaiteriez-vous retourner en ville ? Quand je vois notre assemblée de ce soir, certains d'entre vous n'auraient-ils pas des doutes ? demandé-je en m'adressant à tous.

— Pour ce qui me concerne, ma décision est prise. Tout le monde ici connaît ma position sur le sujet. Personne ne mérite le traitement qu'on nous inflige. Nous devons nous battre pour changer cette loi inique ! proclame l'aîné de mes voisins de table.

— C'est vrai, mais je ne sais pas si je pourrais retourner chez eux. Retrouver l'existence quittée à mon départ ? Non ! Je préfère rester ici parmi les gens qui me ressemblent. Au moins, je peux vivre sans me cacher, nous livre Béa.

Je comprends alors pourquoi elle donne tant aux habitants du bourg. Elle ne s'imagine plus ailleurs.

— Ce n'est pas chez eux ! C'est aussi chez nous ! Et c'est à nous de les convaincre. Nous devons lutter non seulement pour rentrer, mais également pour faire reconnaître nos difficultés. L'obésité morbide est une maladie. Elle nécessite des soins et une prise en charge par des collectifs de spécialistes médicaux. Il faut persuader les gens de changer leur point de vue à notre égard. C'est même la première étape pour pouvoir partir d'ici, rebondit Christophe.

— Moi, je comprends les doutes de Béa. Les choses n'évoluent guère dans le bon sens en bas. Bientôt, ils créeront aussi des ghettos pour les vieux ou les moches, allez savoir où s'arrête la folie humaine. Cela s'est déjà produit dans l'histoire de vouloir éradiquer les personnes différentes qui dérangent, réagit Robin.

— Et si on est les trois à la fois, ils nous mettront où ? ironise Vincent.

Laurent n'intervient pas. Peut-être ne se sent-il pas autorisé à participer à ce débat qui ne le concerne plus directement.

— Des voix commencent à s'élever un peu partout pour dénoncer notre exclusion. J'ai entendu parler d'un collectif d'intellectuels qui a lancé une pétition. Elle circule actuellement sur internet. Nous ne sommes pas aussi seuls qu'ils s'évertuent à le laisser croire. Si on prenait contact avec ces opposants, nous pourrions unir nos forces, s'enflamme Christophe.

— Comme Béa, cela me fait peur, confie la mère des deux adolescents. Nous vivons ici depuis tellement d'années maintenant. Nos fils ne connaissent rien en dehors de la vallée. Et puis se confronter à nouveau au regard des autres… J'en ai la chair de poule.

— Et qu'adviendra-t-il le jour où les enfants commenceront des études supérieures ? Nous les laisserons partir, condamnés à rester là ? Qui prendra soin d'eux là-bas ? Moi je veux pouvoir les accompagner, répond leur père avec véhémence.

— Moi j'ai pas besoin de vous, j'veux juste me tirer, marmonne l'un des jeunes.

— T'es vraiment trop con ! Tu comprends que dalle ! Tu feras quoi tout seul ? lui renvoie son frère en colère.

— Au moins, j'aurai des potes normaux !

— Normaux ? C'est toi l'attardé oui ! Tu crois pas qu'ils devraient avoir le choix et nous aussi ?

— Choisir. C'est le mot clé, intervient laconiquement Vincent tentant de faire diversion.

— Tout se résume à ça. La liberté pour chacun de choisir ce qu'il souhaite faire de sa vie, où et avec qui.

Robin ne rate pas l'occasion de m'adresser un regard des plus significatifs tout en faisant cette déclaration.

— Mais notre santé importe aussi. Et ce n'est pas dans la vallée que nous trouverons les réponses et les ressources qui nous permettront d'envisager un rétablissement, affirme Émilie.

— Et si nous passions au dessert ! Dans ce domaine, j'ai de quoi rassasier votre appétit. Quant aux affamés de liberté, il faudra encore patienter, proclame Béa, visiblement désireuse de mettre fin à ce débat.

Et cela a l'effet attendu. Tout le monde ne pensant plus qu'à s'extasier sur le magnifique gâteau réalisé par la sœur de notre facteur.

Ainsi se poursuit cette soirée. Au dîner succèdent des jeux de société qui offrent l'occasion de bien des fous rires. Quand je ne suis pas avec Robin, je fais équipe avec Christophe, ce qui provoque une amicale confrontation entre eux deux.

La nuit est déjà très avancée quand nous décidons de nous séparer.

— Nous te raccompagnons ? propose Émilie.

— Inutile de faire un détour, je m'en charge. L'appartement de Léa est sur ma route, intervient celui qui fut mon premier garde du corps dans le village.

— Merci à vous tous, je me sens vraiment en sécurité grâce à votre gentillesse. Béa, c'était une soirée formidable, je ne te remercierai jamais assez de m'avoir invitée.

— Maintenant, tu connais le chemin. Reviens quand tu veux.

Puis s'approchant de moi, elle me murmure à l'oreille.

— Je comprends mieux pourquoi tu as le sentiment d'être heureuse ces temps-ci.

Sur quoi elle m'adresse un sourire complice. Mais ma réponse doit davantage ressembler à une grimace. Pourquoi me dit-elle ça ? A-t-elle perçu ce que Robin et moi cachons ?

Tout le monde se quitte sur des embrassades générales. Certains, un peu trop saouls, montrent une gaîté légèrement excessive, mais communicative. Et c'est une bande de joyeux lurons qui se retrouve dehors avant de s'éparpiller au gré des croisements alentour.

— As-tu passé une bonne soirée, Léa ? me demande Christophe.

Nous marchons côte à côte dans la neige, au milieu de la rue déserte, des sons de fêtes nous parviennent de quelques fenêtres.

— Je n'avais plus partagé de moments comme ceux-là depuis si longtemps. Je ressens beaucoup d'émotions. L'histoire et l'attitude des deux frangins m'ont un peu ébranlée… Je pense aussi à mon frère et mes nièces. C'est la première fois que nous sommes séparés pour Noël… Ils me manquent. Tout ce temps sans nouvelles. Mon dernier échange avec lui s'est révélé si douloureux pour nous deux. Je sais qu'il en souffre aujourd'hui, tout comme moi, mais on ne voit pas comment en parler et reprendre le dialogue… Enfin bref ! Grâce à cette soirée, j'ai l'impression de renaître littéralement. Je n'en reviens pas de l'indulgence que vous me montrez.

— Y a-t-il une chance pour que la nouvelle toi me passe le coup de fil attendu ?

— Hum, tu as de la suite dans les idées.

— Tu n'imagines même pas.

— Dis-moi, tu étais sérieux quand tu parlais de lutte aux côtés de gens d'en bas ?

— Extrêmement. J'ai d'ailleurs envoyé plusieurs courriers pour prendre contact.

— Tu accepterais de m'en donner des nouvelles ? Je ne sais pas très bien comment je peux m'impliquer. Mais je ne veux pas, si l'opportunité se présente, penser que je n'ai pas agi.

— Comment ?! Tu veux que moi je t'appelle ? Vraiment, tu exagères !

Son beau sourire dément le ton indigné de ces propos.

— Absolument ! C'est le prix à payer pour obtenir le privilège d'entendre le son de ma voix. En plus, je te donne un bon prétexte.

— Et si les nouvelles tardent à venir, je suis obligé d'attendre ?

— Tu peux toujours m'appeler le premier janvier, je n'y verrai que du feu !

— C'est malin ! J'en suis sûr, tu feras une superbe rebelle. Tu détiens des dons naturels de stratège.

— Ben voyons ! Je ne suis pas un corbeau, monsieur le renard. Vos flatteries ne m'atteindront pas.

— Des chocolats peut-être ou alors des fleurs ?

— C'est d'un banal ! Rien de plus original ?

— Tu es dure en affaires.

— J'ai vu du pays.

— C'est donc ça qu'on apprend aux demoiselles qui voyagent ?

— Durant certains voyages, oui. Me voilà chez moi.

— Décidément, je trouve ce village vraiment trop petit.

— Ça donne plus de chance de se rencontrer.

— Voyez-vous ça ? Notre Léa devient positive !

— À cœur vaillant, rien d'impossible !

Comme toujours, notre conversation s'achève dans le rire et la joie. C'est pourquoi j'aime tant mes discussions avec lui. Toujours un petit défi à relever. Et j'adore ça. Nous nous séparons avec la promesse de nous revoir bientôt.

Tandis que je regagne mon foyer, une torpeur bienheureuse m'imprègne. Comment tant d'ombre a-t-elle disparu au profit d'une si riche palette de couleurs ? Presque naturellement me revient l'image d'un des plafonds du château de Versailles. L'artiste, Charles Le Brun, a peint toute une série de personnages installés sur des nuages plus ou moins sombres qui s'éloignent du point central où ne subsiste qu'un ciel bleu éclaboussé de lumière. Toute symbolique culturelle écartée, cela dépeint si bien mes nouveaux amis et la soirée que nous venons de partager. Certes, l'alcool est un peu fautif dans cette vision quasiment idyllique, de nombreux obstacles se dressent encore sur ma route et l'avenir reste bien incertain. Mais en cet instant, je ne souhaite penser à rien de tout cela. Je veux regarder demain comme une majestueuse étoile dont la brillance illumine le futur.

Il avait seize ans et s'appelait Thomas. Léa venait d'entrer dans sa quinzième année. Ils s'étaient rencontrés dans ce village de vacances languedocien proche de la mer. L'ensemble des adolescents constituait un groupe qui leur permettait d'échapper aux contraintes parentales. Toujours actif, il palpitait au rythme de ceux qui partaient, remplacés par ceux qui arrivaient. Certains se connaissaient d'ailleurs, d'autres des années précédentes.

Elle était très vite tombée sous le charme de ce tout jeune homme séduisant, athlétique, gentil, aussi blond qu'elle était brune, animateur d'un club sportif de hockey sur gazon qui, comme conduit ici par la destinée, habitait Grenoble. Son cœur encore innocent s'était enflammé et ils avaient échangé leur premier baiser. Tout était bonheur. Les après-midi au bord de la piscine ; les jeux propres à cet âge alternant avec des séances de bronzage ; les bavardages sur la musique, le cinéma, la famille ; les balades en soirée, sous la lumière de la lune et des étoiles ; les feux de camp sur la plage de sable fin, accompagnés par les accords d'Alex sur sa guitare.

Bien calée au creux des bras de son grand et premier amour, elle aurait voulu que ces instants durent toujours.

Mais le jour du départ était venu pour le prince charmant et avec lui, le cortège de toutes les dernières fois à vivre ensemble avant longtemps. En fait, ils étaient trois à partir le lendemain, tous Isérois. L'un d'eux eut l'idée de réunir le groupe jusqu'au moment des « au revoir ». Après avoir obtenu l'autorisation de leurs parents, tous s'installèrent dans une grande tente. Ils étaient sept alors, trois filles et quatre garçons. L'un d'eux sortit de son sac une bouteille d'alcool. Léa n'avait jamais bu à ce jour, mais malgré son appréhension, elle ne voulait pas passer pour une gamine aux yeux des autres. Thomas l'encouragea à essayer et l'invita à recommencer à plusieurs reprises. Elle fut vite gagnée par l'ivresse. Elle riait de tout et appréciait de voir les contours du monde s'effacer petit à petit. Elle se sentait puissante. Elle avait la conviction d'entrer dans un lieu privilégié où tout est possible. Sans bien s'en rendre compte, elle accepta de tirer quelques bouffées d'une cigarette que l'un d'eux avait fabriquée. Encore une première fois qui la remplit d'extase.

Les caresses de son compagnon, l'alcool, la fumée, tout se mélangeait pour les conduire hors du temps et des incertitudes.

— Si tu m'aimes vraiment, tu dois faire l'amour avec moi, répétait-il.

Cela lui sembla si simple. Elle l'aimait. Elle l'aimerait toujours. Elle se donna à lui. Elle eut mal puis découvrit le plaisir à travers ce nuage d'allégresse et de rêves où ses sens captaient des couleurs, des senteurs, des émois inconnus. Ce monde merveilleux où, la prenant par la main, il l'avait conduite étape par étape. À l'aube, elle s'éveilla dans ses bras, l'esprit brumeux, mais dans le ravissement d'avoir été choisie par celui qui était devenu « son copain ».

Quand arriva l'heure de se quitter, son cœur se déchira. Elle devrait attendre une semaine avant de le revoir à Grenoble. Cela lui semblait une éternité difficile à surmonter. Il y eut un ultime baiser, le contact de son corps contre le sien, son premier « je t'aime » qu'elle murmura à son oreille, puis il disparut dans le nuage de poussière soulevé par la voiture. Elle resta un moment au bord du chemin, hébétée, fatiguée par les licences de la soirée précédente. Puis elle pensa qu'ils ne s'étaient pas perdus. Quelques jours les sépareraient et ils se retrouveraient. Elle lui envoya un message plein de tendresse depuis son téléphone et décida d'aller dormir.

Elle se réveilla trois heures plus tard, guère plus fraîche qu'au petit matin. Elle saisit son portable, convaincue d'avoir une réponse, mais il n'y avait rien. Elle lui écrivit de nouveau, encore et encore. Elle se sentait plus proche de lui en ayant l'impression de lui parler. Elle lui dit tout ce qu'il représentait pour elle, combien leur vie ensemble serait belle. Mais les heures passèrent sans qu'aucun retour ne lui parvienne. Il était sur la route, il n'y avait probablement pas de réseau.

La soirée arriva, puis une nouvelle journée. Le téléphone restait silencieux. Et l'angoisse prit possession de Léa. Installée au creux de son être, elle grandissait petit à petit au fur et à mesure que les jours s'écoulaient. Elle ne comprenait pas. Le doute vint s'asseoir à la table de son chagrin, formant un couple infernal qui la broyait de l'intérieur. Malgré le contact qu'elle gardait avec l'un des deux autres Isérois, elle n'arrivait pas à avoir de nouvelles ni de réponse, son interlocuteur restant très évasif. Jusqu'à ce jour, fin septembre, où il accepta de lui révéler la vérité. Celui à qui elle avait donné son cœur avait une petite amie depuis deux ans. Elle avait été le coup d'un soir…

Léa sombra dans un chaos où se mêlaient : amour, trahison, manque, espérance, incompréhension, mélancolie, impuissance… À la nuit, elle s'endormait en pleurs et ne trouvait qu'un sommeil haché, peuplé de cauchemars, les larmes l'accueillant dès son réveil… De temps en temps, elle se prenait à imaginer que tout cela était faux, qu'il y avait une explication, qu'il allait revenir. Ainsi les semaines puis les mois passèrent. Elle vécut au plus profond d'un sinistre brouillard créé par son amour perdu. Incapable d'échapper à la détresse qui la rongeait, elle finit par se convaincre : elle ne valait rien, personne ne l'aimerait jamais, elle méritait son sort. Après tout, elle avait déjà été trahie une première fois, il y avait longtemps...

Brisée, elle trouva refuge dans la consommation de cannabis, seul héritage qu'il lui avait laissé, et commença, à l'aide d'un morceau de verre, à scarifier ses avant-bras. Elle cherchait dans cette douleur un apaisement qui, bien que fugitif, se révélait réel.

Comme c'est étrange...

La perte

Le reste de la semaine s'écoule au rythme des préparatifs pour le grand bal du trente et un. Il réunit tous les habitants de la vallée qui le souhaitent. J'ai appris son existence lors du réveillon de Noël. Chaque volontaire participe à la décoration, l'installation et le buffet de la salle. Comme je pouvais m'y attendre, Béa dirige les opérations.

À ma grande surprise, mon investissement dans le projet donne un résultat étonnant. Cela va au-delà du plaisir de retrouver une vie sociale et d'être raccompagnée par Christophe dont la présence me ravit chaque fois davantage. Plus profondément, ces instants m'offrent l'opportunité de me réconcilier avec la majeure partie des villageois. Tous les jours après le travail et durant le week-end, je rejoins l'un des groupes qui préparent les festivités. Je leur suggère d'ailleurs quelques idées qu'ils apprécient. C'est l'occasion de nombreuses discussions à deux ou plus, sur des sujets sérieux ou non, qui me permettent de mieux appréhender cet univers si longtemps rejeté.

Je m'instruis beaucoup grâce aux histoires de chacun, aux parcours qui les ont conduits ici. Un rituel implicite s'accomplit quand on rencontre une nouvelle personne. La même question fuse toujours : « Et toi, que t'est-il arrivé ? » J'ignore encore s'il s'agit d'un besoin de communiquer sur ses problèmes ou un moyen de dédramatiser notre présence dans la vallée. Cela pourrait s'apparenter à un groupe de parole spontané. Je reste désemparée devant toutes les épreuves portées avec difficulté par tous. Dans le même temps, une autre vérité s'impose également vite à moi. Si un nombre non négligeable de personnes sont obèses pour des raisons de santé physique — diabète, endocrinologie, génétique, stress, addiction, et cetera —, beaucoup sont malades suite à des tragédies survenues parfois dès l'enfance. À écouter tous ces témoignages, il me vient un ressenti familier : grossir a été le moyen, pour beaucoup, de s'enfermer au centre de quelque chose qui nous protège.

« J'ai l'impression qu'il n'y a que moi entre toi et le reste du monde », dit un père à sa fille dans une série. Peut-être que tous ces kilos ont pour mission de prendre la place de cette protection défaillante face aux cruautés de l'existence. Comme cette femme qui raconte avec quel mépris la traitait son ex-mari, l'accablant de reproches et d'humiliations. Elle constate aujourd'hui avec une terrible simplicité :

— Mon obésité est une torture.

Ai-je voulu me prémunir physiquement des coups de David ? Comme une armure…

Il existe aussi un autre groupe : ceux qui se punissent, la plupart du temps pour des crimes imaginaires. Un soir, j'écoute le témoignage poignant d'un homme qui a grandi sous le joug d'une mère tyrannique. Elle l'accusait de porter la responsabilité du départ de son père alors qu'il avait six mois au moment des faits. Ce qu'il a enduré est indicible : coups, gavage, isolement et pire encore qu'il préfère retenir. Sa génitrice lui répétait que c'était de sa faute. Il s'est détruit par culpabilité…

Se protéger ou se punir, souvent les deux, mais toujours une constante : la souffrance. Peu d'entre eux prennent conscience du lien existant entre le récit de leur vie et leur réalité présente. Il saute pourtant aux yeux de tout observateur attentif.

Je comprends petit à petit à quel point le traitement qui nous est dévolu relève de l'injustice ; que nous sommes les victimes d'une société défaillante, incapable de sauvegarder ses enfants, préférant, une fois le mal accompli, les abandonner au fin fond d'une vallée.

La honte me saisit pour avoir si longtemps cautionné ce système. Je me remémore ma scandaleuse attitude lors de mon arrivée et les semaines suivantes. Je me considérais comme une femme brillante, j'étais juste un mouton, manipulé par une pensée collective, cruelle et sectaire. En écoutant l'histoire de ces réalités multiples, aussi nombreuses et uniques que les âmes vouées à l'exil en ce lieu, une nouvelle évidence s'impose à moi. Nous devons nous battre ! Refuser d'être traités ainsi ! Accéder à des soins ! Christophe a raison, maigrir n'est pas la solution pour quitter cette geôle, ça ne l'a jamais été. Je me joindrai dès demain à ceux qui s'investissent déjà dans cette lutte et avec eux, je chercherai le moyen de convaincre tous les présents de nous suivre !

Samedi. Le seul jour où j'échappe à l'effervescence locale. Comme convenu, je retrouve Laurent dans son magasin.

— Ravie d'être là !

Il me répond d'un simple sourire. Je me souviens, l'homme est peu loquace. Je vais devoir apprendre à l'apprivoiser.

— Venez, je vous montre votre lieu de travail.

Il me conduit dans l'arrière-boutique où je découvre un invraisemblable capharnaüm. Des empilements de livres, mais surtout des boîtes et des paquets en quantité, amoncelés sur des étagères qui encombrent la pièce peu vaste. On se demande comment elles supportent tant de poids. Au milieu de tout cela, un bureau enfoui sous des tonnes de papiers et d'instruments divers dont je ne connais pas l'usage.

— Je déteste le rangement, avoue mon compagnon.

— Il semblerait !

— Voici vingt ans de travail dans le village. Je communique avec de nombreux correspondants dans le monde. Ils m'ont envoyé, durant tout ce temps, quantité de minéraux en vue d'enrichir ma collection. Je ne parviens pas à tout exposer. Beaucoup sont arrivés endommagés, mais je n'ai pas voulu jeter les morceaux non exploitables. Certains colis n'ont même pas été ouverts. Tout se trouve là. Je souhaiterais que vous pratiquiez un tri dans tout cela et m'aidiez à organiser cet espace pour qu'il devienne un lieu où je retrouve ce que je cherche.

Voilà un discours qui dépasse la longueur de ses répliques habituelles.

— Quel métier exerciez-vous à l'origine ?

— Géologue, bien sûr.

Il me regarde curieusement comme s'il venait d'énoncer une évidence. Puis son expression change, s'adoucissant, laissant juste une fugitive étincelle éclairer ses pupilles.

Qu'est-ce que tu mijotes, grand-père ?

Je choisis d'en revenir au travail.

— Cette mission me parait dans mes compétences. Si je ne suis pas fortiche en décoration, l'organisation par contre ça me connaît.

— Bon courage.

Sur quoi, il s'en va.

Un instant, je suis prise de vertige au regard de la tâche qui m'attend. Mais une fois encore, cette activité m'apporte exactement ce dont j'ai besoin. Mon parcours subit de grands bouleversements. J'en ai anticipé certains, pas d'autres. Tout s'accélère. J'ai accepté ma réalité. Mais je ne dispose pas du temps nécessaire pour réfléchir au présent, avant qu'autre chose se produise. Organiser l'espace m'aide à structurer mes pensées. Je ne sais pas très bien comment cela fonctionne, mais j'ai constaté le même phénomène quand j'ai décidé de ranger mon appartement. J'en éprouve le désir comme si cela constituait une sorte de thérapie.

Allez, au boulot !

Je m'attelle à la tâche avec enthousiasme : nettoyant, déplaçant, jetant, balayant, lisant... Le tout avec détermination, jusqu'à l'arrivée de Laurent.

— Il faudrait peut-être songer à rentrer chez vous ?

Absorbée par mes activités, je ne l'ai pas vu entrer.

— Pourquoi ? Il n'est pas si tard ?

— Dix-neuf heures. Cela fait cinq heures que vous pataugez dans cette poussière.

— Déjà ?!

Je n'en reviens pas. Le temps s'est écoulé si vite !

— Vous préférerez probablement ne pas sortir au-delà de cette heure ?

— Vous avez raison, comme d'habitude, admets-je d'un ton complice, venez, je vais vous montrer mon travail.

Je lui donne un aperçu de mon organisation.

— C'était judicieux de vous faire confiance.

— Rien à redire ?

— Quoi que vous décidiez, ce sera mieux qu'avant.

— Je ne vous contredirai pas. Mais la fonctionnalité de cet espace reste l'objectif de mon action.

— Ne vous inquiétez pas de cela.

— Voilà une réponse plutôt énigmatique.

— La lumière viendra en son temps.

Nos regards se croisent. Quelque chose brille dans le sien. J'en suis convaincue, il a une idée derrière la tête en me demandant d'accomplir cette tâche. Ou bien s'agit-il de la suggestion d'un autre ? Non, pas question de devenir paranoïaque. Cela me fait du bien et c'est ce qui compte. L'a-t-il deviné avant moi ?

— Je vous raccompagne, Léa. Je ferme de toute façon.

— Je rejoins l'atelier de préparation du Nouvel An. Est-ce votre chemin ?

— Pas vraiment, mais cela ne me dérange pas. Les distances dans la vallée excèdent rarement quelques centaines de mètres.

— Merci pour le travail et la compagnie, alors.

— À votre service, jeune fille.

— Jeune fille, plus tout à fait.

— Quand vous aurez mon âge, vous penserez différemment. On ne sait jamais profiter de ce que l'on possède.

— C'est vrai, on préfère se lamenter sur l'objet de nos pertes ou l'inaccessibilité de nos rêves.

— Pourtant, rien n'est plus essentiel qu'ici et maintenant.

— Ici et maintenant... Je crois comprendre ce que vous voulez dire.

— Vous le comprendrez un jour.

— Vous avez fini de me taquiner avec vos mystères ?

Il me sourit.

— Serez-vous des nôtres mercredi soir ? lui demandé-je.

— Je ne participe plus à ce genre d'événement depuis le décès de ma femme.

— C'est dommage. Il y en a d'autres en dehors de la fin d'année ?

— Quand un membre de la communauté est autorisé à quitter la vallée.

— Parce qu'il a maigri ?

— Oui.

— Ça se produit souvent ?

— Non.

— Mais ça arrive.

— Oui. Le dernier était atteint d'un cancer. On n'a pas réellement fêté ça.

— J'imagine...

J'ai envie de lui parler de l'association dans laquelle j'espère bien réussir l'exploit de perdre du poids, mais quelque chose me retient. Peut-être mes nouvelles convictions. Que penserait-il de ma volonté de me battre ? Tout cela n'est pas encore suffisamment abouti pour aborder le sujet avec lui. Maigrir, changer les choses, parviendrai-je à lutter sur les deux fronts ?

Le réveillon arrive. L'après-midi est chômé pour permettre à tous de se préparer. Dans la salle commune, l'activité pourrait se comparer à une ruche. J'admire le travail accompli. La pièce, magnifique, rayonne de l'esprit d'une Saint-Sylvestre brillante et joyeuse. Le goût de Béa se révèle dans chaque détail : son cadeau aux résidents de la vallée. Ainsi, l'espace d'un soir, ils oublieront où ils se trouvent.

— Alors, qu'en penses-tu ?

— Béa ! Tu te déplaces comme un chat ! Je ne t'entends jamais venir !

— C'est juste le bruit environnant.

— Tu as accompli un exploit, c'est grandiose ! Et quelle jolie robe ! Le rouge te va à ravir !

Elle ignore mon compliment.

— Tu es bien placée pour le savoir : on a tous participé.

— Possible, Béa, mais sans un bon pâtissier, les meilleurs ingrédients ne font pas un savoureux gâteau.

— Merci, Léa, cela me touche particulièrement venant de toi.

— Je n'ai pourtant pas tes dons de décoratrice.

— Tu disposes de bien d'autres talents.

— Nous voilà bien sérieuses pour une soirée de gala !

— Tu as raison, je file. J'ai mille détails à régler. Je te souhaite une excellente fête. Mais je ne m'inquiète pas pour toi.

Elle disparaît dans la foule grandissante sans me laisser le temps de lui demander des éclaircissements sur cette affirmation étrange.

L'heure des réjouissances approchant, je regagne mon poste. J'ai accepté de m'occuper du bar durant les deux premières heures. Je ne l'avoue pas, mais j'appréhende la soirée. Danser au milieu de gens si différents m'angoisse. Je suis bien décidée à éviter cet écueil. Servir des boissons me conviendra tout à fait. Je me préserverai tout en profitant de l'événement. Car je le reconnais, cette ambiance musicale et festive m'enchante tout autant qu'elle m'effraie. Je retrouve avec plaisir Chloé, assignée à la même tâche.

— C'est super, on travaille ensemble ! m'exclamé-je.

— Oui, ta dernière soirée avant d'attaquer le régime avec nous.

— C'est vrai. J'en profiterai donc au maximum ! Ton mari t'accompagne ?

Le visage de mon interlocutrice se crispe et je comprends immédiatement que j'ai posé la mauvaise question.

— Non. Avec cette vilaine météo, il a jugé préférable de ne pas prendre la route. Il viendra quand les conditions seront plus favorables.

— Alors nous allons festoyer entre filles. Après tout, on se passera très bien de cavalier !

Ma tentative d'humour ne l'atteint pas vraiment. Toutefois, elle s'efforce de sourire et d'approuver.

— Excellente idée ! Et puis, installées au bar, on va pouvoir abuser de l'alcool !

— Eh bien, Chloé, tu m'avais caché ton côté obscur ! Moi qui comptais sur toi pour me maintenir dans le droit chemin.

— Il faut toujours se méfier de l'eau qui dort.

— Très juste, mais oublions l'eau pour ce soir.

Nous rions de bon cœur cette fois-ci.

L'espace se remplit rapidement. Cinq cents personnes sont attendues. Un gros tiers des habitants. Je sens d'anciens réflexes surgir devant tant d'obèses réunis au même endroit. Je m'en irrite. Malgré tout, l'effet reste étrange. En bas, ils avaient disparu de notre vision. En apercevoir un constituait une exception. Mais ce soir, ils sont si nombreux. *Nous* sommes si nombreux… C'est vrai : si l'on parvenait à mobiliser tout ce monde, notre mouvement pour la suppression de la loi serait fort. J'en parlerai avec…

— Bonsoir, ravissante dame.

— Robin !

— Quelle élégance !

— J'ai pourtant beaucoup à t'envier.

— Je ne tiens pas du tout à ce que tu me ressembles !... Tu m'as manqué cette semaine. Tu quittais le bureau bien tôt.

— J'en suis désolée. Je participais à la préparation. Mais tu apprécierais mes progrès !

— Ah ? Aurais-tu enfin compris ? Nous sommes faits l'un pour l'autre !

— Heu… Je parlais de mes échanges avec les villageois.

— Dînons ensemble, tu me raconteras tout ça. J'adorerais goûter à ta cuisine.

— Robin…

— Je te taquine. Un petit resto serait sympa aussi.

— Je ne pourrai pas cette semaine… Enfin, c'est compliqué. Je t'expliquerai. Si tu es d'accord, on se retrouve un soir vers vingt heures trente et on prend un verre ?

— Tu m'intrigues.

— Aucune raison. Mais je préfère ne pas parler de mes projets ce soir.

— Entendu. Pour la peine, je retiens ta première danse ! Quand tu auras terminé ici.

— Tu… Tu veux danser avec moi ?

— Il y a beaucoup de choses que je désire faire avec toi. Danser en fait effectivement partie.

— Mais je…

— Ne discute pas. Je connais déjà tous tes arguments et je les réfute en bloc !

— Tyran !

— Fais-moi confiance, Léa.

— Je ne peux pas… Ce n'est pas toi. C'est…

— Hé, ma p'tite dame, on va pas se servir tout seul ?!
Cette voix !
— Ça fait cinq minutes qu'on attend nos bières !
Cette voix ! Je dois m'enfuir, vite !
— Qu'est-ce qui se passe Léa, tu es devenue livide ?
— Je dois sortir d'ici !
Je me précipite vers l'entrée, suivie de Robin.
— Mais qu'est-ce qui t'arrive ?
— Christophe, je dois parler à Christophe !
— Je vais le chercher.
— Non ! Ne me laisse pas !
L'intéressé apparaît alors comme par enchantement.
— Léa ? Ça va ? Je t'ai vu sortir comme une fusée.
— C'est lui !
— Qui lui ?
— Celui qui m'a agressée ! J'ai reconnu sa voix au bar !
— Tu en es certaine ?
Les deux hommes affichent à présent un visage tendu.
— Tout à fait !
Je tremble. La panique me gagne. Je perds le contrôle de mes émotions, je me sens si vulnérable. Les paroles de mes compagnons ne me parviennent plus vraiment. Ma vision se trouble. Tout ce qui m'entoure devient hostile. J'ignore où je suis. Je voudrais me réfugier dans ce lieu, au cœur de mon être, où rien ne peut m'atteindre. Une oasis apaisante composée de sons et d'images que je chéris : une cascade, un chant d'oiseau, une lumière chaude, une cime blanche au soleil. Si je ne parviens pas à fuir, il me reste ce sanctuaire.
— Léa !
Christophe me ramène à la réalité. Il prend mes mains dans les siennes.
— Léa ! Tout va bien se passer, je te le promets !
— Tu ne peux pas ! Personne ne peut ! Arrêtez d'agir comme si vous aviez des superpouvoirs ! On m'en a tant fait des promesses !
— Robin, reste avec Léa s'il te plaît. Je dois m'occuper de lui.
— C'est pas l'envie qui me manque de t'accompagner et de lui mettre un pain dans la gueule à cette ordure ! Tu l'as repéré avec certitude ?
— Oh oui !
Perdue dans une brume opaque, je me laisse guider par mon compagnon qui m'incite à m'asseoir. Il place un vêtement sur mes

épaules et me tend un verre. Comment ces objets parviennent-ils dans ses mains ? D'autres personnes sont peut-être présentes, je ne sais pas. Dans la salle voisine, je perçois des voix. Le ton monte, des chaises sont bousculées, quelqu'un crie. Rien ne m'est réellement accessible. Je suis si jeune, une petite fille. Je reste cachée dans mon refuge pour que le méchant ne m'attrape pas. Je décèle de l'agitation tout près, des personnes se déplacent à proximité. Et encore cette voix, celle du méchant ! J'ai tellement peur… Le calme s'installe de nouveau. C'est peut-être une ruse ? Si je ne fais pas attention, il va revenir et me prendre ! Je vais attendre là. Ici, il ne me trouvera pas. Ici, personne ne me trouvera. Ni lui ni les autres qui me veulent du mal.

— Je m'occupe d'elle.

— Désolé, Béa, mais je ne la quitte pas. De toute façon, vu comment elle serre mon bras, il y a peu de chances que je me libère.

— Léa, c'est moi, Béa. C'est fini. Christophe et Vincent les ont arrêtés, lui et son acolyte. Tu n'as plus rien à craindre. Ils sont enfermés dans la cellule du centre administratif et quelqu'un est resté en faction sur place. Léa, tu m'entends ?

Je connais cette voix. Je crois qu'elle est gentille. Mais je préfère attendre d'être sûre.

— Tiens, Léa, prends ce comprimé.

Docilement, j'avale ce qu'elle me tend.

— C'est bien, Léa. Tu te sentiras vite mieux. Bois ça aussi.

— Tu penses que c'est bien de mélanger l'alcool et les médicaments ?

C'est la voix de… Robin ? Oui, Robin. Avec lui, je ne crains rien.

— Ça ne sera pas dramatique dans le cas présent.

Je peux rentrer chez moi ? Si je ne suis pas seule, ils ne viendront pas.

Petit à petit, mon refuge s'estompe. Rassurée par des tonalités connues, j'accepte de lâcher prise pour revenir lentement vers eux. Mais c'est Christophe qui parvient à m'arracher à mon état de transe.

— Léa, c'est fini. Tu n'as plus rien à craindre. Il y a des promesses qu'on peut tenir.

Je me précipite dans ses bras, totalement désemparée. Il continue de me parler doucement.

— Grâce à toi, nous sommes débarrassés de cette bande malfaisante. La voix que tu as reconnue appartient à un certain Patrick. L'autre s'appelle Paul.

Paulo !

— Ils ont causé pas mal de tort aux habitants de la vallée et commençaient à se faire une réputation de mauvais garçons. Il n'a pas fallu longtemps pour confirmer le nom de ton troisième agresseur : Mohamed. Ils n'importuneront plus personne. Demain, ils seront livrés au quartier carcéral qui mènera l'enquête. Nous en reparlerons. Je te raccompagne chez toi. Tu as…

— Non ! Pas question !

Surpris, tous les visages se tournent vers moi.

— Marre de laisser gagner les salauds ! Ce soir, c'est la fête. Nous l'avons préparée tous ensemble et nous allons en profiter. Ils ne me prendront pas ça !

— Bravo Léa ! C'est toi ça ! m'encourage Robin.

— Ma petite rebelle. Puisque c'est comme ça…

Christophe m'attrape par la main et me conduit dans la salle. Nous nous retrouvons au milieu de la piste. M'enserrant à nouveau, il m'entraîne dans un pas rythmé. J'ai juste le temps d'apercevoir le regard dépité de celui qui m'avait demandé ma première danse.

L'alcool, le médicament, la joie communicative de mon partenaire, l'ambiance générale, me font oublier le spectre de ce début de soirée. À l'inverse, une euphorie excessive m'emporte. Je n'accepterai pas que la peur me domine à nouveau, comme ce fut le cas avec mon ex-mari. Certains dangers exigent toute notre vigilance, mais d'autres sont le fruit de notre imagination malmenée, marquée par des événements du passé. La vie nous harcèle suffisamment pour qu'on ne la complique pas davantage. Je dois devenir assez forte pour distinguer la frayeur stérile du vrai péril. Ce soir-là, avec ces trois ivrognes, j'ai joué de malchance. Je me promenais au mauvais endroit au mauvais moment. Aucune malédiction ne me poursuit et rien ne s'oppose à des jours s'écoulant telle une rivière paisible. L'existence se chargera d'en rendre certains pénibles, inutile de l'y aider.

La fête se prolonge plutôt gaîment. Je bois plus que de raison et j'occupe l'essentiel de mon temps à danser avec mon sauveur et mon chevalier servant. L'ivresse venant, mes angoisses, éprouvées quelques heures plus tôt concernant le fait de m'exprimer sur la piste, se sont estompées. Je suis l'une des rares femmes à qui l'événement accorde le privilège de partager ces moments avec deux hommes à la corpulence si différente. Mais je suis légèrement trop saoule pour en ressentir de la gêne ou du déplaisir. Je parviens malgré tout à percevoir de l'exaspération mêlée de tristesse chez Robin. Je me fais peut-être des idées.

Tard dans la nuit, les gens se dispersent dans les rues, après avoir remis la salle en état. Par petits groupes, ils regagnent leur domicile, heureux d'avoir l'espace d'un soir échappé à leur tragique réalité. Le réveil s'avérera difficile pour plus d'un, moi incluse.

Comme prévu, le lendemain n'est guère brillant. J'ai mal à la tête et je me sens fourbue. Je m'interroge pour savoir à quel point je me suis ridiculisée en dansant, tous complexes désinhibés par l'alcool.

Suivant ma décision de la semaine précédente, je réussis, malgré mes craintes, à me confronter à la balance. Fidèle à ses habitudes, elle ne m'annonce pas de bonnes nouvelles. Cent dix-sept kilos ! Mes mois de renoncement se paient cher. C'est le pire nombre jamais atteint.

Mais si je veux suivre mon programme sérieusement, je dois savoir d'où je pars pour mesurer les progrès. De plus, je suis convaincue que se regarder en face et se voir comme on est, constituent une des clés du processus. Le jeudi matin sera désormais l'heure de l'affrontement. Puisse l'humaine l'emporter sur la machine.

Je m'efforce de me concentrer sur mon dîner à venir avec l'équipe d'Énergie Positive. Après les agapes de la veille, un repas diététique sera bienvenu. À l'heure prévue, je me présente au local de l'association. Je commence par donner deux cents euros à Michel pour ma participation aux courses, puis je m'inscris sur le tableau. Chloé est déjà à l'ouvrage.

— Remise de ta soirée d'hier ? me taquine-t-elle.

— Ce n'est pas la grande forme à vrai dire, mais on n'a rien sans rien. Je veux bien payer le prix pour une bonne fête. Désolée de t'avoir abandonnée au bar…

— Bah, aucune importance. Au moins, grâce à toi, nos rues seront plus sûres.

— Je me présenterai à la gendarmerie demain, afin de déposer plainte. J'espère qu'ils resteront longtemps enfermés.

— Tu t'es déjà confrontée à la justice, Léa ?

— Pour mon divorce et ma condamnation à la vallée.

— Le tribunal correctionnel, s'ils y vont, ce n'est pas la même chose. C'est éprouvant…

— Tu parles d'expérience ?

— J'ai été agressée moi aussi. Deux types ont volé mon sac. Ils m'ont blessée avec un couteau. Leurs avocats m'ont traînée dans la boue et les accusés ont écopé de peines dérisoires. Difficile d'avoir le sentiment que justice a été rendue. Je te conseille simplement de t'y préparer.

— Je comprends… Je m'efforcerai de prendre les choses une par une sans trop penser à cette enquête. Pour l'instant, ils ne peuvent plus nuire, c'est déjà ça.

— Fais attention à toi, Léa. Les répercussions de ces événements, la manière dont les autorités vont te traiter, tout cela va se révéler pesant.

— Je m'en souviendrai. Décidément, c'est compliqué d'avoir une discussion futile dans cette vallée !

Ma compagne affiche un grand sourire.

— Tu as raison, place aux joies d'un bon régime ! Rien de tel pour s'éclater qu'un faible taux de calories et des légumes bouillis !

— Bravo, Chloé, je n'aurais pas dit mieux !

— Tu as fait tes courses en fonction de la liste donnée ?

— Oui, j'ai prévu les petits déjeuners et déjeuners. J'ai d'ailleurs apprécié l'aspect simple et varié des menus proposés. Pas d'heures perdues à mitonner une cuisine compliquée.

— Il faut que ça reste accessible à tous, c'est important. Tu peux préparer tes repas ici, tu sais. Le soir pour le lendemain midi, ensemble c'est plus agréable.

— Super idée. J'apporterai le nécessaire.

Nous nous mettons au travail en continuant à papoter de choses et d'autres. J'apprécie beaucoup la conversation de Chloé. Elle a une grande culture et une profonde sensibilité. J'apprends beaucoup sur le fonctionnement de notre village et les temps importants qui rythment notre existence d'oubliés. De mon côté, je lui raconte mon quotidien de journaliste télévisée. Elle se montre très curieuse et ne me juge à aucun moment. Depuis mon arrivée, je ne suis pas encline à faire des confidences, mais cela devient naturel avec elle. J'acquiers vite la conviction que je peux lui faire confiance : nos échanges resteront secrets.

Une fois le dîner en route, nous démarrons la séance d'exercices. J'ai réussi à dénicher un vieux jogging dans mes affaires. Je m'installe au fond de la salle, derrière les autres, pour éviter leurs regards. Je m'aperçois rapidement de mon piètre état de forme. Les mouvements les plus simples semblent difficiles à réaliser sans une débauche d'énergie qui me met en nage. J'ignorais qu'une demi-heure s'avérerait aussi longue ! Une fois encore, la honte me consume devant ma piteuse prestation.

— Ne t'inquiète pas, Léa, nous en sommes tous là et personne ne te jugera, même les langues de vipère. En plus, tu t'en sors plutôt bien, je trouve.

Chère Chloé. Enfin vient le temps de la douche, puis du dîner. Je le savoure avec un plaisir particulier. Un sentiment de joie m'envahit. Je ne me souviens plus du dernier repas consommé sans culpabilité. Chaque plat a le goût délicieux du mets adapté et mérité, après les efforts consentis. Assise avec ma nouvelle amie, Samuel et Aïsha, nous discutons de tout sans but précis. J'apprends le métier de ma compagne d'épluchage. C'est l'une des deux infirmières de la vallée. Une fois le dessert avalé, chacun rentre chez soi avec l'agréable perspective de se revoir le lendemain. Ma routine quotidienne se déroulera ainsi à présent.

De retour chez moi, je m'installe tranquillement dans mon canapé, un verre d'eau à la main. Me revient alors le rendez-vous avec la police. Je réfléchis à ma déposition. Me remémorer mon agression m'angoisse… Inutile de me torturer avec ça. Une parole spontanée sera sûrement plus juste. Je prends un livre afin de me distraire. Toutefois, au bout d'un moment, je ressens une légère faim. Dix heures trente. « Qui dort dîne », affirme le proverbe. Je décide de me coucher tôt. Pas question d'échouer dans ma nouvelle quête.

À neuf heures quinze, je suis devant le centre administratif. Je n'ai pas très bien dormi. Cet entretien m'a inquiétée et le sommeil a fui. Après quelques minutes d'attente, je me retrouve dans un bureau plutôt sordide, encombré de dossiers, de mobilier vétuste, de chaises dépareillées… Un policier d'allure mince m'invite à m'asseoir face à lui, sans prendre la peine de se présenter. Un ordinateur nous sépare, vision d'un temps révolu. Il manipule sa souris sans s'adresser à moi. Je ne sais pas quoi faire. Attend-il que je parle ? Les yeux rivés sur son écran, il se lance.

— Bon alors, nom, prénom, date et lieu de naissance.

Voilà ma réponse, c'est lui qui dirige l'entretien.

— Adresse actuelle et numéro de téléphone.

— Profession et lieu de travail.

— Journaliste.

— Ici ?!

— Non, en bas.

— Je vous demande : aujourd'hui.

Oui, évidemment…

— Employée de bureau à la Poste.
— Date et heure des faits.
— Lieu des faits.

Alors qu'il poursuit, sans un regard à mon endroit, sa litanie de questions auxquelles je réponds brièvement, je commence à comprendre les paroles de Chloé. Il n'y a pas de place pour l'émotion. Je ne suis là que pour décrire, pas pour exprimer. Pourtant le mal est invisible dans mon cas. Comment va-t-il le mesurer ?

— Qu'est-ce qui s'est passé ?
— Avez-vous reconnu vos agresseurs ?
— Je ne les connaissais pas et je n'ai pas vu leur visage.
— Avez-vous remarqué des signes particuliers ?
— J'ai reconnu leur voix.
— Je croyais que vous les connaissiez pas ?
— Non. J'ai reconnu la voix de l'un d'eux au bar, le soir du réveillon.
— Vous buvez ?
— Heu... Non, un peu de vin de temps en temps et lors d'invitations.
— Aviez-vous bu le soir des faits ?
— Non !
— D'autres détails ?

L'espace d'un instant me revient l'image fugace d'un reflet sur la tête du plus entreprenant. J'en comprends immédiatement la signification.

— Le dénommé Patrick était partiellement chauve, je crois.
— Vous croyez ?
— J'en suis sûre.
— Pouvez-vous me dire de quelle façon ils étaient habillés ?
— Des vêtements sombres, au moins l'un d'eux portait une doudoune, il faisait nuit, je n'ai pas vu grand-chose.
— Y a-t-il eu attouchement sexuel ?
— Non, mais leurs intentions étaient claires !
— Ça, c'est à nous d'en décider. Avez-vous consulté un médecin ?
— Non, mais j'ai encore des bleus sur le poignet et une douleur là où ils m'ont arraché des cheveux. C'est surtout le choc qui est dur à gérer, je suis perturbée depuis ce soir-là et je n'arrive plus à sortir seule de chez moi.
— Si vous n'avez pas de certificat ou d'arrêt de travail, c'est pas recevable.
— …
— Pourquoi vous avez attendu pour porter plainte ?

— Je ne sais pas… Tout est si différent ici.

— Mouais… C'est pas parce que vous trouviez pas ça si grave ?

— Non ! Il m'a fallu beaucoup de temps pour m'intégrer aux gens d'ici. Je suis restée des mois dans l'ignorance de notre organisation. Sur le moment, je n'ai pensé qu'à gérer mon anxiété. Et puis je n'avais pas la moindre idée de leur identité.

— Et comme par hasard, vous reconnaissez une voix quelques jours après. Vous avez une bonne oreille.

— C'est la vérité ! Je suis journaliste ! Écouter fait partie de mon métier et j'ai une excellente mémoire !

— Vous avez autre chose à déclarer ?

— Je ne crois pas… Christophe m'a dit qu'ils avaient une réputation plutôt mauvaise.

— L'identité de ce Christophe ?

— Je ne connais que son prénom…

— D'accord…

— Avez-vous reçu d'autres témoignages, monsieur l'agent ?

— Je ne peux pas vous révéler les éléments de l'enquête. Bon. Je vais imprimer votre déclaration. Voilà. Relisez-la et si ça vous va, signez.

Je suis effarée par le nombre de fautes d'orthographe et de grammaire, sans parler de la construction très alambiquée des paragraphes. Mais je préfère me taire. Ma malheureuse expérience, ce moment de tourment qui m'a abîmée, est réduite à des phrases stériles, vides de sens. Il n'y a pas d'humanité dans tout ce charabia, juste un verbiage sans âme où rien de l'essentiel ne figure.

Tu avais raison Chloé…

— Et maintenant ?

— Je vais envoyer votre déposition au substitut du procureur avec un rapport. C'est lui qui décidera s'il donne suite ou pas.

— Si ?!

— Y'a pas grand-chose dans votre dossier.

J'ai envie de hurler ! Des individus peuvent vous terroriser avec les pires intentions. Mais parce que je me suis défendue, il n'y aurait pas de charges ? Est-ce le traitement réservé aux obèses ? La journaliste du bulletin météo aurait-elle été davantage entendue ? Je suis consternée par cet entretien. Je me sens salie. De la situation de victime, je suis propulsée à celle de possible mythomane et ma blessure est niée. Pourquoi ?!

— Comment connaîtrai-je la suite ?

— Faut voir ça avec votre avocat.

— Mon avocat ?

— Oui, y'a que lui qui puisse recueillir les informations auprès du Tribunal.

— Je dois payer un avocat juste pour savoir s'il y a des suites ?!

— À vous de voir. Vous pouvez aussi écrire au greffe, mais faudra patienter pour la réponse.

Mais pourquoi suis-je ici ? Je n'ai rien à espérer de ces pratiques procédurières. J'ai la sensation d'avoir davantage perdu que gagné en déclenchant cette investigation. Je n'ai plus qu'un désir : fuir ce lieu au plus vite et oublier la souillure engendrée par un policier qui ne m'a pas crue quand je dévoilais mon intimité meurtrie.

Avant de quitter le bâtiment, je m'informe auprès d'un autre service du moyen de joindre Béa. J'obtiens un numéro de téléphone. Quel soulagement d'entendre sa voix chaleureuse !

— Je ne te dérange pas ?

— Pas du tout, Léa. Comment vas-tu ?

— Je sors des bureaux de la police où j'ai déposé plainte.

— Ça n'a pas dû être facile…

— Horrible ! Ça t'ennuie si je passe chez toi ce soir ? J'ai besoin de voir une amie.

— Pas de soucis, tu veux venir dîner ?

— Non, j'arriverai vers vingt heures trente.

Il est presque vingt-et-une heures quand je me présente chez elle.

— Désolée, Béa, je suis en retard. Ça ne te dérange pas ?

— Ne t'inquiète pas, je me couche tard.

— C'est cool. J'avais vraiment besoin d'une présence amicale.

— Tu as frappé à la bonne porte. Tu veux me raconter ?

Je ne peux retenir le flot de paroles s'échappant de ma bouche. Les phrases s'alignent entrecroisées de colère et de plaintes. La frustration gardée toute la journée jaillit de mon corps comme transpirée, suite à l'effort qui a dû la contenir. Mon hôtesse ne bouge pas. Attentive, elle hoche quelquefois la tête, laissant cette crue s'écouler puis s'apaiser. Lorsqu'enfin je me tais, je parviens à percevoir la compassion dans ses yeux et ses mots me réchauffent.

— Je comprends, Léa. C'est une difficile expérience, certainement très blessante.

— En effet…

— Je connais d'autres personnes qui ont vécu le même genre « d'initiation ». Ce serait peut-être bien d'en rencontrer certaines.

— Je ne sais pas. Ça ira, je pense. J'avais juste besoin que ça sorte.

— Pour l'instant, tu es en colère et c'est compréhensible. Tu t'es présentée de manière sincère et tu as le sentiment de ne pas avoir été entendue.

— C'est exactement ça.

— Mais peut-être que dans quelques jours, tu pourras regarder ça d'une autre façon.

— Comment ça ?

— As-tu une idée du nombre de personnes qui viennent porter de fausses accusations devant la police ?

— Ce n'est pas mon cas !

— Bien sûr. Mais quand tu te présentes, l'agent ne dispose d'aucun moyen pour savoir si tu es honnête ou pas. C'est peut-être pour cela qu'il garde une telle distance. Il n'a pas forcément raison d'agir ainsi. Mais avec du recul, on peut le comprendre. Ils ont dû être nombreux à s'impliquer dans certaines affaires pour finalement se rendre compte qu'ils avaient été baladés. Il leur faudrait des formations de psychologue pour mieux appréhender leurs missions, voire travailler directement avec eux. Mais on sait bien que ça ne se fera jamais.

— Même comme ça, on n'est pas assuré du résultat.

— C'est vrai, Léa, mais au moins, il y aurait une reconnaissance de la blessure morale des victimes. Enfin, dans un certain nombre de cas.

Elle marque une pause.

— Toi, tu n'as aucun moyen de savoir s'il t'a crue ou non. Je reste convaincue qu'il ne peut pas adopter une autre position. Même si certains agents se montrent plus compatissants.

— On ne peut pas s'empêcher de juger, hein ? C'est quand même effrayant comme constat.

— L'apprentissage de la bienveillance nécessite un long voyage, une vie entière n'y suffirait pas.

Nous continuons à discuter sur la manière idéale dont pourraient fonctionner la justice et la société. Je sens ma colère se calmer doucement. C'était le bon choix de venir chez Béa. Elle parvient toujours à redonner de l'optimisme. Sa capacité à prendre en compte les difficultés des autres et à relativiser les événements constitue sa force. Mon esprit enfin apaisé, j'envisage un changement de conversation.

— Béa. Je peux te poser une question personnelle ?

— Oui ?

— Que t'est-il arrivé pour que tu te retrouves parmi nous ? Tu n'es pas obligée de me répondre.

— Pendant longtemps, j'ai fait ce choix : ne pas répondre. J'avais tellement honte, je ne voulais en parler à personne.

— Ça me rappelle quelque chose.

Je souris pour l'encourager à continuer.

— Tout comme toi, je me suis enfermée dans le déni. Et puis j'ai démarré une thérapie et la culpabilité m'a progressivement quittée. Malheureusement, j'ai été envoyée dans la vallée avant d'achever ma route.

— Tu crois qu'elle peut avoir une fin ?

— J'en suis certaine, mais pas forcément celle qu'on attend.

— J'ai du mal à te suivre.

— Simplement, nous n'avons pas tous la même destinée. Dans un monde qui nous traiterait humainement, certains maigriraient, d'autres, faute de choix, apprendraient à vivre avec le surpoids sans s'accabler de sentiments négatifs. D'autres y seraient indifférents. Il n'y a pas qu'une seule voie.

— Je vois… Et donc ? Ton histoire ? Désolée d'insister, mais tu m'intrigues.

— Je pense que je peux te la raconter à présent.

— Pourquoi pas avant ?

— Tu vas comprendre.

— Voilà qui attise encore davantage ma curiosité.

— Ma mère rêvait de devenir mannequin sans y parvenir. Alors, après le départ de mon père l'année de mes trois ans, elle a transposé son désir sur moi. Aussi loin que remonte ma mémoire, elle m'a astreinte à des quantités d'exercices : démarche, souplesse, grâce, maintien et j'en passe. Elle surveillait mon alimentation et m'interdisait les friandises de mon âge. Tout était pesé, calculé. Je voyais régulièrement une coiffeuse et une esthéticienne et les séances de beauté du lever et du coucher frôlaient la torture. Elle m'inscrivait à tous les concours possibles : miss, danse, chant… Et cetera. Pour y participer, nous vivions la moitié de notre existence sur les routes et déménagions fréquemment pour me soumettre aux exercices d'un nouveau professeur. Je ne pouvais garder aucune amie. À l'adolescence, j'ai commencé à manifester des « troubles du comportement alimentaire », pour reprendre le discours des médecins. Je suis devenue boulimique. J'avais tellement faim, je mangeais n'importe quoi, des produits avariés ou crus, tout ce qui me tombait sous la main et particulièrement ce qui était interdit. Ensuite, je vomissais afin de ne pas grossir. J'ai caché cette réalité durant des années et j'ai réalisé le rêve de ma mère.

— Tu es devenue mannequin ?

— Oui.

Elle se tait un moment.

— Quelle terrible histoire ! Je n'imagine pas... Pouvoir imposer de telles pratiques à sa fille.

— La suite, tu la devines. J'ai cessé de vomir et j'ai pris du poids. Je crois qu'inconsciemment je voulais fuir cette carrière non choisie. La renommée ne remplace pas une enfance détruite.

— La renommée ? Tu étais célèbre ?

— Oui, Léa.

À cet instant, je perçois ce courant qui peut parcourir nos corps en donnant l'impression de tout geler sur son passage. Une décharge provoquée par le choc. Je viens de comprendre !

— Sasha...

Béa lève un regard voilé de larmes vers moi. Après un moment de silence, elle parvient à articuler.

— Oui. C'est moi...

— C'est pour ça que je t'ai croisée devant la boutique ce fameux soir. Tu la quittais...

— Oui.

Après un instant, elle poursuit.

— Quand mon corps a commencé à se déformer et compte tenu des idées politiques en cours sur les obèses, mon agence a préféré faire croire à un mariage et la naissance d'enfants. Un enterrement de première classe pour une carrière non désirée.

— Et j'ai admiré le résultat de cette tragique histoire... Je suis tellement désolée. Notre monde n'a vraiment plus aucun sens.

— Tu sais, Léa, la loi sur l'esthétique citoyenne ne malmène pas uniquement les personnes en surpoids. Dans mon milieu, comme dans le tien j'imagine, de nombreuses femmes, des hommes aussi, souffrent d'anorexie, prennent des traitements, se font opérer. Ils mettent gravement en danger leur santé, afin de rester dans les critères imposés.

— Je ne voyais pas les choses de cette manière. Mais tu as raison. Ils sont tout autant victimes que nous de cette vision aberrante. Je connaissais des collègues comme ça. En y repensant, ces personnes ne respiraient pas la joie de vivre. Même moi. Je m'astreignais à des privations et de l'exercice en permanence. Malgré cela, durant les années où David me frappait, j'ai grossi…

— Parce qu'il ne s'agit pas d'un choix.

— Minces ou obèses, hommes ou femmes, que de souffrance au final.

— Je pense malgré tout que c'est pire pour les femmes. La publicité et le cinéma ont, grâce à de nombreuses techniques de retouche, créé des êtres qui n'existent pas dans la réalité, sauf au prix de la chirurgie et de privations sévères, argumente Béa.

— L'éternel mythe de « La belle et la bête » ? On est clément avec le « monstre ». S'il est riche, spirituel, intelligent, cultivé, il est toléré, dis-je sans grande conviction, réfléchissant à voix haute.

— Exactement, Léa. Par contre, hors de question d'envisager la parité. Non seulement nous devons être minces, mais c'est impératif d'être mignonnes. C'est un prérequis réclamé par de nombreux hommes.

— Je ne sais pas, Béa, on veut peut-être nous obliger à le croire. Je perds tant de vieilles certitudes actuellement. « La bête » est laide, mais jamais grosse. Je pense que les hommes souffrent aussi du surpoids et des préjugés. Le même problème se pose au sujet des violences conjugales. Les gens parlent constamment des femmes en oubliant que certains de nos homologues masculins subissent pareillement des maltraitances. Nous sommes victimisées et eux sont négligés. Sujet tabou. Question de proportion, me répondra-t-on ? Bien sûr, mais une victime est une victime.

— C'est vrai qu'ici, nous refusons cette distinction. L'égalité, nous la retrouvons dans l'obésité.

Je reste songeuse un instant avant de reprendre.

— Pourquoi m'avoir caché la vérité si longtemps à ton sujet ?

— Tu étais tellement sur la défensive en arrivant, qu'aucun dialogue ne semblait possible avec toi. Tu ne m'aurais pas crue. Mais je savais que, les mois passant, tu verrais les choses d'une autre manière.

— Comment pouvais-tu en être sûre ?

— Car mon parcours s'identifie au tien, Léa : le déni, la clinique, le régime. Je me suis présentée sous mon vrai nom, Béatrice, pour qu'on ne me reconnaisse pas. Et j'ai changé moins vite que toi.

— Quoi ? Je ne détiens pas le premier prix de tête de mule de la vallée ? Quelle déception !

— À ta manière, si. Crois-moi !

Les larmes de Béa laissent la place au rire. Après cette détente, je redeviens sérieuse.

— Je fais partie du groupe Énergie Positive. Tu penses que j'ai tort de suivre un régime ?

— Je ne sais pas, Léa, pour moi ça n'a pas fonctionné. Mais nous sommes tous différents. Et puis manger sainement et faire de l'exercice constituent une bonne chose. Je continue de manière moins stricte et je m'offre un petit plaisir de temps en temps.

— Tu as fait partie de cette organisation ?

— Oui, comme beaucoup d'autres. Un groupe se forme, se motive un certain temps puis le découragement s'installe et l'association s'endort en attendant le prochain bataillon de volontaires.

— Personne n'a jamais réussi ?

— Si, une femme est parvenue à maigrir suffisamment pour entrer dans les critères de départ.

— Vous avez dû faire une sacrée fête.

— Oui.

— Tu n'as pas l'air convaincue.

— Elle est revenue deux ans plus tard.

— C'est pas vrai… Elle s'est expliquée ?

— Elle ne savait pas vraiment. Elle a tenté de vivre une existence normale en bas, mais les kilos se sont réinstallés.

— Pauvre femme…

— Son retour a été terrible. Pour elle, mais pour nous aussi.

— J'imagine… Tu en penses quoi, toi ?

— Je crois qu'une bonne hygiène de vie est insuffisante. Comprendre les raisons profondes qui nous font prendre du poids est impératif, au risque, si on ne le fait pas, de connaître l'échec.

— Tu veux dire comme la culpabilité, le besoin de combler un manque, de se « protéger » ? suggéré-je.

— Tu as déjà bien réfléchi à la question, dis-moi. C'est bien ça, oui. En tout cas, je le crois. Mais aussi tous les motifs d'ordre purement médical. Sans parler du stress et des traumatismes entraînant des dérèglements chimiques. Savais-tu, par exemple, que les troubles du sommeil constituent l'une des origines de l'obésité ? Si on ne résout pas le problème de fond, on ne peut pas avancer. Et je ne pense pas qu'on puisse y parvenir seul et sans aide. Au lieu de nous bannir, il faudrait créer des structures capables de nous accompagner dans un processus long.

— Tu réfléchis comme notre ami résistant, mais ça nécessite que la société finance ces services. C'est peut-être le problème. Personne ne se sent concerné.

— Te sens-tu responsable de ton état ? Le suis-je ? Et les autres ? Quant à ceux d'en bas, comment réagiront-ils quand ils comprendront ? Personne n'est à l'abri, Léa.

— Non, tu as raison. J'y réfléchissais dernièrement. C'est pour ça que j'ai décidé de me battre pour notre retour.

— Sacrée nouvelle !

— J'en discuterai avec Christophe prochainement. Je veux agir !

— Ah oui, Christophe.

— Quoi, Christophe ? Tu ne le juges pas sincère ?

— On ne peut plus ! J'ai une immense confiance en lui.

— Ben, d'où vient ce sourire en coin alors ?

— As-tu fait ton choix ?

— Mon choix ? Décidément, j'ai de plus en plus de mal à te suivre !

— Eh bien, entre tes deux prétendants.

— Quoi ? Mais qu'est-ce que tu racontes ?

— Oui, entre Robin et Christophe ?

— Christophe ?!

— Tu ne réagis qu'à ce prénom, j'en conclus que tu savais pour notre séduisant facteur.

— Je… Heu…

Je suis abasourdie par les allégations de Béa. Christophe en pincerait pour moi ? Impossible !

— Ça n'a échappé aux yeux de personne. Ces deux-là sont visiblement très attirés par toi.

— Je n'y crois pas une seule seconde ! Enfin, concernant Christophe. Robin s'est effectivement déclaré, mais j'ai du mal à admettre que ce soit envisageable.

— Pourquoi ?

— Mais regarde-moi ! Comment pourrais-je plaire à un homme ?

— Je vois. Tu as encore une étape à franchir et pas des moindres.

— Laquelle ?

— Accepter d'être désirée et aimée comme tu es.

— Tu crois aux contes de fées.

— Tu es une très jolie femme, Léa. Et l'amour reste l'ultime magie de ce monde. Il nous atteint tous, parfois sans prévenir et sans raison. Et il rend l'impossible possible.

— C'est toi qui me dis ça ? Tu es célibataire !

— Le célibat ne m'empêche pas d'avoir une vie sexuelle et sentimentale.

— Vraiment ? Il faudra me raconter !

— Quand tu franchiras ce cap.

— D'accord. Sur ces sages paroles, je vais regagner mes pénates. Il est tard et tu viens de réussir l'exploit de me clouer le bec.

— Quelle fierté !

— Ben voyons. Mais s'il te plaît, garde pour toi mes propos au sujet de Robin.

— Ne t'inquiète pas. Mais ne les laisse pas souffrir trop longtemps, décide-toi !

— Oh, tu m'énerves !

Son rire me montre qu'elle s'amuse visiblement de la situation.

— Merci de m'avoir reçue et de ta confiance. Tu m'as raconté ton histoire et la mienne ressemble à un conte de fées en comparaison. Six ans de violence conjugale d'accord, mais j'étais une adulte apte à se défendre…

— Ne dis pas ça, Léa. Jamais ! Des femmes meurent chaque année sous les coups de leur conjoint ! Tu sais, pour l'avoir vécu, à quel point la honte et la peur empêchent d'agir.

— Mais toi tu étais une enfant…

— Et toi, Léa ? N'y a-t-il eu que ton mari ?

— Oui !

— Alors tu devrais continuer à explorer ton histoire. Car je n'y crois pas une seconde.

— Je vais déjà me concentrer sur mes objectifs présents. J'aurai le temps de réfléchir au reste plus tard.

Nous nous séparons en nous faisant la bise et en échangeant des sourires afin qu'aucune de nous ne pense avoir blessé l'autre.

J'aperçois un couple dans la rue allant dans ma direction. Je lui emboîte le pas afin de me sentir plus en sécurité pour rejoindre mon immeuble. Je les reconnais : des bénévoles de la préparation du Nouvel An. Je rentre chez moi en papotant tranquillement.

Toutefois, mon esprit bouillonne. Une nouvelle fois, j'ai reçu un déluge d'informations et d'émotions déstabilisantes. Comment traiter tout cela ? L'histoire de Sasha. Les sentiments de nos deux compères ! Je ne doute pas de la sincérité de mon amie, mais je ne peux valider son affirmation. Impossible d'adhérer aux déclarations de Béa concernant Christophe. Il se montre très sympa et nous nous entendons bien. C'est probablement ce qui trouble Béa. Oui, c'est l'unique explication. Elle dispose d'un côté fleur bleue et voit de l'amour partout. Serait-ce là son talon d'Achille ? Son moyen de rendre notre réalité plus supportable ? Notre exil paraîtrait moins injuste si des liens se créaient, ainsi la vie poursuivrait son cours.

Cette hypothèse me semble plus plausible et je décide de l'adopter. Christophe et moi sommes amis.

Et Robin ? Je suis très mal à l'aise. Son attirance pour moi a visiblement été perçue par d'autres. Que vont penser les gens ? Ils verront forcément une femme laide et plus âgée qui tente de s'offrir le seul beau gosse du village. Moi, dont la réputation est déjà si fragile. Je ne vais même plus oser lui adresser la parole. Je dois le dissuader de persister dans ses intentions. Je ne parviendrai jamais à assumer une relation avec lui.

Et Béa ! Je revois tous les instants petits et grands, partagés depuis mon arrivée. Tout s'éclaire d'un jour nouveau. Ses tentatives pour m'approcher et essayer de m'aider. Elle a veillé sur moi de loin, sachant fort bien ce que je traversais. Nous avons vécu dans des univers similaires, qui n'ont pas hésité à nous rejeter après nous avoir utilisées. Comment ai-je pu ne pas la reconnaître ? Je dois lui présenter des excuses.

Me reviennent aussi ses paroles : « Accepter d'être désirée et aimée comme tu es. » Y a-t-il une existence de femme possible quand on est obèse ? Bien difficile à croire. Elles sont nombreuses, dans la vallée, à ne pas avoir de compagnon : Émilie, Juliette, Hélène… Je ne suis pas la seule condamnée à la solitude.

Ce soir-là, je tente de trouver le sommeil, mais j'ai l'esprit bien troublé. Toutefois, au travers de tous ces échanges et des jours passés, j'entrevois mon avenir dans le village. Je dispose d'amis à présent, d'un travail plus intéressant que prévu. Je commence un régime et je compte bien m'y tenir. Et à cela s'ajoutent mes samedis avec Laurent. « Mon sage » a une idée me concernant, j'en reste convaincue. Enfin, je vais me battre pour notre retour dans la vallée.

Ainsi ma vie, tout comme une musique, trouve son rythme. Les notes se mettent en place et composent une symphonie audible. Le mal s'atténue, la combativité augmente, les cuivres remplaçant progressivement les violons.

Le travail achevé, chaque journée se poursuit dans les locaux d'Énergie Positive où, dîner après dîner, je deviens très proche de Chloé. Nous faisons tout ensemble. Sa conversation se révèle un vrai plaisir. Elle est drôle, vive d'esprit, curieuse dans le meilleur sens du terme. J'ai une grande confiance en elle et je perçois une réciprocité. Je ne tiendrais pas le rythme de l'association sans elle, car la faim est parfois terrible à surmonter. Quand cela se produit, je l'appelle. Elle me rejoint et nous passons ce moment ensemble à nous encourager. Au-delà des kilos perdus, je lui suis redevable d'une part de mon évolution et notre amitié se renforce chaque jour, construisant des racines qui s'ancrent profondément dans nos vies.

Je me sens proche de Béa. Je la vois comme une grande sœur, un mentor m'apportant bien plus que je lui donne. Avec Chloé, c'est différent. Nous sommes sur un pied d'égalité. Partageant ensemble une aventure difficile, mais importante, nous devenons, l'une pour l'autre, la confidente de nos chagrins quotidiens.

Après l'effort réalisé avec Énergie Positive vient l'heure des réjouissances, deux à trois fois par semaine, avec un ou plusieurs membres de ma « petite bande ». Cela se déroule autour d'un verre — sans calorie pour moi —, le temps d'un jeu, d'une balade, d'une soirée cinéma... Robin et Émilie sont du nombre avec Christophe, Vincent, Laurent, Béa et bien évidemment, Chloé.

Chaque samedi, je vais au magasin de minéraux. Il me faudra pas mal de semaines pour arriver à organiser ce bazar, mais j'apprécie la compagnie de mon plus « vieux » compagnon de la vallée qui reste peu loquace et ne me dévoile toujours pas ses véritables intentions.

J'ai renoncé à mon échange avec Robin. Manque de courage… J'espère que le temps passant, il comprendra et que notre relation glissera vers une belle amitié. Mais comment réagirai-je si un jour, il rencontre une autre femme ?...

Je mets également mes résolutions militantes en vigueur. Profitant d'une soirée où nous sommes seuls, j'aborde le sujet avec Christophe.

— J'ai décidé de me battre. Nous devons mettre fin à cette infamie.

— Excellente nouvelle ! Je vais organiser une réunion la semaine prochaine avec les plus motivés.

— Est-ce qu'ils sont nombreux ?

— Je devrais bien pouvoir soudoyer six ou sept personnes.

— C’est tout ?!

— Léa, il faut un commencement à tout et grossir nos rangs sera l’une de nos priorités. Sans mauvais jeu de mots.

— J’ai réfléchi à quelques idées.

— Dis-moi.

— Eh bien, à mon avis, le problème essentiel vient de ce que les gens ignorent nos histoires et ce que nous vivons. Je le sais d’expérience, ayant connu les deux extrêmes. On pourrait éditer une sorte de journal dans lequel on recueillerait des témoignages sur nos parcours personnels, notre condition d’exilé : les familles déchirées, les conséquences de l’isolement, l’absence de technologie, le défaut de soins adaptés, et cetera. Les sujets ne manquent pas.

— Et on utiliserait nos contacts dans l’autre monde pour diffuser ce journal auprès de la population, renchérit Christophe.

— Absolument ! Les gens ont plein d’a priori nous concernant. Il faut qu’ils entendent notre voix et qu’on parvienne à les sensibiliser à notre situation. Sans un changement de l’opinion publique, on n’obtiendra rien.

— C’est un bon raisonnement. On proposera ça aux autres.

— Ça peut marcher, tu crois ?

— Avec une jolie rebelle comme toi à notre tête, je n’ai aucun doute.

Malgré moi, je me sens rougir.

— Je n’arriverai à rien si tu me fais perdre mes moyens !

— Ah bon ? J’ai ce pouvoir ?

Un grand sourire illumine son visage tandis que ses yeux pétillent.

— D’accord ! règle numéro un de notre groupe : on ne fricote pas avec le chef !

Il rit franchement. Cependant, je reprends plus sérieusement.

— C’est toi qui conviendrais au poste de chef. Tu te bats depuis bien plus longtemps et les gens te font confiance.

— On verra ça plus tard. L’important c’est de se lancer.

— Allons-y alors, je suis avec toi.

— Ravi de l’entendre.

— Pour lutter contre la loi !

Je sens que je vais devenir bête.

— Oui, pour te battre.

— Bon, je file. On se voit la semaine prochaine.

— Ça va me sembler long…

— Oui, c'est exaltant de se jeter dans cette aventure.
— Je ne pensais pas à ça, me lance mon ami.
Mais je suis déjà partie.

Ainsi le temps passe. Je perds lentement du poids. Deux kilos la première semaine, puis un la suivante et quelques centaines de grammes à chaque nouvelle confrontation avec la balance. Un matin, je ne constate aucun progrès et j'en suis très affectée. Chloé me rassure, m'expliquant que cela arrive à tous. À ce rythme, combien faudra-t-il de temps pour atteindre un objectif acceptable ? Un peu trop préoccupée par moi-même, je remarque à peine la déception de Chloé : j'obtiens des résultats meilleurs que les siens. Elle a pourtant commencé avant moi.

Le groupe construit avec Christophe s'est mis au travail et nous consacrons plusieurs réunions à la maquette de notre première édition et le choix des témoignages. Nos décisions détermineront l'impact de nos écrits sur le public, alors nous tentons beaucoup d'expériences. S'ensuivent des discussions passionnées, mais en agissant, nous nous sentons à nouveau vivants.

Les semaines passent. On commence à percevoir dans l'air quelques signes du printemps qui revient. J'ai le sentiment d'avoir acquis un équilibre. J'ai défini des projets, me dotant ainsi d'un avenir. Et avec le soutien de mes amis et une grande dose de persévérance, je réussirai.

Seulement voilà, on ne peut jamais avoir de certitude…

Midi approche lorsque je les aperçois se diriger vers le bureau de poste. Mon sourire fait vite place à l'inquiétude quand je lis la tristesse inscrite sur leur visage. Et puis c'est tellement inhabituel qu'ils viennent, surtout ensemble. Un terrible pressentiment m'envahit...

— Béa ? Christophe ? Que se passe-t-il ? Vous avez l'air désespéré…

— Assieds-toi, Léa…

Le timbre de mon amie est si déroutant par son calme et sa gravité qu'il me fait l'effet d'un coup de rasoir. Des images défilent dans mon esprit. Mon immeuble brûle ? Laurent est malade ? Un problème avec un membre de ma famille ? Christophe s'installe près de moi et me prend la main. Ses yeux brillent anormalement.

— Nous avons une terrible nouvelle…

Sa voix se casse. Il ne parvient pas à prononcer un mot de plus. Béa le relaie. Mon cœur s'emballe.

— Chloé s'est suicidée hier soir…

Elle ne se souvenait plus de l'âge qu'elle avait au moment où les travaux commencèrent. Dix ans ? Un peu plus ? Un peu moins ? La maison où elle vivait avec sa famille était petite avec un immense jardin. Elle partageait une chambre avec son frère, de deux ans son aîné. Ses parents étaient installés dans celle située de l'autre côté du palier. Cet étage unique et mansardé disposait d'un espace limité.

Un jour, son père et sa mère décidèrent de séparer les enfants. L'adolescence approchait pour chacun d'eux, d'où leur motivation. Mais leurs finances ne permettaient pas la construction d'une extension. Ils envisagèrent donc de diviser en deux parties la pièce, jusque-là commune.

Deux espaces furent bâtis, décorés de façon très différente afin de respecter les personnalités de chacun. Celui destiné à son frère alternait un papier mural écossais et un tissu vert sombre. Quant à la chambre de Léa s'y mélangeaient de petites fleurs colorées et un revêtement bleu océan. De grandes fenêtres, dans la pente du toit, apportaient de la lumière à profusion au-dessus des bureaux conçus sur mesure. À l'opposé, le lit, qui faisait l'exacte largeur de la pièce, s'insérait dans l'autre soupente garnie de rideaux. Aux yeux de Léa, cela imitait à la perfection une couche de princesse. Une cloison de bois séparait les univers ainsi créés.

Elle s'émerveilla en entrant dans son nouveau domaine. Bien que très petit, il se révélait fonctionnel et agréable, adapté à son jeune âge. Le résultat l'enthousiasma.

À cet instant, il lui échappait encore que son espace intime restait le seul moyen d'accéder à la chambre de son frère. Elle n'imagina pas alors, l'impact que cela aurait sur son existence. Loin du refuge envisagé, son sanctuaire allait devenir un lieu de passage où elle serait perpétuellement sur le qui-vive, à l'écoute des pas dans l'escalier ou des déplacements de son aîné.

Son voisin posa un verrou sur la porte de communication, afin de contrôler sa tranquillité. Elle ne disposait pas de cette opportunité. Jusqu'à l'âge de dix-neuf ans où elle quitta le domicile familial, son univers de conte de fées se transforma en un couloir traversé par tous les habitants de la maison, mais aussi les amis de son frère. Chacun prit l'habitude de se présenter sans frapper, à toute heure du jour ou de la nuit, indifférent au ressenti de cette adolescente grandissante.

Léa adopta une série de mesures afin de protéger le peu d'intimité qu'on daignait lui octroyer. Elle s'habillait sous ses couvertures, après avoir écouté les bruits du foyer. Elle s'interdisait toute pratique secrète propre à son âge, de peur d'être surprise. Elle se vêtait toujours de manière décente, ne traînant jamais en pyjama. Dans le but de prévenir toute visite impromptue, elle se contraignait à s'installer là où ses parents la croyaient : travaillant à son bureau, jouant sur la moquette, lisant assise sur son lit, tandis que ses pensées se tournaient vers d'autres horizons. Pleurer constituait son pire cauchemar ; elle s'astreignait au silence, évitant même de se moucher pour ne pas attirer l'attention. Quant au petit copain de ses jeunes années, elle le rencontrait dans un coin du jardin quand il ne pleuvait pas. Leurs échanges ne devaient pas être entendus et encore moins jugés et sa chambre ne permettait pas cela. Ainsi, jour après jour, elle jouait un rôle, abandonnant sa personnalité au profit d'un personnage de théâtre dramatique.

En bon adolescent normalement égocentrique, son frère vivait sa vie dans son univers, imposant sa musique, ses conversations, ses solos de guitare à sa sœur toute proche.

Léa n'en conçut pas de rancune à l'égard des siens. Ce changement partait d'une bonne intention, elle le comprenait. Mais personne ne percevait le malaise dans lequel elle s'enfonçait jour après jour. Incapable de s'exprimer dans cette cellule familiale où l'absence de communication réglementait les échanges, elle s'égara dans une spirale aux sombres nébulosités. Une solitude lancinante dominait un quotidien où son insignifiance l'étouffait... Ce ressenti dura de longues années, l'éloignant un peu plus de ses proches, émiettant l'image qu'elle aurait dû se construire d'elle-même...

C'est ainsi que cette chambre courant d'air lui enseigna à verrouiller toutes les portes de sa vie intérieure.

Fut-ce en réaction qu'elle se raconta une histoire rassurante ? Face à la fenêtre de son bureau se présentait une colline située de l'autre côté de la vallée. Elle se convainquit que des personnes bienveillantes de son entourage s'installaient là chaque fois qu'elle séjournait dans sa cage, non pour l'observer, mais pour la protéger, prêts à intervenir si quelque chose lui arrivait : son meilleur ami Jeff, son professeur de sciences qu'elle adorait et d'autres encore. Chaque soir, elle leur adressait un signe de la main et chaque matin leur envoyait un baiser innocent.

Mon extrême pudeur naît-elle de ces années-là ? Mon appréhension à me montrer nue devant un homme ? Ma peur de paraître quelconque et sans intérêt ? Mon besoin irrépressible de reconnaissance ? Tout cela pour avoir vécu dans un enclos de parc animalier où, loin d'être le lion majestueux, j'incarnais la chèvre invisible... ?

Le puits

Un éclair silencieux sillonne le bureau, déchirant l'air, modifiant le temps et l'espace. Mon regard part à la recherche d'un chemin invisible qui me permettrait d'échapper à l'instant où je me trouve. Une autre dimension où les faits différeraient, où ce que je viens d'entendre s'effacerait. Les secondes s'égrènent, mais rien ne se produit. Je n'entrevois pas l'issue. Pourtant, elle est là ! Il faut qu'elle soit là !

— Léa…

— Non !

Il ne faut prononcer aucun mot supplémentaire. C'est déjà si difficile de supprimer les précédents, je ne pourrai pas revenir en arrière si d'autres s'ajoutent. Peut-être avons-nous encore une chance, mais nous devons nous taire et y croire de toutes nos forces. Alors la voie se révélera. Les minutes continuent de s'écouler. Pourquoi est-ce que je ne trouve pas la route ? Quelque chose apparaît. C'est petit, ça grandit. Le passage ? Non… un spectre, je le connais ! Je refuse ! Je ne le laisserai pas m'emporter une fois encore ! Je sors. Je cours. Je ne sais pas où je vais… Je vais chercher Chloé ! Je dévoilerai leur erreur !

— Léa !

— Non, Christophe…

Je me rends à l'association. Personne... Pourquoi ?! On se retrouve toujours ici... Mais non ! Il est trop tôt ! Elle se repose chez elle ! Son appartement se situe juste à côté. Ils vont voir. Ils se trompent !

Me voilà devant sa porte. Je sonne, mais je n'obtiens pas de réponse... La panique s'empare de moi !

— Non, non, non… Non, non !

Il y a forcément une explication.

Réfléchis, bon sang !

Nous sommes lundi matin… Donc ? Donc ?... Son travail ! Elle est à son travail ! Je m'y précipite. J'arrive sur place. Sa collègue saura me dire où est Chloé. Mais pourquoi son visage affiche-t-il une telle tristesse ?! Pourquoi ses yeux sont-ils rouges ?

— Je suis désolée, Léa…

— Tais-toi !

Je perçois l'entrée de Béa et Christophe. Ils m'ont suivie. La main de mon ami se pose sur la mienne.

— Léa…

— Non… Ne dis rien… Sinon il n'existera plus aucune chance… Il ne faut rien dire… Il ne faut rien dire… S'il te plaît…

Il semble si désemparé. Béa enveloppe mes épaules de son bras.

— Elle est ici. Tu veux la voir ?

— Tu crois que c'est une bonne idée ? demande Christophe.

— Ça l'aidera à réaliser…

Mais je ne pense plus de manière cohérente. Ma raison s'égare. Je me tiens dans une salle. Au centre, une table et sur cette table, une forme recouverte d'un drap blanc. Si blanc… Tellement opposé à la nuance qui s'impose en moi. Une main relève le voile et son visage apparaît. Ses yeux sont clos. Elle est pâle. Elle semble si paisible… Alors comme au théâtre, la pièce s'achève et le rideau tombe. L'inconscience m'emporte.

— C'est ma faute…

— Elle se réveille !

— C'est ma faute…

— Non, Léa…

— J'étais son amie, je n'ai rien vu, c'est ma faute…

— Ne dis pas ça, me murmure Christophe.

Puis Béa intervient avec cette voix si douce et si apaisante qui n'appartient qu'à elle.

— Nous avons découvert une lettre chez elle. Son mari venait de la quitter pour une autre femme. Grâce à la loi sur l'esthétique citoyenne, il a obtenu le divorce automatiquement. C'est pour cela que Chloé s'est suicidée. Tu es certainement ce qu'elle a connu de meilleur dans sa fin de vie. Elle repose en paix à présent.

— Je veux rentrer chez moi.

— On te raccompagne, murmure mon ami.

— Non ! Laissez-moi !

Mettre le plus de distance possible entre cet endroit et moi ! Je n'ai pas besoin de la parole des autres. Ils ne comprennent pas ! Personne ne comprend jamais ! La douleur ne se partage pas. Arrivée chez moi, j'ouvre une bouteille de vin. Le visage de Chloé me hante. Cette ultime vision prend le pas sur toutes celles durant lesquelles nous avons mangé, souffert, douté, ri ensemble. Ce n'est pas juste. Ce n'est pas possible. C'est un cauchemar dont je vais m'éveiller ! Le téléphone sonne, je le débranche. Je continue de boire, encore et encore. Il faut que cette torture se dissipe, ça fait trop mal. C'est insupportable ! Mon cerveau ressemble à un tas de fils emmêlés dont je ne trouve ni le commencement ni la fin. Une pelote qui a grossi à chaque pensée amère, chaque mauvaise expérience, et se nourrit aujourd'hui de ma détresse.

Et puis le vide. J'ai faim. Une faim incroyable. Je veux absolument la satisfaire. J'ai perdu un peu moins de six kilos en plus de deux mois, en me refusant tout. Ça suffit ! Je sais où aller. J'ai remarqué les locaux de ce groupe à plusieurs reprises. La nuit tombe. Déjà ? Je devrais les trouver. Je me précipite dehors en titubant. J'aperçois une vague silhouette, dans l'ombre de l'immeuble d'en face, mais je n'en ai cure. Plus rien ne compte hormis l'oubli.

J'arrive au pied du bâtiment que je cherchais. De l'intérieur me parviennent des bruits de voix et des rires. Une chaude lumière m'éclabousse lorsque j'ouvre la porte, accompagnée de merveilleuses odeurs de cuisine. Le décor, très boisé, évoque une taverne d'un autre temps.

— Tiens, une nouvelle tête. Salut ! Moi, c'est Natacha. Tu es Léa, je crois ?

— Oui, c'est moi.

— Voici Cédric, Christine, Romain et Clarisse. Ceux du fond se présenteront tout seuls.

— J'en connais certains depuis le réveillon. Salut !

— Tu dînes avec nous ?

— Oui, ce serait sympa.

— Il te suffit de payer huit euros et d'accepter notre première et unique règle.

— Qui est ?

— Interdiction de parler de quoi que ce soit de triste, de vouloir changer le monde ou de nous raconter ton histoire, on s'en fout !

— Ça me va très bien. J'ai lu votre devise devant la porte « On peut ? On veut ? On s'en fout ! ».

Pouvoir et vouloir, ça me rappelle quelque chose. Non ! Pas question de réfléchir ! Je veux boire, manger et rigoler.

— Ça a le mérite d'être clair.

— Oui, c'est ce qui me plaît. Qu'avez-vous prévu au menu ? Ça sent drôlement bon.

— Ce soir, c'est choucroute royale et crumble aux pommes.

— Hum, je vais me régaler.

— On va finir de préparer. Tu peux aider à mettre la table si tu veux.

Tout le monde s'amuse autour de moi. Des éclats de rire fusent ici et là. Les conversations s'alimentent beaucoup d'émissions dédiées au divertissement : les bêtisiers, les humoristes, les jeux, les films comiques... Je ne suis pas en reste. Je témoigne d'anecdotes issues des coulisses de la télévision. Certaines impliquant des personnalités, je rencontre un franc succès. Ainsi se déroule la soirée. Je me gave de boisson, nourriture et rire. Cela me fait un bien fou, même si je ne me sens jamais vraiment rassasiée. J'en souhaiterais davantage, encore. Toutes mes anciennes convictions s'évaporent, comme ces nuages qui se disloquent et disparaissent les jours de beau temps. À quoi bon vouloir changer les faits ? Le seul moyen de quitter cette vallée, Chloé me l'a montré. D'ici là, autant en profiter le plus possible.

Il est près de deux heures du matin quand je sors enfin. La démarche mal assurée, je suis prise de nausée. Incapable d'aller bien loin, je vomis le long d'un mur. Cela me soulage un peu. Je ris toute seule en pensant aux scènes de films identiques vues de nombreuses fois. La porte d'entrée de mon appartement franchie, je m'affale sur mon lit. J'ai réussi à tuer les démons qui jubilaient à l'idée de m'attraper. Ce soir, je gagne ! Et je vaincrai demain encore et les jours suivants. Ils ne me déchireront plus. Je m'endors en quelques minutes.

Je me réveille difficilement aux environs de midi. Je devrais être au travail. Bah, aucune importance, Juliette comprendra... ou pas, je m'en fous. Je prends une douche pour m'éclaircir les idées. Je repense en souriant à la soirée de la veille. J'ai hâte d'y retourner. Je me présente à la poste à quatorze heures.

— Salut Juliette, désolée je n'ai pas entendu le réveil.

— Ça ira pour cette fois. Tu es sûre de te sentir bien ?

— Très bien !

— Ne te mets pas en colère. Tu n'as pas très bonne mine.

— Pas de maquillage aujourd'hui.

— Je comprends.

Qu'est-ce que tu pourrais bien comprendre, vieille chouette ?!

Je ne déborde pas d'énergie. Je travaille lentement et commets un certain nombre d'erreurs. Je n'ai aucune envie de m'employer. La fin de la journée arrive enfin.

— Bonjour Léa. Comment vas-tu ? Je me suis beaucoup inquiété pour toi...

Robin ! Manquait plus que lui !

— Ah salut. Désolée, je suis pressée. Une autre fois peut-être ?

— Attends…

— Non, je file. Bonsoir.

Je me rends directement dans les locaux de mes nouveaux copains. J'essaie de me renseigner auprès de Natacha sur le fonctionnement.

— T'inquiète de rien. Y'a des gens qu'ont rien à faire et s'occupent des détails. T'as juste à payer ton repas et donner un coup de main en arrivant. Et s'il reste de la nourriture, tu peux acheter une part supplémentaire à la fin du dîner.

— Nickel ! Ça me convient très bien.

Aucune responsabilité, plus de courses à faire ni de cuisine, simplement manger comme une reine. Ce soir, c'est gratin dauphinois, diots et glace chantilly pour conclure. Et encore du vin. C'est parfait. L'ambiance se révèle la même que la veille. Je constate la présence de quelques éléments particulièrement drôles parmi nous. Je ne crois pas avoir déjà autant ri en deux jours.

Ainsi s'écoule le temps, inscrit dans une nouvelle routine. J'arrive en retard tous les matins. Je ne me maquille plus et ne tente aucun effort vestimentaire. Je me désintéresse de mon emploi et de mes collègues, multipliant les erreurs. Aucune importance.

Je ne fréquente plus Laurent.

Quant à mes soirées, le meilleur moment de la journée, elles consistent à me remplir d'alcool, de rires et de bons petits plats, jusqu'à satiété, tard dans la nuit…

Les membres de mon ancienne bande tentent régulièrement de me parler, mais je les rejette. Quand je regarde le ramassis de gros tas qui se réunit pour le dîner, et auquel je promets allégeance, je pense qu'ils ont eu raison de nous exiler. Les discours de Christophe, Robin, Vincent ne sont que du vent. Sans parler de la psychologie à deux balles de Béa. Nous ne valons rien, c'est tout. Alors, autant rester là et en profiter pleinement jusqu'au jour de notre mort. Puisse-t-elle ne pas trop se faire attendre…

Le temps s'écoule. Le printemps, à présent bien installé, apporte son cortège de chants d'oiseaux et bourdonnements d'insectes, accompagné par les accords bouillonnants des torrents gonflés par la fonte des neiges. Les pentes se couvrent des mille couleurs de la flore ressuscitée. La lumière est plus forte et les jours rallongent, nous offrant des soirées plus douces. J'ai fêté l'anniversaire de mon arrivée, l'occasion d'une sacrée veillée avec une débauche indécente de calories. Pourtant, je fais de plus en plus souvent le même constat : tout cela ne suffit plus. Il m'en faudrait davantage encore. Je sais bien que le spectre guette la moindre défaillance pour me saisir. Je connais son nom, mais le prononcer le rendrait trop réel. Je préfère le maintenir loin de moi, dans l'ombre…

Ce jour-là en quittant la poste, j'entends la voix de Béa m'interpeller. Contrairement à son habitude, elle n'a rien de chaleureux.

— Je n'ai pas le temps, on m'attend.

— Désolée, mais tu vas le prendre.

— Depuis quand te crois-tu autorisée à me parler comme ça ?

— Depuis que je suis ton amie !

— Arrête ! Si c'est pour me débiter ce genre de fadaise, je n'ai pas besoin de toi !

— Entendu. Je m'adresserai donc officiellement à toi. Ton travail ne donne pas satisfaction. Juliette se plaint de toi et de la charge supplémentaire qu'elle doit assumer à cause de tes absences ! Alors, soit tu corriges le tir très vite, soit je te vire.

— Tu n'oserais pas.

— Tu veux essayer pour voir ?

— Comme ça, tu n'es pas que polie et bienveillante, Béa ?! Tu sais aussi emmerder les gens !

— C'est parfois le meilleur moyen d'être bienveillante. La mort de Chloé t'affecte profondément. Nous le comprenons tous, mais tu dois te reprendre, la vie continue, Léa, et nous sommes toujours avec toi.

— Non ! Je t'interdis de me parler de Chloé !

Une vague de panique menace de me noyer. Parviendrai-je à juguler mes émois si je poursuis cette conversation ?

— Tu n'es pas la seule à avoir souffert de son décès ! Tu n'as pas le monopole de la tristesse !

— Je ne suis pas triste ! J'allais très bien jusqu'à ce que tu viennes une fois de plus me faire la morale !

— Tu allais très bien ?! Regarde-toi, Léa ! Tu es méconnaissable ! Tu as renoncé à tout ce qui donnait du sens à ta vie !

— C'est faux ! J'ai de nouveaux amis. Ils me comprennent très bien, eux ! Et on partage de super moments !

— Jusqu'à en vomir dans les rues ?!

— Tu peux pas t'en empêcher, hein ? Tu continues de m'espionner !

— Ne change pas de sujet !

— Laisse-moi, Béa, tu ne comprends rien.

— Je te donne deux semaines pour remettre de l'ordre dans ton travail. Le reste c'est ton choix. Bonsoir.

Sur quoi elle me tourne le dos et s'en va. Une terrible colère m'envahit. Plantée au milieu de la rue, je suis indécise. Si je rejoins le groupe, je ne réussirai pas à respecter la règle d'or, j'en suis consciente. Je n'ai d'autre choix que de rentrer chez moi.

Si mon garde-manger se révèle vide, j'ai du vin. J'ouvre une bouteille tout en fulminant sur l'attitude de Béa. Comment ose-t-elle ?! Et je l'ai cru mon amie ! J'accumule les verres en vain. Je ne parviens pas à me calmer. Je suis comme un volcan au bord de l'éruption. Le visage de Chloé sur son lit de mort me revient encore et encore.

Comme je te hais, Béa !

C'est de sa faute ! J'avais le contrôle et je l'ai perdu ! Des centaines d'images m'envahissent, tournoient, s'entrechoquent : de ma vie d'avant, de mes premiers temps ici, des jours heureux avec ma petite bande, de mon amie partie, de mon existence depuis. Une rage comme je n'en ai jamais connue m'étreint. Ses anneaux m'enlacent, m'emprisonnent avec une force grandissante. Tout cela est si injuste ! Pourquoi cela m'arrive-t-il ? Pourquoi m'as-tu abandonnée, Chloé ? C'est de leur faute à tous ! Son mari, le système, la loi sur l'esthétique citoyenne, le mépris des gens d'en bas, la lâcheté des gens d'ici !

Prise d'une impulsion brutale, je sors de chez moi et me précipite vers la grille d'entrée de la vallée. Je m'accroche à ce monstre qui nous a tous avalés les uns après les autres. Je le secoue de toutes mes forces en hurlant.

— Bande d'assassins ! C'est vous qui l'avez tuée ! Vous l'avez condamnée et vous l'avez tuée ! Venez ici espèces de dégonflés ! Venez voir ce que vous avez fait ! Vous volez nos vies, nos biens, nos familles, notre dignité et vous espérez vous en sortir comme ça ? Montrez-vous, tas de froussards !

Je devine à peine l'attroupement silencieux qui se forme derrière moi tandis que je continue à vociférer. Mais j'aperçois clairement deux vigiles du secteur carcéral, qui surveillent l'entrée du village, arriver en courant.

— Oh la grosse ! Tu vas arrêter de brailler comme ça ? me jette l'un d'eux.

— Vous avez enfin trouvé le courage de vous montrer ? Bravo ! Alors, bande de salopards, regardez, admirez votre boulot ! C'est vous qui l'avez tuée ! Vous êtes des meurtriers ! Vous devriez vous enfermer dans les cellules que vous gardez !

— Maintenant, ça suffit ! Tu vas faire un petit séjour en prison, ça te calmera !

— C'est ça ! Ouvrez un peu cette grille que je puisse rentrer chez moi et envoyer tous les connards d'en bas, ici !

— S'il vous plaît, est-ce qu'on ne pourrait pas essayer de trouver un terrain d'entente ? Mon amie a perdu l'une de ses proches, elle ne va pas bien. Soyez indulgents.

— Tiens, mais c'est notre habitué : monsieur Christophe Vittoz. Tais-toi ou on t'embarque aussi !

Ils déverrouillent le portail, me saisissent chacun par un bras et me conduisent de force jusqu'à l'entrée voisine tandis que je continue à les insulter généreusement.

— Ne t'inquiète pas, Léa, on va te sortir de là ! crie la voix de Béa.

Un lourd battant métallique s'ouvre et se referme derrière moi, produisant un son sinistre interrompant net ma logorrhée verbale. Dans quel pétrin suis-je encore allée me fourrer ?

— Tu fais moins la fière maintenant, hein ? Histoire d'assimiler la leçon, tu as droit au grand jeu. Voici la « dame » qui va s'occuper de toi.

— Magne-toi ! hurle-t-elle.

Elle me pousse dans une pièce sordide et sombre contenant une table en fer et une armoire d'où elle sort des vêtements.

— Déshabille-toi !... Complètement !

J'obéis en tremblant.

— Pose les mains au le mur, et écarte les jambes !

Impressionnée par le lieu, j'ai cessé de vociférer depuis un moment. Je découvre avec horreur la réalité d'une fouille corporelle. La peur s'empare de moi. Qu'ai-je provoqué ? J'aurais dû le savoir : les choses peuvent toujours empirer dans la vallée. Mais je n'imaginais pas cette fin effrayante. En fait, je n'ai pensé à rien… Après avoir accompli sa tâche avec un zèle excessif, la femme me donne un pantalon et une tunique.

— Dépêche-toi d'enfiler ça ! Marre de regarder ton corps répugnant, plein de graisse.

Profondément humiliée, je ne demande pas mieux, mais les habits proposés sont trop petits…

— Ah ouais, quand même, t'en es là madame XXXL ! Il te faut bien deux ou trois tailles au-dessus.

Je saisis à présent les derniers mots prononcés par le vigile. Je viens d'arriver en enfer… Nul doute qu'elle se régale de cette détestable blague à chaque nouvelle arrivée. Une fois habillée, ma geôlière me conduit à travers grilles et couloirs, dans une pièce rectangulaire où se trouve une poignée de prisonnières. Une dizaine de cellules à barreaux s'ouvrent le long des murs. Je suis projetée dans l'une d'elles, un minuscule local peint en bleu. Je déteste cette couleur.

— Allez, mesdames, vous ferez connaissance demain. La soirée est terminée. Regagnez toutes vos quartiers !

Avant que j'aie le temps de réaliser ce qui m'arrive, la grille se ferme et les lumières s'éteignent au profit d'un éclairage blafard.

Je reste hébétée et terrorisée. Tout s'est enchaîné si vite ! Debout, dans ce qui ressemble plus à un réduit qu'une pièce à vivre, j'ose à peine bouger. Un lit, un lavabo et des toilettes constituent tout le mobilier. Qu'ai-je fait ? ...

Incapable de surmonter ma frayeur, je m'allonge et me recroqueville sous la couverture. Je respire avec difficulté. J'ai peur que le bruit ou l'agitation attire l'attention de quelque malveillance à l'affût. Je reste ainsi immobile, à attendre la fin de la nuit et la suite des événements qui tous m'échapperont. Je ne contrôle plus mon existence, plus rien ne dépend de mes choix. Un antre inquiétant s'ouvre et je tombe dedans.

À mon insu, la tension cède la place à quelques brèves heures de sommeil peuplées de cauchemars.

Le jour se lève à peine lorsqu'une lumière violente me gifle, ranimant la peur endormie.

— Debout les feignasses, c'est l'heure du p'tit déj' et y'aura pas de second service !

Par un passage adapté, on me tend un plateau.

— Dépêche-toi de te bouger ou t'auras que dalle !

J'attrape mon repas davantage par crainte que par faim. Une bouillie fumante et un café très clair m'agressent l'odorat. Je vois une tranche de pain et une cuillère de confiture, chacune dans une case. Rongée par l'angoisse des heures à venir, je me sens incapable de manger. Après une quinzaine de minutes, une détenue vient récupérer les plateaux, après quoi les portes s'ouvrent.

Je n'ose toujours pas bouger. J'aperçois les autres femmes qui s'étirent et se regroupent autour d'une table. Elles sont trois. Une quatrième arrive, montrant la tête par la grille de ma cellule.

— J'm'appelle Valérie. Pointe-toi, y'a pas de lézard. On n'est pas dans un film américain, ajoute-t-elle avec un sourire.

Une tignasse hirsute de couleur auburn surmonte son visage, encadrant de grands yeux verts, globuleux et vifs. Elle porte la tête haute, comme pour signifier à tous la fierté qui l'habite. Incapable d'anticiper les minutes à venir, je la suis, le cœur battant la chamade.

— Tiens. Assieds-toi. Comment tu t'appelles ?

— Léa…

— Et ben salut Léa. Qu'est-ce tu fais là ?

— Je vis au village et hier soir, je me suis un peu énervée contre la grille de l'entrée.

— C'est tout ?

— Ben oui.

— Bah, ils vont te garder deux jours histoire de te foutre les j'tons et tu sortiras.

— Tu crois ?

— Ouais, c'est déjà arrivé. En plus, ils ont pas le droit de te garder plus, sans décision d'un juge.

Je ne vois rien d'inamical dans le groupe qui m'entoure. C'est plutôt la curiosité qui l'emporte. Je commence à me détendre un peu.

— Et vous ? Pourquoi vous êtes là ?

— On a toutes refusé de monter dans leurs putains de camions. La première arrivée c'est Sophie. Ça fait sept ans.

— Et ils ne vous ont jamais permis de rejoindre le village ?

— Si, mais on a dit non.

— Ah bon ?!

— Ouais. Pas question de se plier à leur foutue loi ! On est comme on est. Les kilos et les problèmes c'est nous qui les avons, pas eux. Alors c'est not' manière de nous battre.

— C'est courageux. Nous aussi, on essaie de faire bouger les choses.

Je réalise, tout en parlant, que cette phrase s'inscrit dans le passé. J'ai quitté ce chemin depuis longtemps...

— C'est vrai ? Raconte ! Vous faites quoi ?

Seule Valérie s'exprime, les autres se contentent de boire chacune de mes paroles. Je leur explique l'idée du journal. Mais je me sens un peu honteuse de leur mentir sur l'avancement du projet quand je vois leur détermination.

— Ouais, c'est chouette comme idée. Ça va marcher, j'espère.

— N'importe quoi !

Je sursaute en entendant cette voix qui émane d'une cinquième femme, très jeune, assise à l'écart, et dont la présence m'avait échappé. Une natte blonde descend jusqu'à ses reins tandis que son regard bleu pâle me dévisage,

— Laisse, c'est Caro. Elle est tout le temps en colère contre tout le monde, m'explique Valérie, visiblement porte-parole du groupe.

— Je peux comprendre ça. Moi aussi je suis en colère.

— Pourquoi ?

— Comme vous. Je trouve injuste qu'on nous oblige à vivre ici. Les gens souffrent, ils sont séparés de leur famille. J'ai... J'avais une amie... Elle s'est suicidée...

Les mots franchissent difficilement mes lèvres. Depuis ce jour dramatique, je n'ai jamais évoqué Chloé.

— C'est eux qui l'ont tuée ! Tous ceux du dehors !

— Oh pauv' petite, ta copine est morte... ironise Caro depuis son coin.

— La ferme, t'as pas à te moquer de ça, la rembarre Valérie.

Avec une souplesse inattendue, la jeune fille saute du muret sur lequel elle est perchée et nous rejoint à grandes enjambées.

— Ah ouais ? Tu penses qu'y a personne de malheureux à part toi Léa ?!

— J'ai pas dit ça.

— Ben vaut mieux pas. Tu vois, moi c'est ma mère qui s'est suicidée quand j'avais six ans. J'suis restée toute seule avec mon vieux jusqu'à ce qu'il rencontre une poufiasse qui voulait pas de moi. Et tu sais ce qu'il a fait mon paternel ?

— Non...

— Il a acheté une baraque pour l'aut'pétasse et m'a laissée dans l'appart. J'avais treize ans ! Il passait une fois par semaine me filer du fric pour la bouffe, payer les factures et signer les papiers de l'école. À seize ans, j'ai été embarquée par la protection de l'enfance et à dix-huit ils ont voulu me balancer ici. Faut dire que trois années de pizzas et de fast food, ça fait pas des miracles. J'ai fugué, mais y m'ont rattrapée. C'était y'a six mois ! Alors j'vais pas pleurer sur ton cas ! T'as même pas eu les couilles de les envoyer chier quand ils sont venus te chercher ! Tu racontes que tu veux te battre ? T'as pas dû bien regarder. Y'a aucun panneau qui montre la sortie de cette saloperie de vallée. T'es comme nous : coincée !

Sur quoi elle retourne à la place qu'elle occupait précédemment. Une fois encore, je me sens honteuse de me plaindre quand je compare mon existence à l'horreur vécue par cette gamine. Un silence pesant s'installe suite à sa déclaration. Comment est-il possible de juger et de condamner des enfants qui ont suivi un tel parcours ? Les drames qui se terrent, cachés par les murs épais de nos maisons, de nos immeubles et que l'on feint d'ignorer, me sidèrent. N'y a-t-il eu aucun voisin, aucune copine, aucun prof pour s'apercevoir de la situation tragique de Caro ? Sous le choc de ses paroles, je me lève doucement.

— Tu as raison, Caro. J'suis une belle hypocrite. J'ai vécu dans le luxe pendant des années sans me soucier de personne... J'étais convaincue que tout irait toujours bien pour moi. Quand je sortirai d'ici, je me battrai pour arrêter tout ça.

— Bla bla bla. C'est tellement facile de parler. Et pis d'abord, j'ai pas besoin de toi !

— Moi je crois qu'on a intérêt à tous se serrer les coudes au contraire.

— Raconte, c'est comment au village ?

Valérie reprend les rênes de la discussion. Je leur raconte alors une histoire, celle de mon expérience de la vallée, il y a déjà un certain temps. Ça ne servirait à rien de leur parler de mes dernières semaines et peut-être des prochaines. À l'évidence, elles cherchent un peu d'espoir. Elles me posent de nombreuses questions. Notre échange se déroule ainsi jusqu'à l'heure du déjeuner.

Le plat de viande en sauce et de pommes de terre qui baignent dans l'huile, accompagné d'un gâteau industriel sous plastique, ne m'inspire guère. Visiblement, personne ne se soucie de notre régime alimentaire, ici. La bonne cuisine maison des copains me manque. J'étais sincère en affirmant vouloir me battre, mais parviendrai-je, un jour, à retrouver l'énergie nécessaire ?

La liberté, oui, je la désire. Pourtant, un autre enjeu s'impose : j'ai soif de vengeance. Qu'ils paient ce qu'ils nous ont fait, ce qu'ils ont fait à Chloé. Une poussée de rage me saisit. Dire qu'ils m'ont enfermée juste pour avoir hurlé ce que je pensais ! Ils ne nous accordent même pas le droit de nous exprimer !

Nous continuons à discuter au sein de notre quartier, pendant l'après-midi et durant la sortie dans la cour. Dans leur routine quotidienne, je représente une bulle d'oxygène qui apporte un parfum d'extérieur.

En les écoutant, je comprends mieux leur engagement. Elles renoncent à leur liberté pour affirmer leurs convictions. Au final, peu d'entre nous choisissent cette voie. Combien ont accepté leur sort dans les larmes, mais sans réactions ? Par lâcheté ? Non, je ne crois pas, par stupeur plutôt, devant une société capable d'agir avec tant de malveillance. Combattre n'est pas inné, cela s'apprend avec le temps, les épreuves, les rencontres. Refuser, s'opposer, un processus auquel peu d'entre nous sont préparés. En bas, lutter définissait déjà le quotidien de ces femmes simples, guidées par la fierté et le désir de changement.

Imperceptiblement, notre discussion dérive sur notre expérience dans le monde interdit quand nous sommes devenues obèses. Chacune raconte ses « anecdotes ».

— Un jour, sur la terrasse d'un bar, je me suis vautrée. La chaise où j'étais assise s'est pétée. J'vous dis pas la honte ! J'étais en robe et tous les gens ont vu ma culotte. Et y rigolaient tous bien sûr !

— Ouais, moi pareil ! Ça m'est arrivé aussi, dans un resto.

— Une fois, j'ai été chez le docteur. Y'avait que des fauteuils dans la salle d'attente, mais ils étaient tous trop petits alors j'ai attendu une heure debout.

— Bah, c'est pareil dans plein de salles d'attente, même aux services sociaux. Et quand tu trouves des chaises à la place des fauteuils, elles sont souvent trop petites, tu débordes de partout et ça fait hyper mal !

— Et les cinémas ? La dernière fois que j'y ai été, j'ai dû forcer pour m'asseoir. Au bout d'un moment, j'avais tellement mal, je me suis cassée. Et c'était pas un petit ciné de quartier, c'était une chaîne hyper connue.

— C'est vrai ! J'avais oublié ça aussi !

— Moi j'ai une copine qu'a voulu prendre l'avion pour le Maroc. La nana de l'agence, elle lui demande devant tout le monde combien elle pèse pour savoir si elle doit lui vendre un ou deux billets ! T'y crois à ça sérieux ?

— Ouais, c'est dégueulasse !

— Moi c'est à la piscine. Tu fais l'effort, même si tout le monde te regarde, pour essayer de faire de l'exercice et quand tu sors tu dois aller dans les cabines. Elles sont super petites ! Déjà, c'est sportif quand on est gros d'arriver à se changer, mais en plus y mettent des planches pour s'asseoir elles doivent pas faire plus de vingt centimètres ! Va essayer de rester dessus !

— C'est comme dans les magasins, les cabines d'essayage. Sans rire, tu sors de là t'as perdu un kilo rien qu'à te contorsionner et à transpirer !

Nous sommes entre nous et l'autodérision ne les effraie pas, elles éclatent toutes de rire. Mais je sais d'expérience que ce sont des blessures gravées en chacune de nous.

— Moi une fois, j'ai voulu faire du rafting avec des potes. Tu dois mettre une combinaison spéciale parce que l'eau est super froide. Et ben, y'en avait même pas une à ma taille. Résultat : y sont partis sans moi. Et pourtant j'étais moins grosse à l'époque !

— Un jour, ma mère m'a offert des chaises longues pour mon balcon. C'était sympa. Pis j'ai vu sur l'étiquette qui fallait pas peser plus de cent kilos et moi j'en faisais cent-quinze. J'avais trop la honte pour lui dire, alors j'm'en suis pas servie. Résultat, elle m'a fait la gueule pendant un bail. Même la famille y's'rendent pas compte des fois.

À cet instant me revient un souvenir oublié. Non. Pas oublié... caché, nié comme s'il n'existait pas. C'était un jour d'hiver où je skiais avec mon frère et ses filles...

Après avoir été spectatrice de l'échange installé entre ces femmes, j'en deviens actrice et leur raconte ce que j'ai vécu cet après-midi-là. C'est impressionnant de constater à quel point la mise en mots est difficile quand on a refoulé un événement. J'avais connu une telle humiliation ce jour-là. Comment le jugeront-elles ? En riront-elles ? J'en serais si blessée... À ma grande surprise, elles sont choquées. Et leur réaction unanime m'émeut.

— La vache ! Ç'aurait pu être super dangereux ! Et tous ces cons qui faisaient que regarder et s'marrer !

— Sérieux, y s'rendent pas compte des fois...

— Moi y'a un truc qui me manque vraiment : c'est de pouvoir croiser les jambes et les bras. J'sais pas pourquoi, ça m'ferait tellement plaisir d'y arriver.

— Grave !

— Moi j'adore les bottes ! Mais c'est fini ce temps-là. J'ai même du mal à trouver des chaussures qui me vont et qui sont pas trop moches.

— Et les fringues alors ? Pas de choix, nulles et plus chères, c'est pas compliqué. La honte quand tu rentrais dans un magasin et que t'allais dans le coin bien caché « grandes tailles » où t'avais trois trucs qui se battaient en duel. Et pis t'essayais un falzar et il était trop p'tit, mais pas qu'un peu, hein, carrément plusieurs tailles ! Tu te demandes s'y font pas exprès pour te foutre la honte. Tu vois écris : taille cinquante et tu rentres pas dedans. Y'a des fois ça m'a fait pleurer.

— Ouais, t'as raison.

Chacune y va de ses histoires et aborde de nombreux aspects concernant la difficulté à vivre avec le surpoids. Je prends alors conscience des motifs pour lesquels les obèses n'apparaissaient plus dans le paysage, même avant la loi. Rien n'était organisé pour les accueillir, au contraire ; quand bien même ils tentaient de supporter le regard des autres pour pratiquer de l'exercice ou améliorer leur situation. Vivre de telles expériences se révèle si mortifiant, qu'on préfère éviter de s'y confronter à nouveau. Ce n'est pas difficile à comprendre. Après tout, j'ai, moi aussi, plié devant cette hostilité…

L'heure du dîner arrive et, avec elle, un nouvel essai « gastronomique ». Apparemment, les pommes de terre du déjeuner ont fini en purée et accompagnent une espèce de gratin de foie. Une compote au parfum peu définissable et très sucrée sert de dessert. C'est à se demander s'ils ne veulent pas nous gaver de glucides et de graisse.

S'ensuit tout un débat sur les goûts culinaires de chacune et ce dont elles rêvent dans ce domaine. Enfin vient le moment de se laver. Nous nous dirigeons ensemble vers les salles de bain. Naïve, la réalité me gifle de nouveau… Sous le regard méprisant d'une gardienne, nous nous installons sous les douches communes, sans séparation. Je m'empresse de me savonner tant j'ai hâte de fuir cet instant d'exposition forcée. L'administration a prévu une serviette de taille ridicule par personne. Il faut toutefois en passer par là avant de pouvoir se rhabiller et quitter ce lieu sordide. Mes compagnes, habituées à cet exercice, s'y conforment tranquillement. Mais pour une première fois, c'est véritablement perturbant.

La nuit étant tombée depuis un certain temps, nous regagnons nos cellules. Je souhaite le bonsoir à mes nouvelles amies avant d'aller me coucher, plus sereine que la veille. Je m'interroge toutefois sur ce qui m'attend demain. Mais le sommeil m'emporte assez vite.

Ce second réveil ne diffère pas du précédent et le même rituel, à la phrase près, se répète. Je me demande comment mes codétenues peuvent supporter ça chaque matin. J'évite de leur poser la question de peur d'éveiller des pensées qu'elles s'efforcent de contrôler jour après jour. À ma grande surprise, la surveillante du premier soir vient me chercher dès la fin du petit déjeuner.

— Toi la nouvelle, c'est l'heure de dégager !

— Comment ça ?

— T'es bouchée ou quoi ? Tu sors !

Avant de m'en aller, je me tourne vers mes nouvelles connaissances.

— Je pourrais rester, mais je crois vraiment que je serai plus utile dehors. Je ne vous oublierai pas. Merci.

— Salut, Léa, et à la prochaine quand on partira tous d'ici ! me lance Valérie, approuvée par les autres.

L'émotion m'empoigne. Cette rencontre si inattendue me bouleverse. Je ne sais pas bien quoi, mais il s'est produit quelque chose durant ces dernières trente-six heures.

Je récupère mes affaires et je quitte ce lieu misérable dont je comprends à présent qu'il cache aussi de belles âmes. Le système pensait me faire peur ? Quelle erreur ! J'ai gagné quelque chose, j'en suis sûre. Je retrouve le cadre familier du village à l'entrée duquel Christophe m'attend, l'air préoccupé.

— Comment savais-tu que je sortirais maintenant ?

— Bonjour, Léa. Moi aussi je suis content de te voir.

— Et c'est reparti…

— Béa et moi avons négocié ta libération. Ils avaient décidé de te garder jusqu'à demain matin, mais on a obtenu gain de cause.

— Je vous dois un « merci », je suppose.

— Léa…

— Ne commence pas s'il te plaît. Je suis fatiguée et je veux rentrer chez moi. On se verra une autre fois.

— À ta guise. Tâche de prendre soin de toi, Léa.

— Toi aussi.

Enfin, je retrouve la sécurité de mon appartement. Je me souviens du temps où j'étais incapable de le considérer ainsi. Mais ma « visite » carcérale a renforcé mon attachement à cette parcelle de foyer. Mon foyer.

J'éprouve le besoin urgent de me laver et de me changer. Puis je m'installe sur le canapé et cherche un film à regarder à la télévision. Après mon expérience de la veille, j'ai presque une sensation de luxe. Je pense à mes compagnes d'un jour si démunies, qui luttent avec l'unique choix dont elles restent maîtresses : la prison ou le village. Je me sens si abattue en cet instant. Que va-t-il advenir ? Alors, pour la première fois depuis le décès de Chloé, je pleure… Je pleure sur mon amie perdue, sur les illusions et les rêves qu'elle a emportés avec elle, sur ces moments heureux qui se sont enfuis quand je les croyais acquis. Que reste-t-il à présent ? Je suis de retour dans la vallée des larmes…

Seul mon travail parvient à me mobiliser. Je m'y rends dès le lendemain de mon retour. Je commence par présenter des excuses à mes collègues et particulièrement à Juliette. Je lui donne l'assurance de respecter mes engagements professionnels. Je croise Robin pratiquement chaque soir. J'évite son regard et me contente de le saluer. Je sens la tristesse qui émane de lui et j'apprécie qu'il ne tente rien à mon égard. Car en vérité, je ne désire plus parler à personne. Je retrouve une routine perdue entre mon domicile et mon bureau.

Je n'ai plus envie de rire ou de me goinfrer. Je n'ai plus envie de me réjouir avec les amis. Je n'ai plus envie de comprendre les intentions de Laurent. Je n'ai plus envie de me battre...

Pardon Caro, pardon les filles...

Le monde redevient obscur et parsemé d'ombres. Si je parviens à me contenir dans la journée, c'est bien difficile durant mes soirées solitaires. Seule différence par rapport à l'époque de mon arrivée dans le village : le milieu environnant me paraît moins hostile. Mais cela ne m'apporte pas grand-chose. Je ne veux pas de contact. Pourquoi ? Je l'ignore. Je sais simplement que je ne peux revenir dans une réalité où Chloé n'est plus. Je ne supporterais pas de voir les gens s'amuser et poursuivre leur existence comme si rien n'avait changé. Le pire est advenu et je porte une part de responsabilité dans ce drame. Il m'arrive de croiser les autres de la bande lorsque je fais mes courses, ou bien à la poste. Tous me saluent gentiment, mais aucun n'insiste pour discuter. Au fond de moi, je leur en suis reconnaissante.

Ainsi, plusieurs semaines s'écoulent, écrivant une nouvelle page de mon histoire dans la vallée. J'ai l'impression d'être là depuis toujours et de m'y résigner. Je me fonds dans le paysage, silhouette fantôme parmi d'autres, en marge de la société comme tant de gens au final. Quel sens donnera-t-on à mon passage sur cette Terre ? Aucun, probablement. Une simple étoile filante perdue dans le cosmos. À peine une seconde et la voilà disparue. Mes années de gloire ne changent rien. Quelques moments devant les caméras, de la popularité et quoi ? Ai-je contribué un instant à rendre ce monde meilleur ? Suis-je parvenue à sauver une âme dans le besoin ? Je n'ai pensé qu'à moi et à présent il est trop tard. Je finirai dans cet endroit, oublié, seule... Seule ?

Le spectre m'accompagne, m'infligeant de lourds tourments, m'imposant l'insoutenable : accepter sans comprendre. Il se nomme... impuissance.

L'été arrive, porteur de lumière et de chaleur, mais moi, je survis dans un lieu sombre, froid et étroit.

Léa rentra tard ce soir-là. Si sa carrière l'exaltait, elle se révélait aussi exigeante et chronophage. Ce fut donc avec une certaine appréhension qu'elle franchit le seuil de leur appartement. Après une année de mariage comparable à une vraie lune de miel, l'attitude de David avait commencé à changer. S'il se montrait toujours charmant la plupart du temps, il lui arrivait de se durcir et de devenir insultant envers elle. Elle ne parvenait pas à en saisir la raison. Affrontait-il un problème qu'il ne voulait pas partager avec elle ? Malgré une belle carrière en communication, se pouvait-il qu'il jalouse la notoriété et l'argent acquis par sa femme ? Autant de questions qui, à ce jour, restaient sans réponse. Elle craignait le retour de ces moments qu'elle ne savait comment gérer. Elle fit donc une entrée réservée.

— Bonsoir mon chéri.

— T'as vu l'heure ? J'ai faim. Magne-toi de faire à bouffer !

— D'accord, je me dépêche.

Elle sortit du réfrigérateur deux biftecks et trouva une boîte de petits pois dans le placard. À défaut d'être gastronomique, elle préparerait vite le repas. L'état de tension de son mari ne lui échappait pas et elle voulait éviter de l'énerver davantage. Tandis qu'il regardait la télévision, elle mit le couvert et l'invita à la rejoindre quand tout fut en place. Ils s'installèrent autour de la table. Elle fit le service. Mais l'humeur de son compagnon s'aggrava. Ses yeux notamment la fixaient avec une lueur qui s'apparentait à de la haine. La peur l'envahit. Devait-elle le questionner ? Il la devança.

— C'est quoi cette merde ?

— J'ai fait vite pour t'éviter d'attendre...

— Tu te crois dans un hôpital pour servir une bouffe pareille ?!

— Je suis désolée... Tu veux... Je te prépare autre chose ?!

— Regarde ce que j'en fais de cette saloperie !

Sur quoi, il se saisit de l'assiette et la jeta avec fracas sur le mur pastel de la salle à manger. Léa se pétrifia. Elle ne l'avait jamais vu dans un tel état. Son geste contenait tant de violence. Elle essaya de lui parler.

— Qu'est-ce qui t'arrive, David ?

— Je t'interdis de m'adresser la parole ! Tu vas apprendre à te comporter correctement ! Tu es ma femme, mais tu me fais honte !

Sans qu'elle puisse l'anticiper, il se jeta sur elle, l'attrapa par les cheveux et la traîna de force dans la chambre où il l'enferma à clé.

Le sang ne circulait plus dans son corps. Ses fonctions vitales se réduisaient au minimum. En proie à une frayeur indicible, son organisme ne répondait plus. Son esprit ne générait aucune pensée cohérente. Qu'allait-il advenir ? De la pièce voisine lui parvenaient des bruits divers ainsi que la voix de David, semblant se parler à lui-même. Au bout d'un certain temps — des minutes ou des heures ? —, il revint ouvrir la porte. Elle se plaqua contre la fenêtre, le plus loin possible de l'entrée comme si la distance pouvait la prémunir. Il fallut trois enjambées à son mari pour effacer cette utopique protection. La saisissant par le cou, il la conduisit devant le mur où quelques petits pois continuaient leur lente descente vers le sol. Il écrasa le visage de Léa à l'endroit même où il avait jeté l'assiette et lui tira de nouveau les cheveux.

— Tu vas nettoyer maintenant ! Je ne suis pas un porc ! Je veux que ma maison soit impeccable !

Il hurlait davantage qu'il ne parlait. Incapable de se remettre debout, c'est à quatre pattes qu'elle se dirigea vers la cuisine pour aller chercher le nécessaire. Elle y parvenait quand elle reçut un violent coup de pied qui la propulsa sur le sol. Le souffle coupé, au bord de la folie, elle n'arrivait plus à bouger.

— Dépêche-toi, sale pute ! On va pas y passer la nuit ! Répare tes conneries ! Tout ça, c'est de ta faute !

Sur quoi il retourna s'asseoir devant la télévision et se mit en quête d'un programme qui l'intéressait. Poussée par la terreur d'une autre agression, elle se soumit. Des larmes silencieuses coulaient le long de ses joues. Elle n'osait émettre le moindre bruit de peur de déclencher une nouvelle charge de cette bête qui adoptait l'apparence familière de son conjoint. Quand elle termina, il lui lança :

— Va te laver maintenant ! Et t'as intérêt à te faire belle, que ça me donne envie de te baiser !

Il avait dû la trouver à son goût puisqu'il n'hésita pas à la prendre sans ménagement avant de s'endormir, dépourvu d'états d'âme.

Léa pleura longtemps, plongée dans la stupeur et l'incompréhension la plus totale… Elle ne put sommeiller, à cause de la peur et des multiples douleurs de son corps. Elle appréhendait le retour du jour. Que faire quand celui qui se dresse devant vous vous arrache à votre réalité ? Quand vous êtes nié et cessez de représenter, à ses yeux, un être vivant, un être humain, que la part du miracle qui palpite en vous se réduit à de la poussière dispersée par le vent ?

David ne lui adressa pas la parole le jour suivant, se contentant de l'ignorer. Puis le lendemain, il reprit le cours de leur existence, effaçant par son indifférence la souillure des heures passées. Elle était sidérée et terrorisée par l'attitude de son mari. Mais elle en vint à se dire qu'il devait exister une explication à ses actes consternants. Son conjoint affrontait certainement un problème et elle devait se montrer compréhensive. Elle justifia ses bleus auprès de ses collègues en évoquant une chute de vélos et tenta d'oublier ce moment d'égarement. Sa honte lui imposait le silence. Ainsi leur vie retrouva ses couleurs habituelles et la peur s'estompa.

Jusqu'à la fois suivante...

La différence

Le soleil d'août, dont la lumière dorée annonce les prémices de l'automne, entre à profusion par la fenêtre ouverte. Je termine mon déjeuner lorsque j'entends frapper. Mon cœur s'accélère. Je n'ai pas reçu de visite depuis longtemps et c'est très bien ainsi. Malgré tout, j'entrebâille la porte en soupirant.

— Laurent ?!

— J'aimerais que vous m'accompagniez s'il vous plaît.

— Que je vous accompagne ?!

— Oui, c'est bien cela.

— Mais où ?... Pourquoi ?

— N'ayez pas peur, ce n'est pas un piège. Vous ne serez pas obligée de rencontrer des gens.

— Mais je ne peux pas !

— Mais si.

— Je ne comprends pas... Vous voulez quoi ?

— Venez et vous saurez.

— Mais...

— Faites-moi confiance.

Incapable de réellement lutter, je me résigne à le suivre. Nous marchons dans la rue sans échanger la moindre parole jusqu'à nous retrouver devant son magasin. Là, il me conduit dans l'arrière-boutique où j'ai travaillé nombre de samedis après-midi. À ma grande surprise, l'espace respire la propreté. Tout est rangé, nettoyé. La lumière pénètre par le vasistas libéré de sa crasse. L'endroit se révèle accueillant.

— Comme vous pouvez le constater, j'ai achevé votre mission. Il faut dire qu'il ne restait plus grand-chose à faire. Qu'en pensez-vous ?

— C'est bien. Mais je ne vois toujours pas pourquoi je suis là.

— Je tenais à vous remercier pour votre aide.

— Ça m'a fait plaisir, mais je ne mérite pas de remerciements. Je vous ai laissé tomber sans même m'excuser.

Il me sourit et m'invite à le suivre. Dans un coin de la pièce se trouve une table assez grande et bien dégagée. Juste au-dessus, des étagères murales contenant des outils et tout un tas d'éléments contribuant à créer l'ambiance d'un atelier artisanal.

— Vous avez dévalisé un magasin de décoration ?

— Presque ! dit-il jovial.

— Vous allez finir par m'expliquer ce que je fais ici ?

— Cet endroit vous appartient, Léa.
— Heu… c'est gentil, mais…
— Vous voyez cette étagère-là ?
— Oui, c'est celle des échantillons abîmés.
— Exact. Si vous regardez de plus près, vous constaterez que j'y ai joint des caisses de pierres ramassées durant mes balades, des galets surtout, mais aussi du quartz et quelques autres cristaux.
— Où voulez-vous en venir à la fin ?!
— Je pense que ces minéraux méritent une seconde vie.
— Comment ?
— À vous de trouver.
— À moi ?
— Oui. Faites-en ce que vous voulez. Laissez libre cours à votre imagination !

Il est fou !

— Écoutez, tout ça part certainement d'une bonne intention, mais vous vous trompez de personne. Je devrais rentrer chez moi.
— Essayez, qu'avez-vous à perdre ?
Le bruit de la porte d'entrée annonce l'arrivée d'un visiteur.
— Ah. Un client peut-être. Je vais m'en occuper. Attendez-moi.
Je me retrouve seule et mal à l'aise, un peu égarée devant cet imprévu m'obligeant à fuir la routine monotone de mes journées. Hésitante, je me dirige vers le meuble de stockage. Je jette un coup d'œil dans les différents paquets. C'est vrai qu'ils regorgent de merveilles. Parfois cassées, parfois émiettées, les pierres n'ont rien perdu de leur beauté ni de leur diversité. Je comprends que leur propriétaire souhaite les voir vivre ailleurs qu'au fond d'un local vétuste. Mais pourquoi me confier cette tâche à moi ?
Entendant la discussion se poursuivre dans la pièce voisine, j'attrape quelques boîtes dont j'étale le contenu sur la table. Comme le jour de ma première visite officielle, le même sentiment m'envahit. Je suis époustouflée par la créativité de la nature. Éblouie par cet univers minéral, je m'assois et prends le temps de tenir chaque pierre dans ma main. Le contact avec la peau offre un nombre incroyable de sensations différentes : ça pique, ça râpe, c'est doux, c'est froid… Un expert les nommerait rien qu'en les touchant.
Et si Laurent disait vrai ? Je pourrais peut-être leur donner une seconde chance, après tout. Des mosaïques ? J'attrape une petite

planche de bois et commence à disposer des morceaux. Le résultat n'est guère probant… Si je choisissais un motif ? Je pourrais essayer avec une fleur. J'en dessine une sur le support. Puis, je définis les couleurs : pétales violets avec un cœur jaune et des feuilles vertes. Quelle originalité ! Mais c'est juste pour tester. Je pars à la recherche des échantillons qui conviendraient. Je m'aperçois vite qu'il est impossible de trouver suffisamment de fragments aux bonnes dimensions. Je n'ose pas casser les pierres. J'arrive malgré tout à remplir les espaces de manière quelque peu chaotique. Le résultat me déçoit... Le dessin s'impose par rapport aux minéraux alors que je préférerais l'inverse. Je persévère. Travailler des roches aussi belles est motivant. Je tente une nouvelle expérience quand Laurent me rejoint.

— Alors ?

— Vous m'avez bien eue.

— Vous savez que nous sommes à la fin de l'après-midi ?

— Vous plaisantez !

Il sourit.

— Votre proposition était vraiment sérieuse ?

— Absolument.

— Je pourrai revenir ?

— Quand vous voulez. J'ai une clé du magasin pour vous. Ainsi vous ne dépendrez plus de moi pour accéder à ce local.

— Serait-il envisageable de découper certaines pierres ?

— Oui, mais cela demande de la technique. Je vous l'enseignerai et vous montrerai comment utiliser les différents outils. À quelle heure pouvez-vous arriver demain ?

— Vers dix heures ?

— Très bien. Et comme le magasin ferme le dimanche, personne ne nous dérangera.

Je rentre chez moi, en proie à une certaine effervescence. Un ressenti oublié depuis bien longtemps. Je n'ai aucune prétention concernant mes possibles réalisations. Mais manipuler d'aussi beaux objets dans cette solitude toujours recherchée a réussi, l'espace d'un instant, à chasser les fantômes qui m'entourent. Mon imagination vagabonde. Comment travailler cette matière non malléable ? Je peux apprendre à lui donner des formes, mais ne serait-ce pas la dénaturer ? Un jour à la fois. Rien ne presse et le temps m'appartient. Ce chemin se déroulera virage après virage. Je me souviens de l'hiver dernier, quand je commençais mon exploration du village. J'ignorais où cela me conduirait. Et, bien que le décès de Chloé ait tout bouleversé, j'en retiens une leçon. Il faut parfois permettre à la vie de suivre son cours sans intervenir, accepter l'inconnu, et constater où cela nous mène. Se laisser porter par les événements. Christophe a évoqué cela un jour, concernant les rencontres ou les destinations inattendues. J'ai hâte de retrouver mon atelier. Il est si loin l'ultime instant où j'ai éprouvé de l'envie.

Je me présente à l'heure dite. Amoncelées dans un ciel bas qui nous vole nos montagnes, des nébulosités grisonnantes annoncent la pluie à venir. Mon mentor m'attend déjà et nous nous mettons au travail, peu soucieux de nous parler davantage. Il commence par m'indiquer le nom de chaque outil et sa fonction. Ils permettent de scier, marteler, polir, lisser, nettoyer et pour chacun il existe différentes tailles ou puissances en rapport avec le matériau utilisé. Cela va du simple pinceau à des engins électriques sophistiqués. Après la théorie, je me mesure à la pratique. Nous prenons les échantillons les moins intéressants. Avec l'étau, je positionne la pièce de la manière souhaitée et m'assure qu'elle ne bouge pas. Puis j'essaie d'obtenir le résultat que Laurent me fixe en écoutant attentivement ses instructions. Bien évidemment, je subis de nombreux échecs. Je tombe dans certains pièges, qu'il ne tente pas de m'éviter, afin d'acquérir les bons gestes et comprendre les différentes structures des pierres. Observer avant d'agir s'impose comme un rituel. Je réalise vite que chaque élément demande une analyse spécifique. En fonction des pressions subies, des impuretés contenues, des anomalies qui les composent, ils requièrent tous une approche unique. Je trouve cela passionnant.

La pluie commence à tomber. Je l'entends tambouriner sur l'asphalte. Cela me donne un grand sentiment de sécurité. Je me sens à l'abri, isolée, en paix. Dans cet environnement morne et obscur, la lumière qui éclaire la table nous renvoie un chatoiement de couleurs et de scintillements que mes mains façonnent. Je mesure ce privilège. Je devine à présent pourquoi Laurent m'a conduite ici et son geste me touche. J'en éprouve une profonde reconnaissance, car à l'évidence quelque chose, dans ma petite et sombre sphère de papier, vient de céder la place à la clarté. Ce n'est encore qu'une faible braise, mais je la crois prête à s'enflammer.

La journée s'achève et j'ai appris plein de choses. Notamment, qu'il me reste beaucoup à découvrir. La séduisante aventure commence à peine.

— Vous avez vite appréhendé les bases.

— Ce n'est pas mon impression, mais j'adore cette expérience.

— C'est pour ça.

— C'est pour ça que quoi ?

— Que vous progressez ! Vous aimez les pierres.

— Parfois, il ne suffit pas d'aimer pour réussir…

Un voile de tristesse emplit brutalement la pièce.

— C'est vrai, mais parfois si. L'amour, quel qu'en soit l'objet, est puissant. S'il ne peut tout vaincre, il vient à bout de nombreux obstacles.

— Je vais m'efforcer de le croire. Je reviendrai demain après le travail.

— Vous êtes ici chez vous, Léa.

— Pourquoi me faites-vous autant confiance ?

— Ai-je tort ?

— Non, mais vous n'êtes pas censé le savoir.

— Si on ne donne jamais leur chance aux autres, pourquoi nous en donneraient-ils une ?

— Excellente question. J'ai fait confiance à beaucoup de gens au cours de mon histoire et je l'ai souvent amèrement regretté.

— De nombreux prédateurs peuplent le monde des humains. Vous deviendrez folle si vous essayez de comprendre pourquoi certains d'entre eux ont croisé votre route. Aujourd'hui, vous avez mûri, vous possédez davantage de discernement pour vous entourer des bonnes personnes. Ne confondez pas prudence et méfiance.

— Vous le pensez vraiment ? Ma chance tournerait-elle dans ce domaine ?

— Je ne crois pas que la chance détermine les événements de nos vies. Et vous connaissez la réponse à votre question. Les amis choisis ici vous ont-ils déçue ?

— Non… En fait, c'est plutôt l'inverse… Dès que les choses vont mal, je les rejette : en arrivant dans la vallée, à la mort de Chloé…

— Vous avez beaucoup appris depuis.

— Dans la difficulté…

— Certains chemins s'empruntent seul.

— Vous parlez comme Béa.

— Raison de plus pour savoir qu'elle est toujours là pour vous et les autres aussi.

— Je me contenterai des minéraux pour l'instant. J'ai un livre à clore avant de les retrouver.

— Un livre à clore ?

— Accepter le suicide de Chloé.

Je reviens au magasin chaque soir et tous les week-ends. Avec le temps, ma technique s'améliore et je commence à maîtriser le sujet. Je continue d'explorer la piste des mosaïques. J'en conçois des petites puis de plus grandes. Je m'inspire de motifs grecs et romains grâce à un livre de ma collection. Ceci étant, je me situe aux antipodes du génie de ces artistes. Après plusieurs expériences, je parviens à créer une colle et une sorte de pâte qui permet de combler les espaces entre les pièces du puzzle. J'arrive à un résultat assez correct. Toutefois, cela ne me satisfait pas. En prenant ce parti, je réduis les minéraux à deux dimensions. En les lissant, j'ai le sentiment de leur enlever leur âme qui rend chaque échantillon si particulier. Je préférerais changer de stratégie, mais peu d'idées se présentent.

J'ai une quantité non négligeable de galets. Si j'essayais de les peindre ? Je commence par bien les laver, car ils sont très poussiéreux. Ce simple geste suffit à me révéler leur nature cachée. Sous leur aspect grisâtre, je découvre une palette de nuances qui s'associent de mille manières différentes. Certains sont rayés, d'autres unis, d'autres encore bicolores. Leur observation dévoile des trous, de petits coquillages incrustés, des irrégularités. Chacun a sa propre personnalité. Les enduire de peinture dissimulerait leur caractère unique. Rien de ce que je tenterai ne les embellira. Toutefois, je cherche un moyen de préserver leur richesse, car une fois secs, les couleurs s'estompent. Je teste l'huile, la cire, le vernis. J'attends de voir comment ils évoluent ainsi dans le temps. Je finis par mettre au point une formule qui conserve durablement leur éclat.

J'en tire également une conclusion : toutes les pierres dont je dispose méritent mon attention. Aucune hiérarchie ne peut s'imposer. J'en préférerai certaines, bien sûr, mais chacune doit bénéficier de la même considération. Je me retrouve de nouveau au point mort. J'adore manipuler ces pierres, mais j'ignore toujours comment exploiter ce patrimoine. Ainsi s'agitent mes réflexions lorsqu'un soir, j'entends une voix familière.

— Christophe !

Une certaine appréhension me gagne. Pourquoi est-il ici ?

— Il paraît que tu travailles beaucoup, puis-je te proposer une pause pour dîner ?

— Dîner ?! Heu… je ne sais pas… Je…

— C'est juste un dîner, Léa. J'ai réservé une table au restaurant. Pas de cuisine, pas de vaisselle.

Ce moment devait arriver. Je ne me sens pas prête. L'aurais-je jamais été ? Mais plus on recule, plus l'obstacle paraît infranchissable, alors pourquoi pas ?

— OK. Accorde-moi quelques minutes pour remettre un peu d'ordre.

Je range juste l'indispensable, rien d'essentiel, mais ces quelques minutes me préparent à l'échange qui s'annonce. Va-t-il me reprocher ma réclusion, ou me parler de Chloé ? Dans les deux cas, il me sera difficile de gérer la discussion.

Une fois dans la rue, je préfère me taire, mais Christophe se charge de la conversation.

— Le temps est plutôt chaud pour une fin septembre, tu ne trouves pas ?

— Tu veux l'avis de la citoyenne ou celui de la scientifique ?

— C'est vrai, tu es météorologue ! J'avais presque oublié.

— Je comprends que tu n'aies pas utilisé ces derniers mois à te morfondre sur moi et ma carrière.

— Sur ta carrière non.

Je préfère laisser en suspens le sous-entendu de sa réponse.

— Aimes-tu le sport ? me demande-t-il.

— Heu... à regarder ou à pratiquer ?

— Les deux.

— Eh bien, je suis une grande fan de biathlon, mais je pratique le ski de piste et la natation. Enfin, je pratiquais...

— Le biathlon ? C'est original.

Ce qui l'est moins c'est cette discussion... Où veux-tu en venir ?

— Je suis fascinée par l'exploit que représente l'addition de deux sports si opposés, le ski nordique et le tir. Aucune course n'est jouée avant la dernière balle, c'est haletant. Et puis les épreuves se déroulent en montagne, dans la neige.

— J'apprécie beaucoup aussi, mais j'aime encore plus le rugby !

— Je regarde souvent des matchs. Il y a quelque chose de guerrier dans ce sport. C'est à la fois primitif et très technique.

— Tu as raison, Léa. C'est également ma vision.

Le restaurant surgit à un coin de rue. Galamment, Christophe m'ouvre la porte. N'ayant pas prévu un tel dénouement à ma journée, j'ai un peu honte de ma présentation plus qu'ordinaire. Je m'en excuse auprès de lui.

— Ne t'inquiète pas pour ça. Tu es parfaite.

— Tu ne changeras jamais, toi.

— C'est ce que tu voudrais ?

Ses paroles s'accompagnent de son irrésistible sourire et de son regard malicieux.

— Non. Ne change rien, dis-je en répondant à son enthousiasme. Pourquoi sommes-nous là ce soir ?

— Il est temps pour toi de revenir dans le monde des vivants. Je souhaite juste qu'on s'offre un moment sympa à discuter de tout, de rien et à rire, comme on le faisait toujours ensemble. Mais si tu désires aborder des sujets plus sérieux, je suis ton homme !

— Non merci ! Le premier programme reflète parfaitement mes attentes.

— Super ! Commençons par nous commander un bon repas et une bouteille de vin digne de l'événement.

Le dîner se déroule agréablement. Nous parlons de choses légères, et le temps passant, je parviens à me détendre. Nous évoquons des souvenirs communs plutôt drôles parmi lesquels Christophe introduit des soirées où Chloé était des nôtres. Je me rends compte alors que si j'en conçois encore de la peine, la douleur s'atténue. Mon compagnon sait, à l'évidence, où il va. J'en ressens une vive émotion. Toutes ces personnes prêtes à me tendre la main et qui doucement me ramènent au jour.

Tandis que, repus, nous prenons le chemin de mon domicile, une question importante me vient.

— Que sont devenus les trois types qui m'ont agressée ?

— Faute de preuves, ils ont été rapidement libérés avec un avertissement. Mais ne crains rien, Léa. On les surveille de près et ils le savent. On a demandé à tout le monde de ne pas leur vendre d'alcool. Au début, ils ont tenté de se rebiffer, mais depuis qu'ils ont mesuré l'unité du village contre eux, ils se planquent. On ne les aperçoit plus qu'au travail et quand ils font des courses. Dès qu'ils mettent le nez dehors, quelqu'un me prévient.

— En fait, tu es un peu le shérif ici ? dis-je en riant.

— Tu as raison. J'exigerai une étoile dès demain ! Un comble pour un ex-taulard.

— Me voilà arrivée. Merci, Christophe, c'était une excellente idée ce dîner. Ça m'a fait beaucoup de bien.

— Je t'inviterai de nouveau alors. Repose-toi bien, Léa, et à très bientôt.

Il dépose une bise sur ma joue et s'en va en sifflotant.

Merci mon ami. Merci Laurent. Grâce à vous, à votre bienveillance, je comprends enfin. Je sais à présent où je me trouve et où me rendre. Chloé m'a quittée et elle ne reviendra jamais, mais d'autres sont là. La vie continue. Je peux choisir de rester immobile et seule tout comme je peux décider de remonter dans le train et rejoindre les miens. Toutefois, avant cela, j'ai une tâche à achever. J'ai compris comment utiliser les pierres !

De retour dans l'arrière-boutique, le lendemain, je commence par classer tous les échantillons. Je dispose encore de casiers de rangement. Je vais dans le sens de l'arc-en-ciel en ajoutant le blanc et le noir. Je prévois aussi des boîtes pour les fragments à couleurs multiples. J'étale tous les galets traités. Ensuite, je me lance dans la sélection des roches qui s'intègreront dans mon projet, probablement la partie la plus difficile du travail. L'objectif est ambitieux : je désire créer une image minérale de Chloé. Non pas de son apparence, mais de son essence même, de sa personnalité et de ses traits qui me la rendaient si chère. Je réfléchis à un choix judicieux pour la matérialiser tout en veillant à ce que, une fois assemblé, le tout soit esthétique. Je n'utilise pas le langage des pierres élaboré par les amateurs du genre. Je me fie à mes sens quand je les regarde ou les touche. Comment définir mon amie ? Je saisis une feuille de papier, un stylo et entreprends sa description. Il ne s'agit pas de littérature. J'aligne une suite de mots et de phrases. Puis, je souligne le vocabulaire le plus à même de la révéler : intelligente, chaleureuse, douce, humble, cultivée, drôle, ouverte, sensible, blessée, fragile… Il y en aurait tant. Le plus difficile à présent : choisir les échantillons me permettant de représenter une telle femme. Je me penche avec attention sur ma collection. Je me dirige plutôt vers des nuances pastel et des formes arrondies. J'en sélectionne certaines, puis les repose pour en prendre d'autres, j'hésite, tente, assemble, rejette… Je consacre énormément de temps à cette tâche. Je veux arriver à la bonne composition, l'évidente qui criera « c'est moi ! ». Durant cette minutieuse recherche, je tombe sur un complexe conglomérat de roches à coloris multiples, pas trop agressif, légèrement hirsute et marbré, un vrai travail d'orfèvre. Je n'hésite pas. Elle évoquera l'esprit vif et curieux, mais également entaché d'une part d'obscurité et de doutes, de Chloé.

Ce travail nécessite plusieurs jours de tâtonnement pour parvenir à la composition satisfaisante. Une fois le choix fait, je réfléchis à l'assemblage. J'aimerais un résultat qui s'élève tout en respectant l'essence de mon sujet. Utiliser un support ? Un grillage, du carton… Après quelques tentatives, j'oublie cette idée. Rien ne concurrencera les pierres et les espaces qui se créeront entre elles. Je devrai donc les coller les unes aux autres et veiller à ce que les poids s'équilibrent. Après de multiples expériences, échecs, renoncements, encouragements, j'obtiens le résultat escompté. Je regarde une œuvre qui réveille le souvenir d'une personne aimée dont l'absence engendre la douleur. L'émotion et la fierté m'étreignent devant cette réussite. C'est Chloé... L'approbation des autres n'est pas nécessaire. Il s'agit d'elle et moi. Un point final à notre belle rencontre, un dernier au revoir avant son départ, retardé par mon refus de l'adieu.

Adieu, Chloé...

Quelques larmes m'échappent. Le chagrin me quitte, mais le sentiment est fort d'avoir réussi à vivre un moment de plus, un moment ultime avec elle.

Elle devient ma muse, survivant au travers de mon œuvre. Désormais, je créerai des sculptures qui évoqueront des émotions, des ressentis et peut-être d'autres personnalités auxquelles je m'attacherai. J'adore cette perspective. Un grand soulagement s'empare de moi, l'étreinte de la culpabilité qui m'enserrait se relâche et la clarté triomphe.

Fatiguée par les heures de concentration accumulées, je décide de rentrer à la maison bien qu'il soit encore tôt.

— Vous partez déjà ?

— Oui, Laurent.

— Vous avez le visage de quelqu'un qui vient de vivre une expérience particulière.

— On ne peut rien vous cacher à vous.

— Le privilège de l'âge, on devient observateur.

— Je ne généraliserai pas, mais dans votre cas c'est certain.

— Envie d'en parler ?

— Eh bien, j'ai trouvé le moyen d'utiliser votre cadeau. J'ai terminé une première création.

— J'en suis heureux.

— Je vous dois beaucoup, Laurent. Je n'en serais pas là sans vous.

— Et où en êtes-vous ?

— Je peux de nouveau avancer.

— C'est une bonne chose, non ?

— Mais ce n'est pas tout. J'ai aussi appris quelque chose de très important.

— Quoi donc ?

— Je suis sûre que vous le savez, et ce, depuis le début. C'est pour ça que vous m'avez suggéré ce travail.

— Ah bon ?

— Espèce de filou !

Un grand sourire accompagne mes propos, qu'il me rend avec une infinie bienveillance.

— Racontez-moi.

— En manipulant toutes ces roches, j'ai compris à quel point chacune est unique. Quand on les regarde, on ne s'arrête pas à leur couleur ou à leur forme. On se laisse emporter par leur incroyable authenticité. Elles ne cherchent pas à s'identifier aux autres, mais plutôt à se distinguer. L'originalité constitue leur réalité revendiquée. Chacune donne envie d'être prise dans la main, observée, caressée, éveillant nos sens endormis. Elles nous intriguent. Si l'on est attentif, elles révèlent une palette de secrets, nous murmurent des vérités oubliées : il n'existe aucune hiérarchie entre elles, toutes leurs différences appartiennent à un seul monde, celui où elles naquirent. Celui où chacune a une place, une raison d'être, une histoire. Ce monde dont nous venons nous aussi. Elles sont comme nous ou plutôt, nous sommes comme elles. Grâce à elles, je découvre et peut-être comprends, d'une certaine manière, le genre humain. Non pas dans ses errements, mais dans sa nature profonde. Dans celle qu'on a perdue de vue il y a bien longtemps : la somme et la combinaison de toutes nos différences constituent la plus enviable des richesses.

Je marque une pause.

— J'ai également appris une chose plus personnelle.

— Laquelle ?

— Je pense que, comme tout un chacun, j'ai des ressources cachées. Je me sens plus forte, comblée, d'avoir fait acte de création. Même si je suis la seule à apprécier le résultat. Plaire n'est pas ce qui compte, mais se connaître et avoir confiance en soi, si. En fait, au fur et à mesure que je vous parle, je prends conscience de la dimension de votre cadeau. C'est comme si je venais de regarder ma vie. Des cailloux épars et inutiles qui finalement s'assemblent pour former un tout cohérent et harmonieux. C'est enivrant.

— Vous avez parcouru un sacré chemin Léa. Vous ne cesserez de m'étonner par votre vivacité d'esprit.

— Oh, je ne suis pas sûre de mériter tous ces compliments !

— Allez donc vous reposer et profiter de la vie, jeune fille. Vous verrez, de grandes choses vous attendent.

— Pas trop grandes s'il vous plaît, je ne suis qu'une femme.

Je joins un clin d'œil à ma déclaration.

— Je reviendrai demain soir.

— M'autorisez-vous à regarder votre travail, Léa ?

— Si vous voulez, mais soyez indulgent, je ne l'ai fait que pour moi.

— Promis.

Déambulant dans la rue sans but précis, je décide d'aller frapper chez Christophe.

— Quelle adorable surprise, s'exclame-t-il en ouvrant la porte !

— Coucou. Je viens voir si tu es disponible pour un verre. Je suis un peu fatiguée et j'ai envie de me détendre.

— Tu sais qu'on est dimanche ? Tu es censée te reposer le week-end.

— J'avais quelque chose d'important à terminer.

— Tu me raconteras ?

— On verra si tu es sage.

— Je te trouve bien exigeante. Ça risque d'être difficile !

J'éclate de rire tandis que son regard ravageur me dévore littéralement.

— Allez viens, le mauvais élève. Je dois te parler de deux, trois autres trucs.

— Avec grand plaisir.

Nous nous rendons dans le café-restaurant habituel, cet endroit chaleureux qui invite à la détente.

— Christophe, je te dois des excuses. À toi, ainsi qu'à tous nos amis.

— Mais non. Si tu avais été là avant nous, tu aurais constaté qu'aucun n'a fait mieux que toi. Le désespoir qui nous habite en arrivant, le déni, la honte, la culpabilité, la colère sont terribles et nous avons tous dû cheminer avant de trouver un certain équilibre.

— Tous ne le trouvent pas. À l'image de Chloé.

— Non, tu as raison. Beaucoup continuent d'être en perdition. La grande majorité, si tu veux mon avis, ils s'efforcent juste de s'en accommoder, faute de choix.

— Nous devons donc leur en donner un. J'y reviendrai plus tard. Pour l'instant, je tiens à faire quelque chose pour tous mes amis. Pour les remercier de m'avoir supportée.

— T'imagines pas l'addition !

— Je suis sérieuse ! J'aimerais organiser un dîner, mais c'est trop petit chez moi. As-tu une idée ?

— Il existe plusieurs salles mises à la disposition des habitants et peu utilisées. L'une est équipée d'une cuisine. On la visite demain si tu veux, je prendrai les clés au centre administratif.

— C'est super !

— Je t'aiderai à tout préparer.

— C'est gentil, mais…

— Léa, ça me ravirait.

— Alors d'accord. Mais attention, je suis une patronne intransigeante !

— Ah ? Et quel genre de châtiment me réserves-tu en cas d'erreur ?

— Tu préfères l'ignorer.

— Petite futée ! J'ai bien envie de casser les assiettes histoire de voir.

Je contourne sa plaisanterie.

— Je voulais aussi te parler d'autre chose.

— Tu as faim ?

— Pardon ?

— Tu veux manger ? Parce que moi, oui. On se commande à manger et tu m'expliques ce qui te trotte dans la tête ?

— Bonne idée. Mais cette fois, c'est moi qui invite.

— Génial ! On va pouvoir dîner au Champagne !

Comme toujours avec lui, le rire l'emporte. Il y a quelque chose de tellement sain et naturel dans ses attitudes. Il est probablement la personne qui m'inspire la plus grande confiance. Il a si bien veillé sur moi depuis notre première rencontre.

— De quoi d'autre souhaitais-tu discuter ? reprend-il plus sérieusement.

— De quitter la vallée.

— Wouah hou ! … Toi et moi ?

— Non, tout le monde.

— Tu n'as pas renoncé à te battre alors, ma petite rebelle.

— J'y suis plus décidée que jamais.

— Tu veux savoir où en est le groupe ?

— Il existe toujours ?!

— Et comment ! Moins vivant en ton absence, mais on persiste à survivre. On a transmis la maquette du premier journal à mes contacts d'en bas qui l'ont publié et distribué. Cela a suscité un début de réaction dans la population. Les familles et proches des victimes de la loi ont constitué une association en notre faveur. Un certain nombre d'intellectuels, de sportifs, de scientifiques les rejoignent chaque jour. J'ai aussi appris que d'autres villages comme le nôtre commençaient à bouger.

— Mais c'est génial ! J'ai un titre à proposer pour notre canard.

— Dis-moi ?

— « Différence. »

— Oui, c'est pas mal, c'est une vraie revendication, pas trop agressive, ça me plaît. Et puis c'est plus universel que la seule obésité morbide. Nous défendons notre cause, mais d'autres méritent notre attention. Nous n'avons pas le monopole de l'exclusion.

Après une pause, il ajoute :

— Il faudrait qu'on prépare un nouvel exemplaire du journal.

— C'est clair.

— Et tu rédigeras l'éditorial.

— Pourquoi moi ?

— Parce qu'aux yeux de tous, notre leader, c'est toi.

— Moi ?! Tu rêves ! Il y a quatre ans, je croyais avoir atteint le summum de l'existence en possédant de l'argent et un statut social enviable. Être un personnage public. Et aujourd'hui, tu me demandes de diriger une rébellion au nom de gens que j'ai méprisés si longtemps ?! Non seulement je manque d'expérience, mais en plus je ne dispose d'aucune crédibilité !

— Tu as ça en toi. C'est toi qui nous as remotivés et nous as apporté les premières idées. Quand une lutte de cette ampleur commence, celui qui la mène n'y est pas systématiquement préparé. Mais il porte en lui l'étincelle qui va enflammer les autres.

— Tu me prends pour Nelson Mandela ?! Redescends sur Terre !

— Les gens te suivront naturellement. Ça t'échappe déjà.

— Tu me fais peur...

— C'est ton destin, Léa. J'ai foi en toi et je ne suis pas le seul. À toi d'y croire aussi.

— Je ne crois pas au destin. Rien n'est écrit, tout n'est qu'une question de hasards et de choix.

— D'accord. Parlons davantage de prédispositions. À t'entendre, j'en déduis que ton avenir n'est pas figé ?

— En effet.
— Alors pourquoi ne ressemblerait-il pas à celui-là ?
— Je ne dispose d'aucune compétence dans ce domaine, je ne saurais même pas par où commencer !
— Laisse-toi guider par les événements et suis ton instinct.
— Tu parles de ce truc infaillible qui domine mon existence et m'a projeté dans l'exil ? Tu me donnes le vertige.
— Le vin, peut-être ?
— Ha ha ! Je pense plutôt qu'il m'en faudrait un peu plus pour digérer tes propos.
— Tu ne seras pas seule, Léa, plus jamais. Nous avancerons avec toi.
— Écoute. On s'occupe du dîner avec les amis, on réunit le groupe pour préparer la deuxième édition et on verra bien où ça nous mène, d'accord ?

J'éprouve quelques difficultés à me concentrer sur ma journée de travail le lendemain. À cause des déclarations de Christophe, mais pour une autre raison également. Je dois parler à Robin. J'ai profité de sa bienveillance sans donner en retour. Je le sais à présent : je ne partage pas ses sentiments, mais je porte une part de responsabilité dans la naissance des siens. Il mérite de connaître la vérité. Car c'est grâce à lui si ma vie a changé. Nos premiers échanges, son intérêt pour moi, ont déterminé le chemin que j'ai emprunté. Je souhaite qu'il le sache.

Lorsqu'il arrive, la poste est exceptionnellement déserte. Je l'invite à rester discuter. Nous nous installons à mon bureau, un verre de jus de fruits à la main. J'éprouve le besoin de lui retracer mon histoire depuis le jour où le camion m'a vomie sur la place du village. J'insiste sur le rôle prépondérant qu'il a joué dans ma détermination actuelle, et sur ma profonde reconnaissance. Cela se situe d'ailleurs au-delà. Impossible de ressentir uniquement de la reconnaissance, pour une personne qui a autant impacté notre existence et nos décisions. Si je ne peux répondre à ses attentes, mes sentiments pour lui n'en sont pas moins particuliers. Je demeure convaincue qu'un lien très intense perdurera entre nous et je veillerai à ce qu'il soit toujours vivant. Mais sa réaction n'est pas conforme à mes espérances.
— Je n'accepte pas ton choix. Tu te trompes.
— Robin...
— Je t'ai écoutée. Accorde-moi le droit de me défendre.
— Excuse-moi...

— Léa, nous pouvons être heureux, j'en suis sûr ! Pourquoi ne pas me donner une chance de te le prouver ? Je ferais tout pour toi.

Ses yeux commencent à briller tandis qu'il poursuit.

— Tu as tort ! affirme-t-il en élevant la voix, tu vas gâcher ta vie alors qu'avec moi tout changerait. Tu as voulu que j'attende. J'ai respecté ta volonté, mais là je refuse de te laisser partir !

Je reconnais ce ton, celui du désespoir. J'atteins la limite de mes capacités. Je dois me montrer ferme et lui donner le temps d'accepter. Non sans difficulté, je m'affirme davantage.

— Je regrette. Je ne reviendrai pas sur ma décision.

Je lis tant de douleur dans son regard. Excédé, il se lève en bousculant sa chaise et quitte le bureau de poste, les joues ruisselantes de larmes. Je m'inquiète de le savoir sur la route dans son état.

J'ai mal aussi...

Dès le lendemain, après la visite des salles avec Christophe et mon choix arrêté, je retourne au magasin de pierres. Je désire me changer les idées. Le souvenir de la peine de Robin me vrille le cœur. Ma première réalisation a transformé mon atelier en champ de bataille et je tiens à remettre tout en place en prévision de la prochaine. Je trouve Laurent en pleine activité.

— Bonsoir Léa. J'ai regardé votre travail. C'est remarquable !

— Vous plaisantez ?

— Pas du tout. Vous savez écouter les pierres. Si vous acceptez, je voudrais l'exposer. Vous verrez bien comment les gens réagissent. Ils représenteront votre meilleur test.

— J'avoue que vous me surprenez, mais d'accord. Ne la cassez pas, hein ? J'y tiens !

— J'en prendrai grand soin, ne vous inquiétez pas.

— Je plaisantais. Quoique, le taquiné-je.

— D'ailleurs, vous allez m'aider. À nous deux, nous y parviendrons plus aisément. Préparons la vitrine. J'ai un joli morceau de velours vert sombre qui, je pense, mettrait en valeur votre travail.

— D'accord, je rangerai plus tard. Pourquoi ne me demandez-vous pas ce que j'ai voulu représenter ?

— C'est important ? Ma vision de l'art...

— De l'art ?! Vous exagérez un peu dans mon cas !

— Je n'ai pas une vision élitiste de l'art. Pour moi, il n'est pas réservé à des personnes éclairées d'un savoir particulier. Quelqu'un crée une œuvre, lui donne un sens, lui consacre du temps et la présente au public qui se l'approprie, chacun à sa manière. Ça ne m'intéresse pas d'ergoter sur les états d'âme de l'artiste, aussi admirable soit-il. Je préfère partager des émotions et confier à mes sens le choix de l'interprétation. Je vous accorde qu'il s'agit d'une approche très personnelle dont je ne revendique en rien l'universalité. Devoir expliquer une œuvre aux gens pour qu'elle soit comprise me gêne un peu, je l'avoue, cela tend à rendre la culture peu accessible au grand public.

— Votre philosophie m'inspire beaucoup, déclaré-je, touchée.

Cela nous demande une bonne partie de la soirée d'embellir la vitrine et de déplacer la sculpture. Une fois les spots bien orientés, le résultat est plutôt saisissant. C'est un peu de Chloé qui reprend sa place dans le village. Grâce à cette « sculpture », elle se tiendra toujours auprès de moi.

La veille de mon dîner, je retrouve Christophe dans la salle où se dérouleront les festivités. Beaucoup de travail nous attend. Nous progressons bien et décidons de faire une pause. J'ai apporté un pique-nique pour nous redonner un peu d'énergie. Mon compagnon me semble un peu nerveux et j'en devine la cause.

— Tu vas bien ?

— Oui, pourquoi ?

— Comme ça.

— En fait, je me disais qu'il me faudrait quelque chose de plus stimulant pour continuer à bosser.

— Ah bon ?

— Oui.

Je m'amuse de son hésitation. Après un bref instant de silence, je me lève et m'approche de lui.

— Peut-être quelque chose dans ce genre ?

Je dépose un léger baiser sur ses lèvres.

— Tu lis parfaitement dans mes pensées.

Se levant à son tour, il me prend dans ses bras et m'embrasse longuement. Je me sens transportée. Mon cœur bat à tout rompre. J'adore le contact de son corps contre le mien. L'espace d'un instant, le temps s'arrête. Il n'y a plus de vallée, plus de combat, plus de tourment. Il ne reste qu'un homme et une femme qui se sont découverts, apprivoisés, désirés, et qui s'autorisent enfin à s'aimer.

— Oh, Léa, je t'ai tant attendue !

— Je suis là à présent.

— Je ne te laisserai plus jamais t'éloigner de moi.

— C'est tout ce que je demande.

Il m'embrasse à nouveau, m'enivrant de sa chaleur, de son odeur, de sa tendresse. Autant de promesses de bonheurs à venir. Mais je mets, à contrecœur, fin à l'instant.

— Dites donc, monsieur, il y a encore du travail.

— Alors, dépêchons-nous !

— Tu me feras toujours rire.

— Je t'avais prévenue, ça fait partie de mon charme.

— À juste titre. Quant au reste de ta personne, je ne changerai rien pour tout l'or du monde.

— Que devrais-je dire ? Tu es si belle.

— Il va falloir nous reconcentrer un peu ou bien nous allons y passer la nuit.

— D'accord ! Je serai plus qu'heureux de passer la nuit avec toi, mais pas ici !

Tendrement enlacés, nous regagnons mon appartement. Une bouteille de vin nous attend pour nous aider à surmonter cette petite appréhension du premier soir. Je suis de plus en plus agitée. Et si Christophe voulait franchir l'étape suivante dès maintenant ? Je ne pourrais pas. Comment lui expliquer sans le blesser ?

Une fois de plus, j'ai sous-estimé cet homme merveilleux. S'il se montre légèrement entreprenant, il ne dépasse pas les limites du flirt. En fait, nous parlons beaucoup, de choses plus intimes que celles abordées auparavant. Nous rions aussi, heureux d'être l'un près de l'autre, si proches et si complices. Il me quitte vers deux heures du matin, désireux que je me repose en prévision de la journée de demain.

En m'allongeant, les images de notre première soirée m'imprègnent. Une indescriptible sensation de bien-être m'envahit. J'ai le sentiment de voler. Arrachée aux contraintes de cette terre d'amertume, je retrouve ma liberté dans ce ciel sans limites où je peux tout faire, tout oser. Sa présence aimante m'accompagne, faisant de nous deux oiseaux débarrassés de leurs entraves. J'ai hâte d'être à demain et de me perdre à nouveau, dans cet horizon azuré, avec lui.

Le jour de ma petite fête arrive. Tandis que je fignole les derniers préparatifs, j'ai la surprise et la joie de voir se présenter Robin qui, depuis notre altercation, m'avait ignoré à la poste lors de ses passages. Il est en avance. De grands cernes soulignent la beauté de ses yeux.

— Je suis désolé, Léa. Je n'ai pas fait preuve de beaucoup de maturité.

— Ne te reproche rien. Tu n'as pas besoin de m'expliquer. J'attends juste avec impatience de retrouver mon ami.

— On pourrait peut-être essayer maintenant ?

Assis sur un banc à l'extérieur de la salle, nous évoquons le journal. Il m'encourage dans mon engagement pour la défense des droits de sa sœur notamment. Il croit en moi et rejoint Christophe dans sa vision d'une leader née qui sommeillerait en moi. Je ne le surprends pas en lui avouant mon attachement pour un autre. De fait, il l'a su avant moi, bien qu'il se soit acharné à le nier.

Il m'enlace une dernière fois.

— Je serai toujours là pour toi, Léa. Tu peux compter sur mon amitié indéfectible. Poursuis ton chemin, et sois heureuse.

— Merci pour tout, du fond du cœur. Prends soin de toi. Et promets-moi de chercher le bonheur toi aussi.

— Promis, Léa.

Mon émotion est vive. Une page se tourne. La fin d'un chapitre tandis qu'un autre s'annonce.

— Tu veux me donner un petit coup de main pour achever les derniers détails ?

— Avec plaisir.

Le dîner de retrouvailles se déroule merveilleusement bien. Béa, Laurent, Émilie, Sandrine et son compagnon Alex, tous ont répondu à mon invitation et sont ravis de mon retour au sein de la bande. Seul Vincent me montre une légère hostilité.

— Ne t'inquiète pas. Il t'en veut un peu parce que j'ai beaucoup souffert de ton absence. Ça lui passera, me confie Christophe.

Au moment du dessert, je porte un toast à la chance incroyable de côtoyer des gens comme eux. Ils m'ont toujours soutenue et pardonné mes nombreux égarements. Je termine en adressant une pensée à notre amie disparue.

— À Chloé, lancent-ils en cœur.

Et le moment d'émotion s'éloigne pour céder la place au rire et à la bonne humeur. Heureuse en leur compagnie, je ressens l'importance de profiter de ce moment de joie. Laissons hier et demain. Ce soir, nous sommes bien. Apprécions l'instant présent comme il le mérite. « Ici et maintenant » m'a affirmé Laurent quelques semaines plus tôt. Il avait raison. Car c'est le présent, davantage que le passé, qui détermine notre futur. On fait des choix, on subit des événements, ce qui compte c'est la manière dont on décide de les vivre quand ils se présentent. On peut lutter plutôt que se résigner, aimer plutôt que haïr, partager plutôt que s'isoler… Peu importe l'histoire, les fardeaux, les peurs. Nos existences sont entre nos mains. On ne peut pas éternellement rester caché derrière les responsables de nos malheurs. C'est peut-être ça devenir adulte, se dire : on m'a fait du mal, mais mon avenir maintenant, c'est à moi d'en décider. L'emprise de ces individus malveillants sur ma vie s'arrête là !

Certes, le cheminement pour atteindre ce point de conscience reste ardu. Peut-on y parvenir dans une société où la compassion demeure l'exception ?

Chaque soir, je retrouve Christophe. Comme aux plus belles années de l'adolescence où l'amour semble si précieux et rend insupportable l'absence de l'autre, je ne peux imaginer une journée sans lui. Durant le temps du travail, il me manque, mais cela s'accompagne d'allégresse, le sachant dans ma vie. Chacune de nos retrouvailles emplit l'air de magie. Une bulle se crée, nous enveloppe, contenant l'essentiel. Mon compagnon se révèle attentionné, tendre, compréhensif. Il me conduit à travers des contrées inconnues qui évoquent des rêves de jeune fille. Je n'imaginais pas qu'il pouvait exister un homme comme lui. Il est mon miracle.

Malgré tout, une ombre subsiste dans ce délicieux tableau. J'appréhende le moment où notre intimité deviendra plus grande. Jusqu'à présent, j'ai esquivé le sujet, mais je n'ignore pas que chaque jour nous en rapproche. Même si j'en éprouve le désir, comment pourrai-je me montrer à lui ?

Christophe aborde le sujet lors d'une balade près du torrent.

— Léa, je sais que tu crains de me décevoir. Ça n'arrivera pas.

— Comment le croire ? Je ne me supporte pas moi-même…

— Léa, je t'aime toi, pas une autre. Et j'aime tout de toi. J'espère te le faire comprendre afin que tu t'apprécies aussi.

— C'est impossible…

— Ce sera peut-être long, mais aie confiance en moi. Je ne te ferai jamais de mal.

— Tu me mentiras pour ne pas me blesser…

— Je ne mens jamais. Je n'en aurai pas besoin. Je te vois, Léa, je suis un homme, ne l'oublie pas et je sais très bien comment tu es faite. Je ne dispose d'aucun moyen de feindre mon désir. J'éprouve pour toi un sentiment unique et puissant jamais ressenti pour une autre femme. Quand je te regarde, l'envie s'empare de moi, c'est aussi simple que ça.

Mais tu décides, Léa, je ne te forcerai jamais à faire quelque chose contre ton gré. Je peux t'aimer comme aujourd'hui, jusqu'à la fin des temps.

— Si seulement tu m'avais connue quand j'étais plus jeune et plus belle, tu comprendrais…

— Peut-être, toutefois je ne suis pas tombé amoureux de cette Léa du passé, mais de la femme de maintenant, avec son histoire, ses blessures, son corps. Je ne te découpe pas en rondelles en me disant « celle-là je la garde, par contre, celle-là non ».

— C'est tellement difficile à admettre pour moi.

— Je sais. Rien ne presse et quand tu seras prête, tu verras : tu n'as rien à craindre.

— Tu comprends ?... Ça n'est pas toi le problème. Je te désire, là n'est pas la question.

— J'ai bien compris.

— Et tu ne m'en veux pas ?

— Pourquoi t'en voudrais-je ?

— J'ai connu d'autres hommes que la situation aurait vite énervés.

— Je ne suis pas comme ça. Je t'aime et je souhaite ton bonheur. Tu as suffisamment souffert.

— Peut-être qu'on pourrait essayer avec une très faible lumière ?

— Tu décideras. Mais, avant tout, j'attendrai que tu sois prête.

Quand vient notre première expérience avec une simple bougie, je ne parviens pas à me déshabiller entièrement. Sentir ses mains parcourir mon corps me gêne. J'ai peur de ce qu'il ressent. Je me découvre lourde et pataude dans mes mouvements, la grâce d'autrefois s'en est allée. Pourtant, le plaisir est là, partagé. Christophe ne m'impose rien. Il se montre tendre, doux et je perçois une certaine réserve dans ses gestes. Il me parle beaucoup, me répétant à quel point je le rends heureux et comme il se sent bien dans cet instant de complicité extrême. Il me dit que je suis belle.

— Si tu savais à quel point il est voluptueux de caresser les courbes et les rondeurs de ton corps, chuchote-t-il.

Courbes et rondeurs... Il n'existe rien d'autre à aimer en moi... Rien ne se passe comme je l'espérais : je suis incapable de l'accueillir en moi. Je n'ai pas besoin de lui dire. Il le comprend et met tendrement fin à nos ébats sans aller au terme de cette douce étreinte. Il me propose de grignoter quelque chose, une gentille diversion pour m'éviter la confusion. Une fois le moment achevé, je me dépêche de me cacher sous la couette. Je n'ai pas su profiter de ces instants. Je me sens honteuse d'avoir tant montré, honteuse d'avoir si peu donné. La frustration me gagne. J'ai envie de pleurer. Je voudrais qu'il s'en aille pour ne pas l'affronter…

Mais lorsque je rallume, l'expression de son visage me saisit. Ses yeux ne me quittent pas et brillent d'intensité. L'amour et la bienveillance illuminent son regard. Lui-même ne se dissimule pas. Je peux le contempler à loisir. Je n'ose le faire, ne lui ayant pas donné ce droit.

C'est pourtant bien son regard sur moi qui, jour après jour, me rassure. Progressivement, je commence à comprendre. Si je n'aime pas ce que je suis, Christophe n'est pas moi. Tout en lui me murmure à quel point son désir est fort et sincère. Alors pourquoi ai-je tant de difficultés à lâcher prise ?

Ils m'ont tellement convaincue que je n'étais plus une femme.

J'ai peur de le perdre en m'obstinant à maintenir cette distance… Nous en sommes là lorsqu'un soir, en rentrant du travail, je trouve une lettre de lui.

« Je sais que ton corps, aujourd'hui, te fait souffrir et reculer.

Ton corps… Je t'en ai déjà dit beaucoup et je sais bien qu'il me faut te le rappeler. Dans ce domaine plus qu'aucun autre, tu ne peux te reposer sur une unique parole, une seule déclaration, il te faut savoir à chaque instant s'il s'agit toujours d'une vérité. Pourtant, tu sais voir dans mon regard le bonheur que j'ai à te regarder et le désir que tu provoques quand tu t'offres à moi. Quotidiennement, je me nourris de ton image, j'en suis devenu dépendant.

S'il le faut, je te rappellerai chaque jour, chaque matin, chaque soir que ton corps est pour moi ce bonheur du regard. Tu peux constater tous les jours, quand tu en as le courage, à quel point je peux dévorer toutes les parties de ton corps. Que tu sois une femme ne t'impose pas de toujours respecter un minimum de conditions concernant ton apparence. Il n'existe pas entre nous une Léa minimum en dessous de laquelle je ne serais pas sensible à tes charmes et donc que je ne pourrais voir. Non. Définitivement, non.

Je te le répète, c'est la Léa d'aujourd'hui que j'aime passionnément et non la Léa de trente ans que je n'ai pas connue. Tu m'ensorcèles telle que tu es aujourd'hui. C'est ton corps que je veux, ton corps dont je veux explorer les courbes, ton corps que je désire sans limites. Alors, je t'en prie, oublie ces ombres néfastes et n'écoute que ma voix, laisse-toi guider par mon regard, abandonne-toi à mes désirs.

Quand tu apparais à mes yeux, ce qu'il se passe en moi rend vaines toutes ces distinctions auxquelles tu sembles sensible. Quand tu apparais à mes yeux, ma vie bascule, comme si d'un seul coup la lumière survenait dans mon âme. Plus qu'un simple interrupteur qui serait actionné, j'imagine plutôt des volets que l'on ouvrirait en grand, faisant entrer les rayons du soleil, chassant l'obscurité, l'angoisse, la morosité, le chaos, pour m'apporter la chaleur, la paix, la sérénité, le désir. Mes yeux, après un bref aveuglement, s'ébahissent alors de la vie, des couleurs, du chant des oiseaux, mon corps se déploie. Je suis heureux, tu es ma vie et mon plaisir, mon plaisir de vivre. »

Cette lecture me remplit d'exaltation et des larmes m'échappent, porteuses d'amères certitudes qui, ainsi, me quittent à jamais. Je suis touchée par cette preuve supplémentaire que, même séparé, il rêve toujours de moi et je vénère comme une écolière ce papier où s'inscrivent ses mots. Son texte me bouleverse. Il lui permet de m'offrir ses pensées avec plus de réflexion que dans un échange spontané, donnant plus de force à ses convictions. Comment ne pas aimer un tel homme ? Pourquoi se priver d'une seule parcelle de bonheur quand on est ainsi adorée ? Je ne surmonterai pas mon appréhension du jour au lendemain. Mais, sa main ne lâchant pas la mienne, la félicité nous trouvera dans sa plénitude. Demain, je me rendrai à la boutique de Béa pour acheter des sous-vêtements plus mignons. Je le ferai pour lui, mais aussi pour moi. Car même si notre société pense le pire à mon sujet, je suis avant tout une femme, décidée à charmer l'être qui la comble, et cela, personne ne me l'enlèvera. Rassurée par la bienveillance du regard de Christophe, j'apprends chaque jour de nos échanges. Ils portent en eux une certitude : je réussirai à ouvrir l'ultime grille faisant obstacle à nos instants de plaisirs.

Oui, on peut être obèse et désirée. Deux hommes me l'ont admirablement démontré, prouvant également que j'avais le choix. Christophe ne constitue pas un pis-aller, un « faute de mieux ». Il est mon exemple du « possible », chacun méritant de rencontrer le sien.

Et, en surpoids comme moi, il est magnifique.

... Je... J'étais si... Je...

Elle... Elle se promenait, toute seule, dans le grand parc qui entourait la villa. Toute la famille était l'invitée du chef de son papa, Fernando, qui travaillait à Madrid. Mais la belle maison se trouvait à côté de Barcelone.

Elle se sentait une vraie princesse ici. Tout le monde avait sa propre chambre. Il y avait une dame qui rangeait et faisait son lit tous les jours et une autre qui cuisinait. C'était super bon ! Et puis il y avait un monsieur qui les servait à table. Il avait des gants blancs, c'était rigolo. Il était gentil. Il y avait aussi d'autres gens qui travaillaient dans le grand jardin et l'autre maison, celle de la plage où tous passaient l'après-midi.

Elle aurait bien aimé habiter la maison de la plage toute l'année parce que chez eux, à Madrid, dans leur appartement au neuvième étage c'était plus petit et il n'y avait pas la mer.

Elle adorait le soleil. Sa maman lui avait mis sa robe préférée, jaune à volants avec plein de petites fleurs. Elle portait aussi les sandales blanches qu'elle aimait bien. Il y avait beaucoup de cactus dans la propriété. Ça lui donnait l'impression d'être dans un autre pays, très loin. Elle regardait la mer, en contrebas. C'était comme dans un conte de fées.

« Trop de la chance ! »

Le chemin sur lequel elle marchait l'amena à une petite cabane où était rangé le matériel des jardiniers. Elle arrivait devant quand elle vit en sortir le chef de son papa. Il avait l'air très vieux avec ses rides et ses cheveux gris, enfin, ce qui restait de cheveux. Et puis, il était gros et il ne sentait pas très bon. Il s'appelait Fernando et l'impressionnait beaucoup. Mais il était gentil de les avoir invités. Alors, quand il l'appela, elle le rejoignit en sautillant.

Il la prit par la main pour la faire entrer et, s'étant assis dans un fauteuil, il l'installa sur ses genoux. Elle aimait pas trop. Mais c'était un grand, alors elle ne dit rien. Il lui proposa de l'eau avec son accent un peu bizarre. Mais elle n'avait pas soif. Il la mit alors debout, devant lui, entre ses jambes. Elle se sentait de plus en plus mal.

Passant ses bras autour d'elle, il s'approcha assez pour toucher sa bouche avec ses lèvres. Elle ne comprenait pas ce qu'il faisait. Elle avait très peur, mais elle arrivait pas à bouger. Elle sentit sa langue essayer de se glisser entre ses lèvres, mais elle voulait pas et garda les mâchoires bien serrées. Elle était complètement tétanisée. Elle comprenait rien à ce qui se passait, mais c'était pas normal du tout, ça, c'était sûr !

Comme si elle était une statue, elle sentit ses mains sur son corps. Son dos d'abord puis ses bras, son torse, jusqu'à descendre le long de ses jambes et se glisser sous sa robe. Il commença à lui parler.

— Tu aimes ce que je te fais ?

Elle avait tellement peur de ce qui se passerait s'il était pas content.

— Oui…

Mais c'était pas vrai, elle détestait ça !

… Ce qu'il advint ensuite, je n'en retrouvais jamais la mémoire. Je me souviens seulement qu'à un moment, faisant appel à tout mon courage, j'ai exprimé le désir de partir, car ma mère m'attendait et qu'elle viendrait me chercher. Je mentais. Je voulais m'enfuir. Sans comprendre ce qui s'était passé, je savais que c'était mal. J'avais trouvé ça horrible.

Il n'insista pas, me demandant simplement de revenir le voir bientôt.

— Ne dis rien à personne, c'est notre secret.

Afin de m'échapper, je n'hésitai pas à répondre par l'affirmative. Je rajustai mes vêtements et sortis faussement tranquille. Une fois dehors, je me mis à courir aussi vite que mes petites jambes le permettaient. Une seule idée m'habitait, trouver mes parents ! Je les rejoignis dans leur chambre où ils se préparaient pour le déjeuner. Je ressentis un profond soulagement.

Ma mère me demanda d'où je venais. Je répondis que je m'étais promenée. Rien de spécial. Mais au fond de moi, un terrible sentiment de honte ne cessait de grandir. Incapable de raconter ce qui s'était passé, je restais silencieuse. Pourquoi ? Je l'ignore. Peur de lui ? Peur des reproches ? D'une punition ? Ils penseraient que j'avais mal agi, que c'était ma faute. N'importe ! Je voulais que mes parents sachent, qu'ils comprennent. Parce qu'il m'était impossible de mettre les événements en mots, ils devaient le découvrir par eux-mêmes. Quelque chose de grave m'était arrivé, ils devaient le voir. Mais les heures passèrent sans qu'ils perçoivent ma souffrance. Alors, en plus de la honte, un ressentiment s'installa en moi. Ils se disaient mes parents, mais ne comprenaient rien ! J'étais seule pour me confronter chaque jour à cet homme.

La fin de ces vacances vira du rêve à l'horreur. Une pensée m'obsédait : ne pas me retrouver seule avec lui. Je ne quittais plus ma famille, ne levais jamais les yeux vers lui. La maison en pain d'épice à l'apparence accueillante et pleine de magie se transforma en un repère maléfique, dont j'étais prisonnière. Elle cachait un monstre qui me dévorerait à l'instant où ma vigilance se relâcherait. La peur au ventre, je parvins à échapper aux pièges de ce serpent. Et mon soulagement fut intense quand la villa disparut dans les rétroviseurs de la voiture.

Mon père ayant changé d'emploi, je n'eus plus jamais à retourner dans cet épouvantable endroit.

Chaque fois que je repense à cette histoire, tout s'emmêle. Il était grand-père et je jouais avec ses petits-enfants. Comment avait-il pu ?

Son surpoids explique-t-il la répulsion que j'éprouvais pour les gens de son espèce et mon adhésion à la loi ?

Le moment est venu de libérer ce souvenir du cachot de ma mémoire. Le raconter reste l'unique chemin pour exorciser cette ignominie. Ce jour où, pour la première fois, j'apprenais qu'être jolie pouvait ouvrir les portes de l'enfer.

L'engagement

Christophe me donne le courage de regarder en arrière. De repenser à ma vie. À ces moments où je me suis brisée contre des rocs d'incompréhension, d'impuissance, devant la volonté malveillante d'autres personnes. Protégée par son amour, je peux enfin parler des clés de mon histoire. Celles dont je me souviens, celles oubliées qui reviennent et cette toute première quand j'avais sept ans. Ce jour où cette porte s'est fermée en moi, m'interdisant l'accès au bonheur. Cet événement qui m'a plongée dans un clair-obscur auquel je n'ai jamais pu échapper, favorisant la honte, la culpabilité, le désespoir. Ce moment où l'être en devenir que j'étais a changé de voie…

En cheminant dans ce passé je comprends enfin : les mauvais choix, le besoin de reconnaissance, la colère omniprésente, l'image dégradée de moi-même… Et, par voie de conséquence, le surpoids. De Fernando à David, la route a été laide et solitaire. Trop laide pour que les fondations de ma personnalité soient solides et puissent acquérir les bons repères. Trop solitaire pour supporter et faire face à ces vagues qui, lorsque l'on ne dispose pas d'une ancre, emportent tout. Elle est là, la véritable vallée de l'exil, creusée dans la roche de mon existence par toutes ces rencontres funestes auxquelles je n'ai pas pu m'opposer. Finalement, ce n'était pas ma faute…

La plupart des gens du village ont heurté les mêmes écueils où ils ont fait naufrage. Comment continuer à avancer quand votre bateau prend l'eau de toute part ? Mais cela suffit. Nous allons nous battre. Nous ne méritons pas de souffrir davantage. L'ignorance engendre la peur et nous condamne à une disgrâce plus grande encore. Obsédés par notre poids jugé contre nature, nous perdons de vue l'essentiel : nous sommes en danger et nous avons besoin d'aide. Ils perdent de vue l'essentiel : nous ne sommes pas contagieux et pouvons inspirer plus que dégoûter.

Le groupe se réunit de nouveau. À ma grande surprise, les gens se présentent plus nombreux. Une vingtaine au moins parmi lesquels je retrouve Béa et Vincent. Tous parlent de l'impact du premier journal et militent pour l'édition d'un nouveau numéro. Très naturellement, sans vraiment m'en apercevoir, je donne des directives, répartis le travail, choisis les thèmes à aborder, fixe les modalités de nos rencontres. Tout le monde m'écoute et approuve mes propositions.

— Tu vois ma petite rebelle, je t'avais dit qu'ils te suivraient, souligne Christophe après la réunion.

— Ça te plaît d'avoir raison, hein ?

— Comme ça ne risque pas d'être systématiquement le cas avec toi, j'en profite !

— Je suis si autoritaire que ça ?

— Non, rassure-toi, et de toute façon, je sais comment t'adoucir.

— Tu crois ça ?

— On en reparle en fin de soirée ?

— Prétentieux !

— Amoureusement lucide !

Afin d'être sûr que je ne répondrai pas, il m'embrasse.

— Typique d'un homme à court d'arguments !

Les jours suivants, nous travaillons sur la maquette. Xavier, un sympathique quarantenaire aux cheveux épais et blancs portant lunettes — je le soupçonne d'avoir une liaison avec Béa — soumet l'idée d'écrire un article sur la réalité de l'obésité morbide. Il faut expliquer au monde de quoi il s'agit : une maladie chronique grave, mortelle et méconnue. En aucun cas un problème de comportement, bien que certains soient induits. Seul, il est impossible de lutter contre elle et même si l'on maigrissait, on serait toujours malade.

Il a raison, c'est bien par-là que nous devons commencer. Son plaidoyer me touche particulièrement. Je n'avais jamais pensé à notre situation de manière aussi scientifique. Si j'ai beaucoup réfléchi à l'aspect psychologique de notre handicap, je dois également en accepter les origines physiologiques incontestables. Ceux d'entre nous qui sont atteints sont prédisposés à l'affection et ne peuvent pas lui échapper. J'ai négligé cette réalité évidente, constatée dans le monde interdit. Deux personnes adoptent les mêmes comportements alimentaires et sportifs peu sains, l'une grossira, l'autre non. Il arrive aussi qu'un individu ait une hygiène de vie plus équilibrée que le voisin et devienne obèse malgré tout. Si chacun était plus attentif, il prendrait conscience de cette inégalité.

— Il nous faut des chiffres, des statistiques, des faits concrets pour aider les gens à comprendre, intervient Béa.

— Cela fait déjà un moment que je travaille sur le sujet, déclare Xavier. C'est un peu rébarbatif, mais nous pourrions commencer par expliquer l'IMC, Indice de Masse Corporelle, qui se calcule à partir du poids et de la taille. Pour faire simple, entre trente et trente-neuf, on parle d'obésité, à partir de quarante : d'obésité morbide.

Il continue à développer des arguments factuels, véritables révélations pour nombre d'entre nous. D'autres apportent leur contribution à cet échange en témoignant de lectures ou d'expériences instructives. Il nous paraît alors incontournable d'inclure un article sur le sujet. Nous ne devons pas apparaître avec le seul statut de victime. Nous avons l'obligation d'informer, de donner à réfléchir. Ce n'est pas la pitié qui combattra les préjugés, mais une approche scientifique, juste et argumentée. Malheureusement, notre situation de hors-la-loi a pénalisé la recherche et peu d'études sont disponibles. Peut-être que nos alliés d'en bas auront accès à davantage de sources.

Je perçois le soulagement que cette discussion apporte aux présents, moi incluse. Enterrés sous des tonnes de culpabilité et de honte, il nous était impossible d'entrevoir les signes de la maladie dans notre surpoids.

Nous abordons également la question des nouveaux témoignages à faire paraître. Plusieurs émettent des propositions, mais une en particulier me glace le sang : celle rapportée par Thierry, un ancien éducateur de rue.

Il avait, dans son quartier, un tout jeune adolescent victime de graves sévices de la part d'un père souffrant d'addiction à l'alcool et à la drogue. Le pensant véritablement en danger, ce professionnel saisit le juge pour enfants afin d'obtenir un placement en urgence. C'était un vendredi après-midi. Pour des raisons inconnues, le magistrat refusa de statuer sur cette situation avant le lundi suivant. Ce fut trop tard. Dans la journée de dimanche, le géniteur du garçon l'avait aspergé d'essence avant d'y mettre le feu... Après plusieurs mois d'hôpital, il fut accueilli en foyer. Une fois majeur, il n'eut qu'une obsession : quitter le système qui fut ravi de se débarrasser de ce cas désespéré. Son existence se résumait, alors, à la grande délinquance et... à l'obésité morbide...

Il nous explique qu'il est, à présent, enfermé dans le quartier carcéral d'un autre département.

C'est toujours quand on croit avoir entendu le pire que l'univers nous montre notre erreur. Comment est-il possible qu'une telle horreur soit vraie ? L'incrédulité tente de s'imposer pour nous épargner l'insupportable vision, mais notre compagnon n'a aucune raison de nous mentir et les émotions qu'il retient à grand-peine le confirment. Un enfant a vécu ce drame dont aucun superlatif ne donnerait la juste mesure.

Après un silence où chacun essaie de digérer cet abominable récit, je reprends la parole. Très touchée par ce discours, il me faut toutefois rester pragmatique. Cette histoire, si nous la racontions, ne serait probablement pas crue. Les gens penseraient que l'on exagère délibérément pour faire progresser notre cause. Cet homme, quoi qu'il soit devenu aujourd'hui, ne mérite pas d'être fustigé, comme cela serait le cas.

De plus, une idée émerge de notre débat : choisir des témoignages provenant de notre vallée. Avant tout, pour obtenir l'accord de la personne concernée, mais également, pour impliquer et motiver davantage les habitants du village à nous rejoindre. J'invite chacun à y réfléchir.

Le soir venu, Christophe m'incite à raconter ma propre histoire et la soumettre. Je suis interloquée, car, de toutes celles entendues, je ne pense pas que mon vécu soit le plus touchant. Mais il est têtu et s'efforce de me persuader.

— Tu es en train de t'imposer naturellement comme notre leader, Léa, ce qui, tu le sais, n'est pas une surprise pour moi. Cela impacterait réellement nos lecteurs si tu t'exprimais toi aussi.

— Je comprends bien l'idée, même si cette histoire de leader me paraît encore un peu inconcevable.

— Tu l'as constaté aujourd'hui. Les gens t'écoutent et te suivent. Je crois en toi. J'en suis certain, tu y arriveras !

— L'amour ne te rendrait pas aveugle par hasard ?

— Ah non ! Tout, mais pas ça ! J'adore trop te croquer des yeux !

Il en profite pour mettre ses paroles en actes.

— J'aurais dû m'y attendre, tu retournes ma blague contre moi !

— En même temps, la perche était si évidente.

Très tentée par l'idée de céder à son charme, je me reprends toutefois.

— Bon allez, soyons sérieux. Mon témoignage aurait de la valeur si j'occupais ce rôle de « chef ». Mais seulement pour les gens de la vallée. Mon parcours est-il de nature à convaincre des personnes moins réceptives à notre dénuement ?

— Tu plaisantes, j'espère ?

— Non pas du tout. Il existe tellement d'histoires plus...

— Plus quoi ? Ce n'est pas un concours. La question n'est pas de savoir si certains vécus sont pires. On peut toujours trouver plus grave. La seule évidence, c'est ta souffrance. Il t'est arrivé des choses que tu n'aurais jamais dû affronter, de vrais drames. Et tout ça t'a détruite moralement et physiquement. On n'est pas là pour hiérarchiser ou juger. Personne n'a ce droit.

— Mon histoire pourrait émouvoir le grand public, tu crois ?

— Écris-la et tu t'en rendras compte par toi-même. La vérité te sautera alors aux yeux.

— C'est peut-être pour cela que je recule...

— Léa, le rétablissement passe par la compréhension des motifs de nos blessures. C'est incontournable. Douloureux certes, mais incontournable. Et puis je suis là. Tu n'es pas seule pour faire ce travail.

— Je ne sais pas ce que je serais devenue sans toi.

— Ça tombe bien, ce n'est pas à l'ordre du jour, me dit-il avec son adorable sourire.

— D'accord. Je vais essayer d'écrire un papier.

Je respire profondément avant de poursuivre, non sans émotion.

— Mais avant, tu veux bien me raconter ton vécu à toi ? On discute tout le temps de moi et j'en connais si peu sur toi.

— C'est vrai. Je n'aime pas parler de moi…

Il se tait un instant.

— Avec toi, c'est différent. Tu as le droit de savoir.

— Tu n'es pas obligé.

— C'est bon. Je suis prêt moi aussi. Mes parents et mon frère aîné sont morts dans un accident de voiture quand j'avais douze ans. Il ne me restait plus que ma petite sœur. J'ai été placé en famille d'accueil, mais j'avais tellement de colère en moi, je n'ai jamais pu m'y attacher. J'ai finalement atterri dans un foyer plutôt lugubre où il y avait près de quatre-vingts gamins. J'ai fait beaucoup de bêtises et peu d'études. Je ne surmontais pas cette rage. À dix-huit ans, j'ai trouvé un boulot dans le bâtiment. Je n'aimais pas ça. Alors, assagi par quelques années remplies de plâtre et de peinture, j'ai repris des cours et appris l'informatique. Les choses commençaient à s'arranger quand Carine, ma sœur, est tombée malade. Un cancer… Elle est décédée au bout de vingt mois. Et j'ai sombré. Trois ans après, j'atterrissais dans la vallée. Voilà.

— Je suis tellement désolée…

— On a tous notre croix à porter, Léa.

— Tu peux compter sur moi à présent, tu n'es plus seul.

Après un instant, j'ajoute :

— Si tous ceux qui vivent ici pouvaient se débarrasser de ce sentiment de solitude.

— Alors tu sais ce qu'il te reste à faire.

Profitant d'une soirée en célibataire, je m'attelle à la tâche. Difficile de décider par où commencer. Dois-je faire une liste ou bien écrire ce qui me passe par la tête ? Je me lance sans vraiment savoir dans quelle direction je vais. Une suite chaotique d'idées, de souvenirs, comble progressivement la page blanche, tandis que les émotions se succèdent. La colère accompagne certaines réminiscences, la tristesse d'autres, quelques évocations sont trop difficiles à aborder, je préfère les ignorer pour le moment. Malgré tout, ligne après ligne, l'exercice devient plus facile. Il m'apporte parfois un soulagement, comme si le fait de coucher sur le papier un événement permettait de s'en délivrer. Je prends de plus en plus goût à cette libre expression et les mots jaillissent de mon stylo comme si chacun avait livré bataille pour noircir la page blanche en premier. Les heures passent. Je n'ai pas envie d'arrêter.

Quand enfin la fatigue me gagne, j'ai griffonné une dizaine de feuilles dont la relecture m'interpelle. Je lis des pensées que je ne me souviens pas avoir formulées. D'autres provoquent des pleurs alors qu'elles m'étaient venues facilement. D'autres encore me semblent dérisoires. D'autres enfin, si importantes et pourtant absentes. Dans tout cela, quel sens donner à ce travail d'écriture ? Est-ce utile ? Peut-être s'agit-il simplement d'une étape dans un processus plus vaste ? Je m'accroche aux paroles de mon tendre compagnon : je dois comprendre et accepter tout ce qui a fait la personne aperçue chaque matin dans le miroir. Car le passé ne peut être modifié.

La seule chose certaine c'est que, dans l'état, c'est impubliable. Beaucoup trop long et trop brouillon. À ce stade, un échange avec Christophe se révélera utile. La nuit suivante est difficile. Je suis assaillie d'images, mi-rêves, mi-cauchemars. À l'évidence, j'ai remué la vase et l'eau de mes réflexions s'est troublée. Un travail est à l'œuvre dans les profondeurs de mon âme. Je verrai bien quels fruits portera cet arbre.

Je décide d'ailleurs d'aborder cette nouvelle journée d'une manière différente. Ce matin, je vais me peser. Mais contrairement à ma pratique de ces dernières années, je tenterai de ne pas regarder la balance comme une ennemie. Je me livre donc à elle, dans ma nudité et sans armure. J'imagine qu'avec le comportement adopté après le décès de Chloé, j'ai perdu tout le bénéfice de mon régime. J'ai même peut-être aggravé les choses… Mais je veux savoir et cesser de nier la réalité. Peu importent les chiffres, Christophe m'aimera de toute façon. C'est une force dont je n'avais jamais disposé jusqu'à ce jour.

Cent vingt et un kilos. C'est toujours accablant de lire un nombre supérieur aux précédents. Je ne cherche pas à faire abstraction de ce sentiment ni à me cacher la vérité. Depuis que je suis dans la vallée, soit en un an et demi, j'ai pris dix kilos. J'en éprouve de la peine, mais je refuse de me blâmer. À l'évidence, le stress intense s'allie à un métabolisme imparfait pour générer mes formes abondantes. L'arrachement à ma vie d'en bas, mon agression, le décès de mon amie constituent un ensemble de circonstances vraiment violentes. Il me semble logique d'en être là aujourd'hui. Et bien que je le comprenne, ce constat m'inquiète. Je suis consciente de devoir adopter des mesures pour enrayer le processus en marche.

Je n'accorde plus de crédit aux régimes. Deux mois d'efforts ont montré un résultat insignifiant au regard de l'objectif à atteindre et des sacrifices consentis. Mais surtout, supprimer totalement une catégorie d'aliment n'a pas de sens. Un corps en bonne santé exige chacune d'elles. Les matières grasses, tout comme les sucres, sont essentielles. S'en priver provoque des carences que notre organisme nous réclame de combler de la seule manière qu'il connaît : la faim. Et plus la privation dure, plus la faim grandit. À l'opposé, si les protéines sont consommées en excès, elles endommagent les reins — j'ai appris bien des choses en lisant les magazines qui passaient par la poste. Tout est donc question d'équilibre et de quantité. J'en suis sûre, Christophe acceptera de m'aider à préparer des repas plus sains à savourer ensemble. Et puis je dois pratiquer de l'exercice. Marcher davantage tous les jours. Si je parviens à faire ces deux choses, je ne sais pas si je maigrirai, mais j'arrêterai peut-être de grossir.

Amoureuse d'un homme exceptionnel, je m'éveille naturellement aux plaisirs de la séduction. Je retrouve avec émotion les bijoux et accessoires d'autrefois, exilés au fond d'un tiroir. J'opère le tri de mes vêtements : de ceux pour traîner toute seule à la maison, à ceux qui me mettent en valeur, parmi lesquels mes derniers achats dans la boutique de Béa. Puis j'assortis tous ces éléments en une tenue de saison, dans laquelle je me sentirai bien. Reste la touche finale, une jolie coiffure et un maquillage léger comme je les aime.

En me rendant à la poste, je peux déjà prendre la mesure des changements apportés.

— Bonjour Léa. Tu es bien mignonne ce matin, me dit le boulanger.

— Bonjour François. Merci, c'est gentil.

— Coucou Léa. Dis donc, tu t'es mise sur ton trente-et-un aujourd'hui. J'en connais un qui va être content.

Je ris à cette remarque d'une autre relation.

— On verra bien !

— C'est tout vu ! Est-ce que tu portes des dessous aussi jolis ?

— Mathieu ! Espèce de polisson ! En voilà des manières de parler à une femme !

Mais nous nous croisons le sourire aux lèvres. Je connais la solitude que dissimule cette grivoiserie. Tant mieux si je saupoudre un peu de soleil sur sa matinée.

— Tu es belle comme tout, s'exclame Thibaut quand il arrive pour prendre son service.

— Merci. Visiblement, les petites améliorations apportées à mon apparence ne passent pas inaperçues.

Mais c'est Robin qui se montre le plus loquace.

— Léa, tu es resplendissante !

— Et toi, tu es trop gentil.

— Pas du tout. Pour un peu, je laisserais bien tomber mes bonnes résolutions à ton égard. Tu es une vraie provocation !

— Tu exagères un peu.

— Absolument pas. Je le vois bien à l'expression de ton visage, tu rayonnes. L'amour te va très bien et j'en suis heureux pour toi.

— Tu es définitivement mon meilleur ami !

— Ainsi donc, ton amitié peut s'acheter ? Quelle déception !

Et c'est une nouvelle occasion de rire.

— Mais n'oublie jamais, Léa, que si tous ces efforts te mettent indéniablement en valeur, tu restes belle de toute façon.

— Merci, Robin. Ça me touche beaucoup.

À l'évidence, je m'installe à nouveau dans une spirale positive.

Ce soir-là, Christophe trouve un moyen très différent pour exprimer ses sentiments en me voyant. Presque libérée de mes féroces complexes, je m'émerveille à chaque fois de l'extase qu'il fait naître en moi. Chacune de ses caresses, chacun de ses baisers me conduit dans un pays où la jouissance règne sur nos sens avides. J'adore explorer son corps doux et voluptueux et me laisser vaincre à mon tour par la force de son désir.

Après avoir tant douté, je suis parvenue à l'accueillir en moi et, le plaisir nous emportant, j'apprends à quarante et un ans ce qu'être aimée signifie.

Allongés l'un près de l'autre pour reprendre notre souffle, je partage avec lui mes résolutions concernant mon hygiène de vie. Comme je m'y attendais, il adhère pleinement à ces décisions et m'assure de son soutien. Puis je reviens sur mon introspection écrite.

— Je comprends pourquoi tu m'encourageais. Ça m'a beaucoup apporté. J'ai exprimé tant de choses que le texte fait dix pages ! J'ai besoin de ton aide pour en tirer l'essence.

— Il suffit de te regarder pour deviner que cela t'a changée. Tu resplendis !

— Ça, c'est entièrement de ta faute !

— Merci ma toute belle, mais je remarque quelques étoiles de plus dans tes jolis yeux ce soir.

Je lui raconte en détail le début de ma matinée.

— C'est vraiment génial de te voir avancer comme ça. Quoi que tu choisisses, je t'aimerai toujours.

Cela fait curieusement écho à la réflexion de Robin. J'apprécie ma chance d'être si bien entourée. De la chance ? Peut-être pas. Je me remémore les paroles de Laurent. Il est possible que des portes s'ouvrent en moi pour m'offrir des chemins menant vers le meilleur au lieu du pire.

Je médite là-dessus, laissant mon aimé prendre connaissance de mon texte.

— Alors ? Qu'en penses-tu ?

— Eh bien, à mon avis, tu pars dans deux directions. Dans la première, tu évoques ton histoire et ses moments difficiles. Dans la seconde, tu retranscris plutôt des idées portant sur l'obésité ou la différence d'une manière plus générale. Tu n'en manques d'ailleurs pas. Je trouve ça très pertinent.

— Tu penses qu'il faudrait dissocier les deux et garder seulement la première ?

— Dans l'optique du journal, oui. On veut des témoignages sur le parcours qui a conduit les gens au surpoids. Mais le reste a de la valeur. Nous aurons bien une occasion de l'utiliser.

— Nous en discuterons avec le groupe demain ?

— Bonne idée. D'ici là, retravaille ton texte pour séparer les réflexions des souvenirs, rendre ton récit plus fluide et probablement le réduire un peu. Tu veux que je t'aide ?

— D'accord mon gros nounours, on se met au boulot.

— J'ai rêvé, là ? Tu m'as appelé « gros nounours » ?!

— Oui, mais, promis, je ne recommencerai pas.

Il pousse un grand soupir de soulagement accompagné par mon rire. Je lui raconte alors mon premier jour dans la vallée, quand je suis allée me cacher près du torrent. La femme avait nommé ainsi son compagnon.

— Même s'ils ne le sauront jamais, je voulais de me faire pardonner mes mauvaises pensées de ce jour-là.

— Sacrée Léa, tu n'as pas fini de me surprendre.

— Mais j'espère bien ! Quoi de pire que la monotonie ?!

Nous occupons le reste de la soirée à identifier, séparer, transformer, compléter les différentes parties de mon écrit. Cette tâche achevée, nous avons l'équivalent d'un article d'une demi-page de journal dactylographiée. Ce qui est la norme pour un lecteur lambda. Je prends alors la peine de le relire attentivement.

— C'est drôle... J'ai beau l'avoir sous les yeux, je continue à croire mon histoire sans grand intérêt.

— Essaie d'imaginer : il ne s'agit pas de tes souvenirs, mais de ceux d'une autre personne qui te les raconte. Quelle image aurais-tu d'elle ?

Je m'efforce, durant un moment, de me mettre dans cette situation. Je lis le document en remplaçant la conjugaison à la première personne par la troisième. Quelque chose se noue alors en moi. L'anxiété grandit jusqu'à devenir des larmes de tristesse. Cela change-t-il leur couleur ? Sont-elles plus sombres que les larmes de joie ? C'est étrange que, dans un organisme humain aussi sophistiqué, cette distinction n'existe pas. Pourquoi penser à cela maintenant ? Pour ne pas regarder la réalité en face. Je découvre une évocation affligeante... la mienne.

— Viens là, ma jolie. Ça va aller.

Christophe me serre dans ses bras.

— Je comprends que, jusqu'à présent, je refusais d'avoir eu cette vie-là.

— C'est ce qui t'empêchait d'avancer, j'imagine.

— Les freins sont puissants. Ça me paraît si difficile encore.

— Il faut du temps. Il nous en faut à tous et on n'arrive jamais vraiment à destination. Mais on a une direction, c'est déjà pas mal.

— Tu es quelqu'un de bien Christophe... Non, tu es plus que ça, tu es mon prince charmant. Avec toi, je vis un conte de fées.

Nous retrouvons le groupe, le lendemain, afin de finaliser la maquette pour la transmettre rapidement aux contacts de l'extérieur. Quelque chose a commencé à brûler, un brasier qu'il faut alimenter si nous voulons qu'il se propage. Mon texte convient à tout le monde. Comme c'est la règle entre nous, son contenu ne fait pas l'objet d'une discussion. Seule sa portée compte et je suis encore surprise de constater l'unanimité obtenue à ce sujet.

Nous en choisissons deux de plus, parmi lesquels celui de Paul, un ami de Vincent. Il est devenu obèse suite à une tumeur apparue sur l'hypophyse. Il raconte comment, s'étant retrouvé un jour dans un supermarché avec son fils, il a été abordé par un jeune adulte flanqué de deux autres individus. S'autorisant à lui palper le ventre, ce « héros » avait déclaré : « Félicitations ! C'est pour quand la naissance ? » La bêtise humaine n'a pas de limites. Il nous reste à espérer que sa générosité non plus, quand elle est sollicitée.

Le troisième témoignage provient de Cathie qui est obèse depuis sa plus tendre enfance. Elle souffre du syndrome de Bardet-Biedl, une maladie génétique rare qui affecte une personne sur cent trente mille en moyenne. En plus du surpoids sévère et non contrôlable, le symptôme principal est une déficience visuelle qui s'aggrave avec les années, pouvant conduire à la cécité. Victime d'un retard dans ses apprentissages, elle s'exprime davantage sur ses épreuves en tant qu'adolescente et jeune adulte. Elle évoque la maltraitance qu'elle a subie de la part des autres sa vie entière. À titre d'exemple, elle relate le souvenir d'un jour de courses où, tandis qu'elle remplissait le caddy familial, un inconnu est venu lui dire « Faudrait peut-être arrêter d'en rajouter, tu manges déjà trop ». Elle nous apprend qu'elle connaît deux personnes, dans le village, atteintes du même mal. Une fois encore, je suis touchée par l'injustice qui frappe des innocents en les excluant de la société.

Ainsi nous disposons de trois histoires très différentes prouvant la diversité des exilés de la vallée et soulignant le côté souvent inéluctable de l'affection dont nous souffrons. Nous ajoutons plusieurs écrits qui racontent nos conditions d'existence. Sans les citer, nous évoquons le suicide de Chloé et le décès d'un homme qui n'a pu recevoir les soins appropriés faute de spécialiste. Nous abordons également la difficulté d'être approvisionné en légumes et fruits frais en toute saison... Nous choisissons volontairement des thèmes hétéroclites. Certains parlent de sujets graves, d'autres sont plus anecdotiques, mais restent révélateurs du manque total de considération et de respect dont nous faisons l'objet.

Après avoir consacré plusieurs jours à fignoler notre journal, il est enfin prêt. Nous en éditons un certain nombre d'exemplaires pour le village et transmettons la maquette à nos amis d'en bas. Nous en profitons pour accorder à tous un peu de liberté avant notre prochaine réunion.

Christophe et moi sommes heureux d'avoir davantage de temps à partager.

L'automne continue de descendre le long de la montagne. Il est comme un feu sans chaleur qui endort lentement la vie, progressant depuis les sommets vers le fond des vallées. Un ultime et coloré spectacle que nous livre la nature avant de s'assoupir. Le temps étant clément depuis plusieurs jours, nous profitons de cet embrasement sous un ciel bleu, accentuant le contraste de ces arbres rougeoyants sur ce fond céruléen.

Est-ce la beauté de cet au revoir ou un simple désir personnel ? L'envie me prend de retourner dans mon atelier et de me remettre au travail. Et puis j'apprécierai de retrouver Laurent.

J'ai un léger pincement au cœur et une petite poussée de fierté quand j'aperçois ma création dans la vitrine. Une nouvelle occasion d'adresser, silencieusement, quelques mots à Chloé avant de rentrer.

— Léa ! Ça faisait un moment.

— Oui, j'étais très occupée par le journal. Comment allez-vous ?

— Bien. Et vous-même ?

— Ça dépend des jours. La plupart du temps, ça va. Mieux que jamais pourrais-je même dire. Je vis enfin quelque chose de vrai et de profond. À d'autres moments, c'est plus difficile. Je me sens perdue entre mon passé à assumer, la détresse qui m'entoure, les responsabilités qu'on me confie.

— Ne soyez pas hâtive, le temps est votre meilleur allié.

— Je croyais que c'était Christophe !

J'obtiens presque un rire.

— Vous savez, votre œuvre rencontre un grand succès.

— Vraiment ?!

— Plusieurs personnes ont même désiré l'acquérir.

— Vous plaisantez !

— Pas du tout. Je vous l'avais dit, votre travail est remarquable. Vous devriez réfléchir sur votre « estime de soi » et prendre la mesure de vos talents qui ne se limitent pas à votre dialogue avec les pierres.

— C'est tellement loin de la vision que j'ai de moi. Tout le monde me fait confiance. Et si je commettais des erreurs ?

— Mais je l'espère. Cela prouvera votre humanité. Et vous vous pardonnerez. Car si vos intentions sont bonnes, c'est ce que la plupart des gens feront. Et puis vous n'êtes pas seule. Vos amis s'engageront avec vous.

— Merci, Laurent. Vous êtes un grand bol d'oxygène.

— Et donc ? Pour la statue ? Vous proposez quel prix ?

— Et moi qui vous croyais dépourvu du sens de l'humour ! Si elle disparaît, vous apprendrez une nouvelle définition du mot colère. Sachez-le et tremblez, mortel !

— Vous êtes toujours en harmonie avec votre pierre, dirait-on ?

Je lui réponds avec un sourire.

— Je vais me remettre à l'ouvrage. Cette première expérience m'a ouvert l'appétit.

— Vous êtes chez vous, Léa.

Je refais connaissance avec ce petit domaine qui entoure ma table de travail. Je peux alors percevoir le chemin parcouru. Je souffrais tellement la première fois que Laurent m'a conduite ici. À présent, j'y vois un havre, une escale où mon bateau peut jeter l'ancre. Le calme et la sérénité règnent en maîtres dans ce lieu, me permettant de me connecter à mes rêves, mes espérances, mes joies, mes doutes. Je savoure cet instant avant de m'installer à mon bureau. Quel nouveau thème mettre en œuvre ? Ne pouvant me détacher de mes émotions, j'essaie de lister celles qui dominent le présent. En jetant des mots sur le papier, je vois apparaître deux idées fortes. La première concerne ma relation avec Christophe. Que pourrais-je évoquer à ce sujet : l'amour, le désir, le bonheur ? Mais mon esprit est trop envahi par le second objet de mes pensées : notre combat. C'est donc décidé. Je m'attacherai à illustrer notre lutte pour retrouver nos droits. Je tâche d'écrire mon ressenti : guerrier, leader, doutes, certitudes, engagement... Cela demande un certain travail et je préfère en rester là pour ce soir.

Il fut un temps où me réfugier dans l'arrière-boutique de Laurent constituait ma seule échappatoire à la souffrance. Cela a changé à présent. De multiples occupations m'accaparent et je n'éprouve plus la nécessité de remplir mes fins de journées. Je me retrouve en quête d'autre chose dans cet univers minéral. J'ai envie, voire besoin, de créer. C'est devenu un élément essentiel de ma personnalité. Les pierres froides et figées m'ont offert un héritage d'humanité dont je me nourris à leur contact. Je me promets donc de revenir chaque fois que l'opportunité se présentera. J'en ferai même une priorité quand je le pourrai.

Une nouvelle réunion du groupe a lieu. Je brûle d'impatience, car j'ai élaboré un plan qui devrait plaire à beaucoup. Le nombre de présents augmente encore. Pas loin d'une cinquantaine. Il va nous falloir prendre en compte tout cela, trouver une salle plus grande, structurer notre organisation et définir des responsabilités. J'impose un ordre du jour. En premier lieu, il convient d'évoquer l'impact du journal sur le village. Nous aurons ultérieurement des retours d'en bas. Une large majorité exprime son soutien et revendique le droit de participer à la troisième édition. Les volontaires sont légion, ce qui me permettra d'y consacrer moins de temps. Nous nommons Thierry, rédacteur en chef.

Je propose d'écrire un article sur les femmes et les hommes courageux qui, depuis leur cellule de l'unité carcérale, se battent et s'opposent à la loi au détriment de leur confort et de leur vie sociale.

Ça, c'est pour toi, Caro. Christophe avait raison : il y a des promesses que l'on peut tenir. Les seules que l'on devrait faire.

Nous veillerons d'ailleurs à ce qu'ils accèdent à notre travail. Cela les soutiendra et peut-être se sentiront-ils moins isolés. Le sujet suivant me permet d'aborder ma récente idée.

— Je demande la parole. Si nous ne pouvons nous battre dans les lieux où les décisions se prennent, nous pouvons le faire chez nous...

Je marque un temps et savoure l'expression interloquée de mes auditeurs.

— La clinique est une provocation, une injure à notre condition. Sous une présentation mensongère se cache une entreprise aux buts purement lucratifs. Si elle choisit de rester, elle doit afficher un visage honnête. Nous allons les contraindre à cesser cette parodie au sujet de leurs capacités et de leurs objectifs. Ce ne sont pas des médecins, ce ne sont pas des magiciens, ce ne sont pas d'ex-personnes en surpoids, ce n'est pas une clinique ! J'ai examiné la notice de l'un des appareils que j'ai achetés. Si elle évoque le renforcement de la tonicité musculaire, à aucun moment elle ne parle d'amaigrissement. Nous le vendre pour tel est un mensonge et un détournement.

— Pourquoi on les obligerait pas à fermer tout simplement ? Marre qu'ils se fassent du blé sur notre misère !

— Bonne question. Qu'en pensent les autres ?

— Moi j'pense qu'on doit pas faire comme eux. Faut pas interdire, mais faut dire la vérité.

— Moi je crois qu'il y a des gens qui ont besoin de cette étape pour avancer. Mais pas que ça leur coûte si cher parce qu'ils comprennent trop tard.

— Ouais, c'est vrai.

Je reprends la parole.

— Tout le monde est d'accord avec ces deux idées ?

Quelques voix s'élèvent encore pour une fermeture pure et simple. Mais la majorité qui s'exprime donne son assentiment.

— Bon. Voilà ma proposition. Nous allons leur poser un ultimatum : soit vous changez de politique, soit nous mettons en place un blocus de votre société.

Un brouhaha enthousiaste fait suite à ma déclaration. Visiblement, ils sont disposés à s'engager dans ce combat.

— Je suggère de nommer Christophe, qui a une expérience de militant, responsable de ce projet. À lui d'établir, avec ceux qui le souhaitent, la liste de nos revendications et de proposer un plan d'action. Ceux qui sont d'accord lèvent la main.

J'obtiens quasiment l'unanimité.

— Bien. Motion approuvée ! dis-je en riant, rejointe par les présents.

— Nous allons pouvoir en rester là pour aujourd'hui. Nous avons déjà pas mal de grain à moudre. Merci à tous d'être venus.

— Un instant !

La voix de mon cher compagnon provoque immédiatement le silence.

— Léa a oublié quelque chose d'essentiel. Si notre association n'a pas de statuts officiels déposés en préfecture, la loi nous l'interdisant, elle existe bel et bien. Et que deviendrait une association sans président ? Je propose donc la nomination de Léa Terraz à ce titre. Une élection par ovation me semble appropriée.

Tous alors m'applaudissent longuement. J'entends quelques sifflements et autres encouragements.

— Ouais, Léa !

— T'es la meilleure !

— On est avec toi !

— Je... Je suis... Excusez-moi, je vais finir par y arriver.

Rires dans la salle.

— Je suis très touchée, vraiment. Cela reste difficile pour moi, de comprendre les raisons de votre choix, mais je prends l'engagement solennel de me battre à vos côtés jusqu'à notre retour chez nous. Merci à vous tous.

Mes propos déclenchent une nouvelle acclamation.

Comment ne pas s'émouvoir de tant de sympathie ? Nous connaîtrons des jours compliqués. La bataille ne fait que commencer et des épreuves nous attendent. Mais en cet instant, j'éprouve juste une infinie reconnaissance pour ces personnes si confiantes malgré tous mes errements. Comme l'expliquait Tom Hanks dans l'un de ces films[5] : « On ne sait jamais quelle suite d'événements vous ramènera à la maison ». Ma maison aujourd'hui c'est Christophe, Laurent, Béa, Robin, Vincent et les autres qui m'ont fait le plus incroyable des cadeaux : une belle vie à vivre.

Ainsi l'hiver vient. À son arrivée, mon existence se partage entre Christophe, la direction de l'association, la poste, un peu de marche et mes moments de solitude désirés dans mon atelier.

À l'une de nos réunions, j'accueille avec plaisir Natacha et Cédric du groupe des « fêtards » auquel je me suis abandonnée un temps. Ils trouvent que la lutte offre une bonne alternative à la goinfrerie et ont décidé de se joindre à nous. De fait, provenant de toutes les parties de la vallée, ils sont de plus en plus nombreux à vouloir se battre. Pour structurer nos activités et multiplier nos interventions, nous constituons un bureau de cinq personnes, parmi lesquelles Christophe et Thierry.

Le village s'éveille tandis que nous nous affirmons. Son corps endolori s'anime progressivement, retrouvant une mobilité oubliée depuis trop longtemps. Secouant la poussière qui le couvre, des couleurs lui reviennent, des sourires l'illuminent. Une effervescence, une envie de vivre s'emparent de lui. Et son cœur qui contient nos espoirs bat à nouveau dans sa poitrine.

Toutefois, mon intuition m'alerte sur l'absence d'un ingrédient majeur dans notre réflexion. Nous menons des actions concrètes qui mobilisent les acteurs de ce conflit. Nous continuons, dans la limite de nos moyens, à expliquer la réalité de l'obésité morbide et l'impossibilité de lutter sans aide médicale et progrès scientifiques. Mais il reste à évoquer la question fondamentale de notre problématique. Elle se résume en peu de mots.

Être obèse, c'est mal.

Avoir un cancer, c'est terrible. Souffrir du diabète, c'est grave. Être obèse, c'est mal. Pourquoi ?... Pourquoi le diagnostic du surpoids porte-t-il des valeurs négatives ? En quoi l'état de santé d'une personne en vient-il à véhiculer des valeurs ? La société nous rejette, car nous sommes gros. Pas parce que nous nous adonnons à la délinquance ou l'immoralité… mais parce que nous sommes gros. Pourquoi cela

---

[5] APOLLO 13 de Ron Howard — 1995 (note de l'auteure)

s'avère-t-il pire que la malignité aux yeux de la collectivité ? Je ne crois pas qu'il s'agisse d'un problème d'esthétique, comme l'évoque la loi.

Est-ce l'héritage de notre passé catholique, l'un des sept péchés capitaux étant la gourmandise ? Renvoyons-nous l'image de l'abondance et de l'excès dans une culture religieuse où seuls les humbles seraient accueillis au paradis ?

Est-ce plus sociétal ? Ce rejet naîtrait dans le patrimoine féodal légué par des siècles de misère, où le démuni mourait de faim quand le nanti exhibait son embonpoint ?

S'agit-il de culpabilité ? L'indifférence générale face à la famine et la misère dans le monde ou près de chez soi se transformerait en répulsion contre le surpoids synonyme d'excès et de gaspillage ?

Religion, histoire, culpabilité, dans ces trois idées, le problème naît de l'opulence. Mais une autre piste, où l'abondance joue encore le premier rôle, mérite également d'être explorée.

L'envie peut-elle constituer l'un des moteurs du rejet de l'obésité ?

Manger à sa guise représenterait une source de plaisirs interdits, une tentation, un désir qui ne peut être satisfait. La pensée collective inflige à chacun l'obligation d'une hygiène de vie majoritairement frustrante : pas de gâteaux, mais des abdominaux. L'apparence au détriment de la satisfaction de son appétit vorace. Une loi que beaucoup supportent parce qu'il le faut... Sauf les gros.

« Pourquoi je me prive alors que les gros se nourrissent sans contraintes ? Pourquoi je transpire et m'inflige douleurs et courbatures tandis que les gros se prélassent devant la télé ? Pourquoi ? Pour ne pas être comme eux bien sûr ! Ils m'énervent ces gros à faire ce dont ils ont envie ! ».

Quelles forces profondes attisent la crainte, et parfois la haine, que nous inspirons ? Quels malentendus gouvernent nos relations ?

Un autre point de vue mérite également notre attention. L'obésité s'apparente à la faiblesse, au manque de volonté. C'est ce qui revient le plus souvent. Pourquoi ces « défauts » effraient-ils autant ? Notre espèce n'est pas exempte de comportements démontrant l'absence de force : fumer relève aussi de la faiblesse. Doit-on pour autant mépriser tous les addicts au tabac ?

De bien nombreux professionnels de santé considèrent toujours les personnes en surpoids comme des individus débordant d'insuffisances, se laissant aller à grignoter devant la télévision l'essentiel du temps. Notre lutte doit viser une reconnaissance de notre maladie et de notre souffrance, l'abolition de ces a priori.

Tandis que mes pensées cheminent, un souvenir des derniers Jeux olympiques d'hiver me revient en mémoire. Une jeune athlète aveugle participait au slalom géant accompagnée d'une guide obèse. Cette dernière maîtrisait sa technique et soutenait la femme en compétition sans la moindre difficulté. Combien d'heures d'entraînement furent nécessaires pour obtenir ce résultat ? Nous sommes bien loin de l'irresponsable continuellement affalé sur son canapé.

Peut-être que notre combat ressemblera à celui contre le sida. Apparu majoritairement dans les sphères homosexuelles à une époque où c'était une tare et une abomination, le VIH symbolisait la dépravation et le vice. Jusqu'à ce que d'autres tombent malades, amenant les mentalités à évoluer.

Dans notre cas, le surpoids toucherait déjà près de quarante pour cent de la population sans aucun prérequis d'ordre social ou culturel. Quand les gens le comprendront, on nous accordera peut-être une chance.

Nous avons remporté notre lutte contre la clinique et un comité s'active pour suivre l'avancement des changements. L'entreprise a rappelé la soi-disant Marie-Ange et nommé une autre responsable. Toutefois, les pontes de la ville n'excluent pas une fermeture définitive. Cette victoire a renforcé notre popularité et l'implication du village dans nos actions grandit chaque jour. C'est un réel bonheur de regarder les gens s'unir.

Quant à moi, mes nouvelles résolutions portent leurs fruits. J'ai perdu trois kilos et je me sens plus en forme. Je comprends que cela ne constitue pas la solution à une véritable perte de poids, mais j'ai enrayé quelque chose et cela me ravit.

Je retiens une leçon de ces résultats : il est déterminant de comprendre pourquoi on a autant grossi, quelles tristes pensées nous y ont conduits et s'y confronter avant d'envisager de maigrir. Sans ce travail, on peut difficilement lâcher prise.

Maigrir, en dehors de la maladie physique, c'est décider qu'on n'a plus besoin d'être gros.

Parce qu'on le devient pour de vraies raisons. Des raisons à combattre autrement qu'en se détruisant. C'est un chemin difficile. Personne ne le comprend sans y avoir accédé, c'est pourquoi nous n'avons à supporter aucun jugement : « Que celui qui n'a jamais traversé ne se moque pas de celui qui se noie. »[6]

---

[6] Proverbe africain. (Note de l'auteure)

De notre côté, une fondamentale prise de conscience s'impose : nous n'avons pas besoin d'être obèses pour faire face à nos démons. Nos kilos ne nous rendent pas plus forts et ne nous protègent pas. Nous ne méritons pas non plus d'être punis. Au prix de cette introspection, nous pourrons regarder la maladie dans les yeux et croire dans les progrès de la médecine.

Alors que je livre moi-même ce combat, mes journées se suivent et ne se ressemblent guère. De la nuit la plus sombre à la chaude lumière du soleil, mon humeur varie fréquemment. Mais, soutenue par l'homme qui se trouve au centre de ma vie, je comprends que je ne peux éviter ces oscillations. Tant de choses ont changé, tant de souvenirs se sont éveillés, tant d'épreuves se sont dressées. Vivre bien ne signifie jamais avoir réglé ses comptes avec le passé. Il s'agit plutôt de l'affronter avant de le laisser derrière soi. On ne guérit jamais vraiment de ses blessures. On apprend à vivre et avancer avec elles. Je me heurte à ce difficile cheminement avec l'espoir de progresser.

Dans ce contexte général, Christophe décide de me parler à l'occasion d'une soirée en amoureux.

— Léa, je sais comment utiliser tes écrits.

— Ah ?

— Un discours !

— Un discours ?!

— Oui ! Un grand discours adressé à tous les habitants de la vallée, mais au reste du monde aussi.

— T'as pas un peu la folie des grandeurs, là ?

— Pas du tout ! Tu as beaucoup à dire et ça profiterait à tant de personnes. On informera tous les médias de l'événement.

— Ils ne viendront jamais.

— Peu importe. Ils sauront. Et s'ils ne se déplacent pas, on leur enverra le texte. Libre à eux de le publier ou non.

— Je ne suis pas sûre d'avoir les épaules pour ça.

— Moi, si. Tu parles déjà en public lors de nos réunions et ton métier t'y a entraînée. Mais surtout, c'est toi, Léa. Tu exprimeras tes idées, à ta manière.

— Tu penses vraiment que ça compterait ?

— J'en suis convaincu. C'est important pour toi, pour nous tous. Tu as tant à partager. Tous ne te suivront pas, on le sait, mais ceux que nous sensibiliserons avec tes paroles deviendront autant de munitions pour notre cause. Et n'oublie pas, tu es un personnage public, tout le monde te connaît. Nous devons nous en servir.

— Comment vois-tu ça ?

— Sur la place, au centre du village, avec une bonne sono.

— Non. Il faut le faire à l'entrée, devant les grilles — pour le symbole — près du public qui pourrait venir d'en bas. Les habitants inviteront leurs proches et on en parlera dans le journal. Les occupants du secteur carcéral doivent aussi nous entendre. Et on devra le faire un samedi après-midi, comme ça, beaucoup de gens seront disponibles. En espérant que la météo soit clémente.

— Tu vois ? Il suffit d'alimenter ton cerveau et les idées pleuvent. Tu m'impressionnes.

J'essaie de ne pas me laisser distraire.

— Dispose-t-on du matériel nécessaire ?

— Vincent s'en chargera, c'est un vrai débrouillard et un sacré bricoleur. Tu es d'accord, alors ?

— Ça pourrait se révéler mobilisateur et si un seul journaliste d'en bas nous suit, ça en vaudra vraiment la peine. C'est une excellente idée. Et nous saurons si notre lutte et celles des autres villages commencent à porter leurs fruits.

— Génial !

— Tu m'aideras quand même pour la préparation de mon discours ?

— Si ça peut te rassurer. Mais je suis convaincu que tu vas très bien t'en sortir.

— Arrête de me flatter.

— Quand tu arrêteras de te dévaloriser. Et je ne te flatte pas.

Sa confiance en moi me touche et suffit à m'insuffler de la force.

— Qui imagines-tu comme responsable de ce chantier ?

— Vincent me paraît idéal pour toute la partie technique et notre ami Xavier, ancien conseiller municipal et ex-champion d'esport, se chargerait des relations publiques. Il est très doué pour ça et dispose d'un réseau en ville qui serait bien utile.

— Bonne idée. J'ai une grande confiance en chacun d'eux. Xavier devrait d'ailleurs intégrer le bureau et s'occuper de la communication. Nous allons de plus en plus avoir besoin de lui et de ses compétences.

— Entendu. On obtient l'accord des intéressés : je me charge de Vincent, toi de Xavier, et on annonce tout ça à la réunion de ce soir.

Dès la fin de notre échange, je pense à Béa et sa réelle identité. J'aimerais l'inviter à partager le podium avec moi. Sa célébrité dépasse de loin la mienne et sa chaleur naturelle convaincrait bien des gens.

Malheureusement, je lis davantage de frayeur que d'enthousiasme dans son regard lorsque je lui en fais la proposition. Je serai donc seule comme l'a demandé Xavier au cours de notre réunion.

Samedi vingt-quatre février, une date qui restera gravée ? Je m'imprègne une fois encore de mon texte. Cela m'aide à me concentrer et mémoriser une dernière fois. Je ne souhaite pas le lire au public. Il n'a servi qu'à structurer mes paroles, lister et agencer mes idées. Je veux parler aux gens et non pas réciter quelque chose d'appris par cœur. J'ai beau m'être adressée au pays tout entier durant mes années à la télévision, j'ai un trac terrible. Jamais autant qu'à cet instant, je n'ai ressenti une telle responsabilité. Si mon ton n'est pas juste, mes mots authentiques, personne ne m'écoutera pas et nous perdrons une magnifique occasion, peut-être la seule, d'enclencher le mouvement qui nous permettra de rentrer chez nous. Béa m'aide à me préparer. Sa douce et paisible présence m'apaise. Puis Laurent vient me tenir compagnie. Peu loquace comme à son habitude, il m'assure de sa confiance, très précieuse à mes yeux. À présent, c'est Christophe qui joue la nounou, veillant à satisfaire mes besoins, me parlant quand il le juge utile, m'enveloppant de son amour. Il m'aide à pratiquer quelques exercices de relaxation.

Le temps est doux. Après les chutes de neige du début du mois, le soleil règne depuis une semaine. La route menant à la vallée est dégagée. À croire que les dieux nous soutiennent.

Vincent et Xavier ont réalisé un travail magnifique. Le premier a construit une belle tribune au pied de la grille, faisant face à la prison, d'où je verrai l'intérieur et l'extérieur du village. La puissante sono permettra à tous de m'entendre. Le second a réussi l'exploit d'attirer une chaîne de télévision locale ainsi qu'un journal régional et un autre national bien connu pour ses idées progressistes.

Si les habitants ont répondu massivement à l'événement, la foule à l'extérieur du portail impressionne davantage. Je reconnais quelques personnalités du monde de la culture, de la médecine — en blouse blanche —, de la politique. Xavier m'a d'ailleurs fait part d'un risque de récupération, tous les présents n'étant pas forcément bien intentionnés. Mais peu m'importe si la manifestation nous profite. La popularité ? Je l'ai déjà connue et ne la recherche plus. Seules comptent la progression de notre cause et notre libération.

C'est l'heure.

— Je t'aime, me murmure mon compagnon d'une voix pleine d'émotion.

— Je sais, lui déclaré-je avec beaucoup de complicité.

Je prends une grande inspiration et monte les quelques marches qui me séparent du micro. J'ai délaissé mes notes. Je veux que mon cœur s'exprime. La peur s'envole. Je sais pourquoi je suis là et rien d'autre ne compte. Je pose mon regard sur la foule attentive. Je discerne ici et là quelques visages amis. Je repère Christophe qui sera mon ancre en cas de difficulté. Il est en compagnie de Béa, Laurent et Robin. Quatre des cinq belles âmes qui m'ont accompagnée dans mon incroyable parcours. Mes yeux furètent au-dessus de l'esplanade extérieure quand j'aperçois, derrière le portail, quatre mains qui s'agitent dans ma direction. Il est venu. Sa femme et ses filles sont avec lui. Une bouffée d'allégresse me submerge. Mon frère !

De notre côté, je constate que les familles ont rejoint leur proche, formant une foule où la différence s'efface. Minces et gros sont unis. Quant à l'autre côté, quelques courageuses personnes en surpoids sont venues nous soutenir, mais je m'amuse surtout d'un groupe habillé de costumes de cinéma, dont le but est de rendre obèses des personnes minces. Ils portent des pancartes sans équivoque : « Tous unis contre la maladie », « Liberté pour les obèses », « À bas la loi sur l'esthétique citoyenne »...

C'est l'instant. Tous les regards se tournent vers moi. Ma voix retentit dans les enceintes, mettant fin aux discussions en cours.

« Bonjour, je suis Léa Terraz, ancienne présentatrice de la météo au journal de vingt heures et à présent postière dans la vallée de cristal. Merci à vous d'être là aujourd'hui.

Quand je suis arrivée, il y a deux ans, j'avais la conviction d'être victime d'une terrible injustice. Comme tout le monde, je pensais : “Être obèse, c'est mal. Je n'ai rien à voir avec les gens d'ici. Ce sont des faibles, pas moi !”. Je me suis enfermée dans la solitude et le déni et, pendant des mois, j'ai rejeté les personnes qui m'entouraient.

Incapable de donner un sens à ma vie, je voulais mourir.

Et puis j'ai rencontré un homme qui a bouleversé toutes mes certitudes. Il m'a dit que je me trompais et que je devais découvrir les habitants de la vallée, non avec mes yeux, mais avec mon cœur.

Alors, je suis allée vers les gros. C'était là tout ce que j'étais capable de voir d'eux. Une personne entière, ses aspirations, ses attentes, son apparence, ses capacités, son potentiel... résumés en un seul et unique mot : gros. En cheminant, j'ai reçu ma première leçon : personne n'a choisi d'être d'obèse ou de le rester.

Après avoir compris ça, j'ai continué à suivre la route. Je n'étais pas au bout de mes surprises. Petit à petit, presque malgré moi, j'ai commencé à les apprécier. Et de *ils* les gros, je suis arrivée à *nous* les personnes en surpoids. Ce changement radical de point de vue m'a conduite à une autre découverte.

Les obèses sont des êtres humains, pas des monstres. Nous ressentons l'amour, la colère, le désir, la frustration, l'ennui, la gaîté, la peine... Nous pouvons être intelligents ou bêtes, généreux ou égoïstes, gentils ou méchants, instruits ou analphabètes, beaux également... Des quantités d'adjectifs nous définissent de manière unique, comme tout un chacun en ce monde.

Cette révélation a éveillé une question en moi. Il fut un temps où j'étais mince, plutôt jolie et appréciée pour cela. J'en ai profité, voire abusé, la vie semblant si facile. Lorsque mon corps a changé, faisant de moi, j'en suis convaincue aujourd'hui, une personne meilleure, j'ai cessé d'intéresser les gens et ils m'ont rejetée. Beaucoup ici racontent la même expérience et s'interrogent. Les qualités intellectuelles et sociales s'effacent-elles au profit de l'apparence ? Est-ce là le sens de la loi que la majorité a votée ?

J'ai continué à avancer. Lorsque je suis arrivée ici, une amie m'a avertie que j'aurai à comprendre le sens des verbes *vouloir* et *pouvoir*. En suivant la route qui me conduit en ce lieu aujourd'hui, je leur ai donné un sens. Nous voulons tous maigrir, sans exception. Nous avons tous essayé. Mais la plupart d'entre nous ne le peuvent pas, pour des raisons propres à chacun, liées à l'histoire de chacun. Pour nous rétablir, nous avons besoin de la médecine et de la science. Nous avons besoin de la compassion et de la bienveillance de nos proches, et de la vôtre. Nous avons besoin du soutien des psychologues. Nous avons besoin d'une politique et d'institutions qui nous protègent et nous aident.

Car, l'obésité morbide est une maladie chronique grave qui met nos existences en danger.

Elle frappe quinze pour cent de la population de notre pays et cela augmente sans cesse. Personne n'est à l'abri : j'en suis une preuve vivante. Mais il reste beaucoup à découvrir sur les causes de cette pathologie terrible aux origines multiples. Aidez-nous à mobiliser les forces et les ressources nécessaires, car demain, cela pourrait vous toucher, vous.

Si cela se produit, voilà ce que vous risquez de découvrir : incompris, humiliés et culpabilisés, vous vous retrouverez à devoir vous justifier sans cesse, même à vos propres yeux, alors vous *choisirez* de vous cacher et porterez seul le poids de votre ignominie...

L'obésité morbide, au-delà de la maladie, fut pour moi une volonté de m'anéantir et de me faire disparaître. Me changer pour n'avoir plus le droit d'être celle que j'étais et suis encore. Me voler ma propre vie et m'imposer mille tourments. Me blesser, me torturer, me détruire à en mourir pour que mon âme cesse d'exister et qu'avec sa disparition, la douleur se retire.

Car avant toute chose, les obèses sont malheureux. Depuis longtemps. Des années. Parfois depuis toujours.

En partageant la vie des habitants de la vallée, j'ai compris combien leurs histoires étaient tristes et pesantes, comme... cette masse qui nous enveloppe. Progressivement et avec du soutien, j'ai également dû affronter mon propre vécu : violence, maltraitance, abus sexuels, humiliations, abandons… dès l'enfance. Voilà ce que je porte aujourd'hui et qu'on appelle des kilos.

Certains diront qu'ils ont subi des épreuves identiques aux nôtres et ne sont pas devenus obèses pour autant. Ils ont raison. Car nous ne sommes pas égaux face aux épreuves. La façon dont chacun réagit lui est personnelle. Nous ne disposons pas tous des mêmes ressources. Ceci étant, combien parmi ces détracteurs sont alcooliques, drogués, violents, dépressifs, délinquants, aliénés… ? Je regrette d'employer ces termes qui comme le mot "gros" sont tellement minimalistes. Mais c'est là notre problème : classifier les individus. Faut-il créer une vallée pour chacune de ces catégories ? Il existe tant de manières d'exprimer la douleur qui est en nous. Certaines mettent les autres en danger. D'autres sont plus insidieuses et cachées, comme dans notre cas, où elles consistent à se blesser soi-même comme les anorexiques, les addicts, les scarificateurs, ou encore, ceux qui choisissent le suicide... Mais, quel que soit le chemin emprunté, à l'origine, pour tous, il y a la souffrance. Ceux qui restent minces bénéficient juste d'un petit avantage sur nous : ils ne souffrent pas, en plus, d'une maladie nommée "obésité morbide". Ce mal qui est à la fois une affection et un symptôme.

Aujourd'hui, je suis toujours convaincue d'être victime d'une terrible injustice. Cela n'a pas changé... mais les causes, si. Il ne s'agit plus de moi et de ma non-appartenance à la communauté des obèses. Il s'agit de toutes les personnes en surpoids que l'on méprise et condamne au nom de la loi sur l'esthétique citoyenne.

Je voudrais m'adresser à ceux qui nous rejettent. Apprenez-le : ces falaises, ces grilles, ces murs qui nous entourent sont en chacun de nous, vous et nous, avant d'être autour de nous. Nous n'avons pas besoin de cette vallée pour être isolés et seuls, honteux et malheureux. Nous l'étions déjà quand nous vivions parmi vous.

J'espère que cette défiance peut céder la place à la bienveillance. Qu'avant de voir nos différences, nous sommes capables de rechercher ce qui nous rassemble tous : nos rêves, nos désirs, nos espoirs, nos souffrances, nos bonheurs... notre humanité.

Nous pouvons vivre ensemble, riches de nos différences et non limités par elles.

Un jour viendra où notre espèce devra affronter de terribles dangers : changement climatique, pollution, pandémie... Ce type de menace ne connaît ni frontière, ni couleur de peau, ni genre, ni mensuration. Elle ne se demandera pas si la personne qu'elle a devant elle mérite une chance ou pas. Elle frappera et nous serons tous son ennemi sans aucune distinction. Quelles seront nos armes pour nous battre en tant qu'espèce ? La solidarité ? Le courage ? Le dévouement ? Le respect ? Les possédons-nous aujourd'hui ? Qui sera dans ce *nous* quand ce jour viendra ?

Quant au *nous* d'aujourd'hui, celui auquel j'appartiens : personnes souffrant d'un mal nommé *obésité morbide*, nous ne convaincrons pas tout le monde. Nous faire accepter en tant qu'humains malades et non néfastes sera une bataille difficile et longue, mais nous avons affronté pire, seuls et rejetés depuis des années. Quant aux irréductibles, apprenons à ne pas les juger et accordons-leur ce qu'ils nous ont refusé : de la compassion. Car il faut probablement beaucoup souffrir pour éprouver tant de mépris, de peur et de haine.

Nous allons reprendre notre place parmi les autres, là où elle se situe. Nous allons retrouver nos familles, nos amis, nos collègues, nos voisins. Nous le ferons la tête haute, avec fierté, forts de ce que nous avons appris. Parce que le moment est venu.

Il est temps de rentrer chez nous ! »

... Une seconde de silence...

Et elle arrive. Elle monte, s'élève, se disperse, s'étend. Elle ressemble à une montgolfière immense peinte aux couleurs de l'arc-en-ciel. Elle voudrait rejoindre les petits nuages blancs qui nous honorent de leur présence. Puis elle redescend frôlant les cheveux blonds, bruns, noirs, blancs, châtain, gris, rouges, bleus, verts, décolorés, gelés, laqués, décorés, couverts, longs, courts, rasés, tressés, coiffés, hirsutes, bouclés, raides, ondulés, frisés, crépus, attachés, libres... Elle s'étale vers chacun des points cardinaux puis revient comme la houle à marée montante. Elle. Cette magnifique, cette extraordinaire clameur qui me saisit et me transporte. Aux applaudissements se mêlent des sifflements, des slogans repris par des centaines de voix à l'unisson scandant notre unité. Je tremble, je frissonne, en résonance avec ce chant, cet hymne qui proclame notre droit à la justice. Nous l'ignorons encore, mais, dans cette vallée qui n'appartient qu'à la montagne, terre hostile et farouche où vivre demande harmonie et humilité, durant ce jour de février à la nature endormie sous la protection de la neige... ici et maintenant, nous sommes le centre du monde !

C'est alors que je comprends. Tandis que, les yeux pleins de larmes d'allégresse, je regarde avec tendresse mes amis, mes compagnons, mes voisins de ces deux incroyables années se laisser envahir par l'émotion, je comprends.

Il me reste une chose à dire. Je saisis le micro.

— Ensemble, bien que séparés, nous avons tous parcouru un long chemin pour être réunis en ce lieu, en cet instant. Je souhaiterais à présent, au nom de notre communauté, adresser aux personnes qui sont derrière la grille, une invitation. *Nous*, personnes en surpoids, ne jouissons pas du privilège d'échapper à notre condition mais *vous*, qui vous trouvez au-delà, vous disposez du droit de nous tendre la main. Usez-en ?... Retrouvons-nous dans le même *nous* pour échanger et partager : nouvelles, blagues, convictions, recettes de cuisine... N'hésitez pas. Franchissez ce seuil et entrez dans nos vies.

Il était une fois...

C'était de nouveau le printemps. La montagne offrait ce jour-là un ciel d'un bleu si intense que l'on s'attendait presque à y voir des étoiles par transparence. La belle saison s'annonçait avec son cortège de promesses porté par un vent léger et parfumé. Quelques névés restaient accrochés sur les plus hautes pentes, luttant désespérément contre la brûlure du soleil. Les prairies étaient tapissées de fleurs aux multiples couleurs que survolaient des bataillons d'insectes prêts à se livrer une guerre sans merci pour s'attribuer le précieux nectar. Partout, la vie hurlait son chant, résonnant de bruissements, de gazouillis, de bourdonnements, d'écoulement d'eau. Une symphonie dont l'apparence chaotique se révélait harmonieuse, répétant des gammes immuables.

La fillette courait sur le sentier à la poursuite de son chien. Ou bien peut-être était-ce lui qui tentait de la rattraper. Leurs cavalcades entremêlées dégageaient un spectacle joyeux ponctué par les rires de l'enfant et les aboiements de l'animal.

Elle progressait sur le chemin qui venait du parking, saluée par les gens qu'elle croisait, à qui elle rendait volontiers leur bonjour.

Elle finit par s'arrêter à l'entrée du site, devant un monument commémoratif portant une plaque. À huit ans, sa passion de la lecture n'était pas telle qu'elle ait envie de déchiffrer ces mots compliqués. Elle s'attarda donc à contempler les personnages qui dominaient le socle.

— Papa, maman, regardez, c'est cool, on dirait une fête ! s'exclama-t-elle sans se retourner vers ses parents qui l'avaient rejointe.

— C'est vrai, tu as raison, répondit son père qui, après un temps de réflexion ajouta, remarques-tu autre chose ?

— Ben... y'a plein de gens. Y'a des enfants, et là un vieux monsieur et une vieille dame. Y'a des personnes de plusieurs couleurs et puis y'en a qui sont minces et d'autres qui sont gros.

— Un sacré mélange, tu ne crois pas ?

— Oh oui, mais j'aime bien !

— Et que font-ils ?

— Ben la fête j't'ai dit !

— D'accord, réagit-il en riant, mais précise.

— Ils sont assis autour d'une table et ils mangent. Ils ont tous le sourire !

— À ton avis, qu'est-ce que l'artiste veut nous dire ?
— Ben j'sais pas, peut-être que c'est l'heure de manger ?
— Tu crois qu'il a fait tout ça pour nous rappeler de ne pas oublier d'aller dîner ? dit-il, gentiment moqueur.
— Heu… non… Mais je sais pas, moi, je suis pas dans sa tête !
Elle restait patiente, ayant l'habitude que ses parents lui fassent découvrir plein d'endroits comme celui-là, des musées, des châteaux, des églises, A chaque fois cela prenait la forme d'un jeu et d'énigmes à résoudre.
— Aide-moi, maman, c'est quoi ?
Tenant par la main un adorable bout de chou à la démarche hésitante, la femme se pencha vers sa fille.
— Eh bien, répondit sa mère, plusieurs personnes, toutes différentes, assises à la même table et partageant un moment heureux…
— Ah, ça y est ! J'ai trouvé ! l'interrompit la fillette. Ça veut dire que c'est pas parce qu'on est différent qu'on peut pas manger ensemble ! C'est comme ma copine Yasmine et moi !
— Oui ! Bravo ! Je crois qu'on peut même dire : peu importe notre apparence, nous sommes finalement tous pareils. Nous aimons manger, rire, faire la fête et être heureux.
— Ça ressemble aux jours où tante Béa, oncle Xavier et tous les autres viennent à la maison ! La maman de Yasmine amène plein de gâteaux super bons de son pays.
— Le Liban. La femme de Robin est libanaise.
Mais, n'attendant pas de réponse, elle était déjà repartie jouer avec son chien.

Quelques instants plus tard, ils atteignaient l'objectif de leur promenade : un bâtiment à l'architecture moderne et audacieuse dont les surfaces vitrées reflétaient les montagnes environnantes. Il abritait « La galerie des pierres », l'une des plus belles collections de minéraux du pays qui avait ouvert au public un an plus tôt, comme si l'on espérait dissimuler la honte sous la beauté. L'enfant allait de vitrine en vitrine, émerveillée par le spectacle grandiose que l'univers des roches interprétait pour eux. Tant de couleurs, tant de formes c'était juste féerique !
— Oh regarde maman, ça ressemble à ta pierre préférée !
— Oui, c'est de la malachite, tu l'as bien reconnue.

Ils poursuivirent leur visite et entrèrent dans une partie différente du musée. Il s'agissait d'œuvres d'artistes divers réalisées avec des pierres. L'enfant tomba en arrêt devant une vitrine particulière.

— Maman ! Elles sont comme celles que tu fais !

— Lis le nom qui est écrit, lui conseilla-t-elle en souriant.

— Lé-a T-Te-rraz. Oh ! Mais c'est toi ?!

— Hé oui ! Si tu veux, sur le chemin du retour, je te raconterai l'histoire de ces drôles de statues et d'un ami très cher.

— D'accord, dit-elle intriguée.

— Y'en a-t-il une que tu préfères ?

— Celle-là ! Elle est trop belle !

Chloé...

— Comment tu m'as dit que ça s'appelait ici déjà ?

— La vallée de cristal.

La légère émotion contenue dans cette réponse échappa à l'enfant.

— Faudrait leur dire que t'as changé de nom et que tu t'appelles Vittoz comme moi et papa !

— On dit papa et moi.

— D'accord... Mais pourquoi il est là ce musée ? Y'a pas de ville à côté.

— Il y a longtemps, avant ta naissance, existait un village ici. Il était moche et triste. Tous les gens gros étaient obligés d'habiter là, comme dans une prison. Ton père et moi vivions ici.

— Ah bon ?!

— Oui. Mais un jour, on a décidé de se battre pour rentrer chez nous.

— Comment vous avez fait ?

— Tous ensemble, nous avons expliqué aux populations des villes en criant très fort pour qu'ils entendent, que nous étions malades. Ça a pris du temps, mais ils ont été contraints de nous écouter parce que beaucoup de personnes luttaient avec nous, des gens importants et plein d'autres.

— Ben, j'suis bien contente que vous avez gagné. J'aurais pas voulu habiter dans une maison pas belle !

Les parents s'amusèrent de la conclusion de la fillette.

L'après-midi touchait à sa fin quand s'acheva leur visite, mais la lumière restait intense. Une douce soirée s'annonçait dont ils espéraient bien jouir pleinement.

— Ça vous dirait qu'on parle des sculptures de pierre en mangeant une bonne fondue au restaurant du col ? demanda le père. On en profitera pour revoir un peu ton langage, jeune demoiselle !
— Oh oui ! Merci papa ! Ils sont trop gentils là-bas et ils me donnent des bonbons quand on s'en va.
Visiblement, elle n'avait retenu que le début de la proposition.

L'homme, radieux, prit son fils dans les bras avant de saisir la main de sa femme qui se retourna une ultime fois. Elle souriait en se remémorant l'incroyable voyage qui l'avait conduite au bonheur qu'elle vivait à présent. Puis les quatre silhouettes accompagnées du chien s'éloignèrent sur le sentier et disparurent au détour d'une fantaisie du parcours.

Bien au-dessus de leur tête, un aigle royal enroulait. Parfaitement immobile dans le courant ascendant, il s'élevait majestueusement, tour après tour, sans un battement d'aile, comme porté par une force immuable. Sa longue patience récompensée, il atteignit l'altitude et les conditions requises. Il s'élança alors en ligne droite, franchissant victorieusement la montagne, insurmontable obstacle au début de son ascension, et fut enfin libéré de la vallée qui avait tenté de le retenir.

Fin

Remerciements

Je tiens à remercier chaleureusement les artisans qui, dans l'ombre, m'ont accompagnée dans cette belle expérience d'écriture.

Olivier qui fut mon critique tout au long de l'aventure. Jean-Christophe et Alex, mes deux correcteurs de talent. Hanane dont l'expérience en communication m'a été d'une grande utilité. Ysaline, Isabelle, Nellie, Florence, Max, Laurent, mes lecteurs tests aux remarques pertinentes.

Un grand merci également au Pigeon Décoiffé, agence québécoise de critique de manuscrits qui m'a apporté une vision professionnelle très enrichissante.

Enfin Xavier et Dominique dont l'aide fut précieuse dans ma recherche d'une solution d'édition.

Cela ne serait pas complet si je ne prenais pas le temps de vous remercier, vous aussi, qui êtes arrivés au terme de cet ouvrage. J'espère que vous aurez eu autant de plaisir à le lire que j'ai mis d'engagement à l'écrire. Merci de m'avoir accordé votre confiance.

Structures éditoriales du groupe L'Harmattan

L'Harmattan Italie
Via degli Artisti, 15
10124 Torino
harmattan.italia@gmail.com

L'Harmattan Hongrie
Kossuth l. u. 14-16.
1053 Budapest
harmattan@harmattan.hu

L'Harmattan Sénégal
10 VDN en face Mermoz
BP 45034 Dakar-Fann
senharmattan@gmail.com

L'Harmattan Cameroun
TSINGA/FECAFOOT
BP 11486 Yaoundé
inkoukam@gmail.com

L'Harmattan Burkina Faso
Achille Somé – tengnule@hotmail.fr

L'Harmattan Guinée
Almamya, rue KA 028 OKB Agency
BP 3470 Conakry
harmattanguinee@yahoo.fr

L'Harmattan RDC
185, avenue Nyangwe
Commune de Lingwala – Kinshasa
matangilamusadila@yahoo.fr

L'Harmattan Congo
67, boulevard Denis-Sassou-N'Guesso
BP 2874 Brazzaville
harmattan.congo@yahoo.fr

L'Harmattan Mali
ACI 2000 - Immeuble Mgr Jean Marie Cisse
Bureau 10
BP 145 Bamako-Mali
mali@harmattan.fr

L'Harmattan Togo
Djidjole – Lomé
Maison Amela
face EPP BATOME
ddamela@aol.com

L'Harmattan Côte d'Ivoire
Résidence Karl – Cité des Arts
Abidjan-Cocody
03 BP 1588 Abidjan
espace_harmattan.ci@hotmail.fr

Nos librairies en France

Librairie internationale
16, rue des Écoles
75005 Paris
librairie.internationale@harmattan.fr
01 40 46 79 11
www.librairieharmattan.com

Librairie des savoirs
21, rue des Écoles
75005 Paris
librairie.sh@harmattan.fr
01 46 34 13 71
www.librairieharmattansh.com

Librairie Le Lucernaire
53, rue Notre-Dame-des-Champs
75006 Paris
librairie@lucernaire.fr
01 42 22 67 13

Achevé d'imprimer par Corlet Numérique - 14110 Condé-sur-Noireau
N° d'Imprimeur :175846 - Avril 2022 - Imprimé en France

Élisabeth Julihane

Tu ne grossiras point

Roman

L'Harmattan

Du même auteur :

Vols, aux Éditions Amalthée, 2012

Blog : elisabethjulihane.fr
e-mail : elisabeth.julihane@gmail.com
Facebook : Elisabeth Julihane.

5-7, rue de l'École-Polytechnique, 75005 Paris

www.editions-harmattan.fr

ISBN : 978-2-14-025266-2
EAN : 9782140252662